国家卫生健康委员会"十四五"规划教材

全国中等卫生职业教育教材

供医学影像技术专业用

影像断层解剖

第 2 版

主　编　吴宣忠

副主编　胡　哲

编　者　（以姓氏笔画为序）

王　琳（山东省临沂卫生学校）

王育新（山东中医药高等专科学校）

司丽芳（河南科技大学）

刘　静（赣南卫生健康职业学院）

刘东方（吉林职工医科大学）

李相能（云南省临沧卫生学校）

吴宣忠（山东省临沂卫生学校）

胡　哲（包头医学院）

人民卫生出版社

·北　京·

图书在版编目（CIP）数据

影像断层解剖 / 吴宣忠主编 . —2 版 . —北京：
人民卫生出版社，2022.11（2025.2重印）

ISBN 978-7-117-34169-1

Ⅰ. ①影… Ⅱ. ①吴… Ⅲ. ①断面解剖学–医学摄影
–中等专业学校–教材 Ⅳ. ①R322

中国版本图书馆 CIP 数据核字（2022）第 229442 号

| 人卫智网 | www.ipmph.com | 医学教育、学术、考试、健康，购书智慧智能综合服务平台 |
| 人卫官网 | www.pmph.com | 人卫官方资讯发布平台 |

影像断层解剖
Yingxiang Duanceng Jiepou
第 2 版

主　　编：吴宣忠
出版发行：人民卫生出版社（中继线 010-59780011）
地　　址：北京市朝阳区潘家园南里 19 号
邮　　编：100021
E - mail：pmph @ pmph.com
购书热线：010-59787592　010-59787584　010-65264830
印　　刷：北京瑞禾彩色印刷有限公司
经　　销：新华书店
开　　本：850×1168　1/16　印张：16.5
字　　数：351 千字
版　　次：2017 年 5 月第 1 版　 2022 年 11 月第 2 版
印　　次：2025 年 2 月第 4 次印刷
标准书号：ISBN 978-7-117-34169-1
定　　价：65.00 元
打击盗版举报电话：010-59787491　E-mail：WQ @ pmph.com
质量问题联系电话：010-59787234　E-mail：zhiliang @ pmph.com
数字融合服务电话：4001118166　E-mail：zengzhi @ pmph.com

修订说明

为服务卫生健康事业高质量发展，满足高素质技术技能人才的培养需求，人民卫生出版社在教育部、国家卫生健康委员会的领导和支持下，按照新修订的《中华人民共和国职业教育法》实施要求，紧紧围绕落实立德树人根本任务，依据最新版《职业教育专业目录》和《中等职业学校专业教学标准》，由全国卫生健康职业教育教学指导委员会指导，经过广泛的调研论证，启动了全国中等卫生职业教育护理、医学检验技术、医学影像技术、康复技术等专业第四轮规划教材修订工作。

第四轮修订坚持以习近平新时代中国特色社会主义思想为指导，全面落实党的二十大精神进教材和《习近平新时代中国特色社会主义思想进课程教材指南》《"党的领导"相关内容进大中小学课程教材指南》等要求，突出育人宗旨、就业导向，强调德技并修、知行合一，注重中高衔接、立体建设。坚持一体化设计，提升信息化水平，精选教材内容，反映课程思政实践成果，落实岗课赛证融通综合育人，体现新知识、新技术、新工艺和新方法。

第四轮教材按照《儿童青少年学习用品近视防控卫生要求》（GB 40070—2021）进行整体设计，纸张、印刷质量以及正文用字、行空等均达到要求，更有利于学生用眼卫生和健康学习。

前　言

　　本教材在全国中等卫生职业教育医学影像技术专业规划教材《影像断层解剖》(第1版)的基础上进行修订、完善。

　　本教材编写以"人民至上、守正创新、立德树人、培根铸魂、为党育人、为国育人"为指导思想,全面落实党的二十大精神并坚持秉承"三基、五性、三特定"的编写原则,内容包括头部、颈部、胸部、腹部、盆部与会阴、脊柱区与四肢的影像断层解剖。主要特点:①明确了学习目标;设置案例导入、知识拓展、本章小结和思考题等模块,便于学生把握学习内容,增加学习兴趣,提高学习效率。②教学大纲说明了课程性质,制定了课程目标、教学时间分配、课程内容和要求等。③影像断层解剖以横断层为主,描述人体重要和关键层面中结构的形态、位置、毗邻及其变化,能抓住关键,突出重点;结合临床影像检查的需要,个别部位增加了矢状断层和冠状断层。④主要内容的编写顺序为应用解剖→解剖断层→影像断层。内容顺序安排符合学生的学习规律,即先学习相关的人体整体解剖,再学习解剖断层,逐步过渡到影像断层的学习,并尽力使人体整体解剖、解剖断层与影像断层三者的知识融为一体。⑤纸质教材与数字化资源共筑信息化教学。纸质教材仍为指导教学的主要载体;数字内容有PPT、自测题,通过扫描二维码即时在线获取。

　　本教材编写队伍强大,编写团队有解剖学教师、影像学教师和从事临床影像诊断的医生。本次编写体现了经验与创新的结合;体现了规范化教学和个性化自主学习的结合;体现了学以致用的职业特色。每一位参加编写的专家和老师们,都付出了艰辛的劳动,在此表示感谢。

　　教材编写难免会有不足和遗憾,望各位读者提出宝贵的意见,便于及时勘误和修订。

吴宣忠

2022年12月

目 录

绪 论

绪论 数字资源

学习目标

1. 掌握　影像断层解剖的定义和特点及其常用术语。
2. 熟悉　影像断层解剖的常用研究方法。
3. 了解　影像断层解剖的学习方法。

一、影像断层解剖的定义和特点

影像断层解剖是用断层方法研究和表达正常人体形态结构及其基本功能的科学，是解剖学和医学影像学相交叉、融合的科学。其研究范围包括解剖断层和影像断层2个方面，解剖断层主要研究人体断层标本；影像断层主要研究人体的超声成像（ultrasonic imaging）、计算机断层扫描术（computer tomography，CT）、磁共振成像（magnetic resonance imaging，MRI）等断层图像，两者密不可分，相辅相成。影像断层解剖有以下特点：①能保持结构于原位，准确显示其断面形态变化及位置关系；②借助计算机可实现断层结构的三维重建和定量分析；③是影像技术或诊断以及介入放射学的形态学基础。

二、影像断层解剖的研究方法

影像断层解剖的研究方法有很多，下面介绍几种常用的研究方法：

（一）冷冻切片技术

冷冻切片技术是人体断层标本制作的常用方法。步骤：①选材。一般选用较为年轻、身材匀称的尸体。②固定。用10%福尔马林固定3个月以上。③X线标记。标记骨性结构作为画线的依据，一般以耻骨联合上缘中点和颈静脉切迹中点的连线为前正中线。

④画线。根据不同的切锯目的画出与锯路一致的切锯线。⑤冰冻。放入 −20℃ 的冰柜中冻硬。⑥切锯。用木工锯或电动带锯等沿切锯线切割成断层标本。

（二）生物塑化技术

生物塑化技术主要原理是选用某些渗透性能好的液态高分子多聚化合物单体作为塑化剂,置换组织细胞内的水分后进行聚合固化,以达到长期保存生物标本的目的。整个塑化过程包括:①固定。用福尔马林动脉灌注固定。②脱水。在 −25℃ 冰柜中,通常用丙酮作脱水剂,置换组织中的水分。③真空浸渍。在负压或真空条件下,以塑化剂置换组织中的丙酮,丙酮形成气泡排出。④硬化处理。在室温或 50℃ 条件下,使塑化剂聚合、硬化。在塑化的基础上,可做整体或断层标本。在解剖断层研究中的应用主要包括薄片塑化技术、塑化切片技术。薄片的特点是呈半透明状,干燥无味,肉眼及显微镜观察皆可。

（三）激光共聚焦技术

激光共聚焦技术是用激光显微镜观察的技术。激光扫描共聚焦显微镜是以激光为光源、类似 CT 扫描的光学显微镜。它可以对较厚的组织、细胞标本进行断层扫描观察,又称细胞 CT。

（四）电子计算机图像三维重建

电子计算机图像三维重建是将生物或人体组织连续切片或断层影像重建成立体图像并进行三维显示的计算机信息处理技术。图像直观、生动、逼真,且可任意剖割、旋转、逐层剥离和定量分析。

（五）计算机断层扫描术

计算机断层扫描术（CT）主要为横断层成像,有越来越多的图像后处理系统,如多维断层重建、三维图像重建、扫描后再次重建放大、薄层冠状成像、图像的伪彩色处理、立体模型与几何模型测量法等。

（六）磁共振成像

磁共振成像（MRI）可清晰显示人体结构的组织差异和生化变化,而且不改变体位可直接获取横、矢、冠、斜 4 种断层图像。

知识拓展

正电子发射断层显像

正电子发射断层显像（positron emission tomography, PET）是核医学领域比较先进的临床影像检查技术。此检查技术是先将核素标记物质注入人体,通过该物质在人体代谢中的聚集,反映生命代谢活动,再用仪器收集核素信息,并形成图像。此技术被誉为生理断层。目前,各医院主要使用的核素标记物质是含 [18]F 的氟脱氧葡萄糖。人体不同组织的代谢状态不同,在高代谢的恶性肿瘤组织中,葡萄糖代谢旺盛,聚集较多,通过图像分析,可对病变进行诊断。

三、影像断层解剖的常用术语

影像断层解剖对人体断层结构的描述首先遵循解剖学姿势和解剖学的基本方位术语,另外还有与自身有关的重要术语。

1. 断层和断面　断层是根据研究的目的,沿某一方向所做的具有一定厚度的切片或扫描。切片所得的结果为断层标本;扫描所得的结果称断层图像。断面是指断层标本的表面,也称剖面或切面,断层的含义比断面广,但切片或扫描的厚度越薄,断层与断面就越接近。在实际应用中,断层和断面不作严格区分。

2. 横断面　亦称水平面,将人体分成上、下两部分。沿横断面所做的切片或扫描,称横断层标本或横断层扫描,一般观测其下面。

3. 矢状面　将人体分成左、右两部分。通过人体正中的矢状面称为正中面,将人体分成左右相等的两半。沿矢状面所做的切片或扫描,称矢状断层标本或矢状断层扫描,一般观测其左表面,但超声观测其右表面。

4. 冠状面　又称额状面,将人体分成前、后两部分。沿冠状面所做的切片或扫描,称冠状断层标本或冠状断层扫描,一般观测其前表面。

5. 回声　当超声传经两种声阻抗不同相邻介质的界面时,则产生反射和折射现象,反射和折射回来的超声成为回声。将接收到的回声,依其强弱,用明暗不同的光点依次显示在屏幕上,就构成回声图像。回声可分为:①无回声,超声经过的区域没有反射,成为无回声的暗区(黑影),可由血液、胆汁、尿液、羊水、腹水、巨块型癌、肾实质和脾等造成。②低回声(灰影)。③强回声,有较强回声(灰白影,如癌、肌瘤及血管瘤)、强回声(白影,如骨质、结石、钙化)和极强回声(强光带,如含气的肺、胃、肠等)。

6. CT 值　CT 用组织对 X 线的吸收系数来说明其密度高低的程度,具有量的概念。实际应用时,通常将吸收系数换算成 CT 值,单位为 Hu。CT 值不是绝对值,规定水的 CT 值为 0Hu,骨密质的 CT 值为 +1 000Hu,空气的 CT 值为 −1 000Hu,其他组织的 CT 值介于 +1 000Hu 与 −1 000Hu 之间。

7. 空间分辨力和密度分辨力　是判断 CT 装置性能和图像质量的指标。空间分辨力是指鉴别结构大小的能力,常用像素的大小来说明。像素越小,数目越多,构成的图像越细致,即空间分辨力高。CT 图像的空间分辨力不如 X 线图像高。密度分辨力又称对比度分辨力,是指能够区分密度微小差别的能力,以百分数表示。CT 密度分辨力通常为 0.5%~1.0%,X 线密度分辨力为 5%,故 CT 图像的密度分辨力远高于 X 线图像。空间分辨力与密度分辨力彼此之间相互制约。

8. 窗位和窗宽　窗宽是 CT 图像上显示的 CT 值范围,CT 值高于此范围的结构均以白影显示;低于此范围的均以黑影显示。窗位是窗宽的中心值。由于各种组织结构或病变具有不同的 CT 值,为显示某一组织结构的细节,可选择适合观察该组织或病变的窗宽和窗位,获得最佳显示。

9. 部分容积效应　在同一扫描层面内含有两种以上不同密度横向走行而又相互重叠的物质时,所得的 CT 值不能反映其中任何一种物质的真正 CT 值,而显示这些物质 CT 值的平均值,也称为体积平均值效应。在高密度的组织层面内,厚度小于层面的低密度结构,显示出的 CT 值偏高。反之,在低密度的组织层面内,厚度小于层面的高密度结构,显示出的 CT 值偏低。

10. 周围间隙现象　在同一层面内,与层面垂直的两个相邻且密度不同的物体,其物体边缘部的 CT 值不能准确测定,在 CT 图像上不能清晰分辨两者的交界,此现象也称边缘效应。在密度不同的物体交界处,密度高的物体边缘 CT 值偏小,密度低的物体边缘 CT 值偏大。密度差别小的物体相邻,交界处影像不清。某物体的密度比周围物体密度明显高,其影像通常变大、失真。CT 图像上显示的某一结构或病变的形状、大小和 CT 值与其实际并非完全一致。

11. 伪影　是指被扫描物体并不存在而图像上出现的各种形态的影像。伪影可分为两种,分别与病人和机器有关。与病人有关的伪影有:①运动性伪影,因病人不自主运动、呼吸运动、心血管搏动和胃肠蠕动造成;②高密度结构或异物伪影。与机器有关的伪影包括机器性能所致的伪影和机器故障所致的伪影。

12. T_1 和 T_2 加权像　在均匀的磁场中,组织内氢原子的自旋轴沿磁力线方向重新排列,产生磁化矢量。此时,用一个震荡频率与其相同的射频脉冲进行激发,氢原子核吸收能量而产生共振。射频脉冲停止后,磁化矢量的恢复过程称为弛豫。弛豫有纵向弛豫和横向弛豫,所用时间分别称为 T_1 和 T_2。主要反映组织间 T_1 特征参数的 MRI 图像,称 T_1 加权像,反映了组织间 T_1 的差别;主要反映组织间 T_2 特征参数的 MRI 图像,称 T_2 加权像。在 T_1 加权像中,脂肪为白色高信号,水为黑色的低信号;T_2 加权像中,水及水肿组织为高信号,脂肪呈暗灰色。

13. 流空效应　心血管内的血液因流动迅速,使发射 MRI 信号的氢原子核离开了接受范围,测不到 MRI 信号,在 T_1 加权像和 T_2 加权像中均呈黑影,即流空效应,此效应使心腔和血管显影。

14. 信噪比　是指信号的幅度与信号背景噪声幅度的比率,用 S/N 表示。信号是指感兴趣区内像素的平均值,噪声是指同一感兴趣区内等量像素的标准差,信噪比是 MRI 信号强弱的指数。

四、影像断层解剖的学习方法

影像断层解剖是解剖学和影像学相结合而产生的科学,既有解剖学的特点,也有影像

学的特点,还有影像断层解剖自身的特点。学习影像断层解剖应遵循以下方面:

1. 整体与解剖断层密切结合　要想理解人体断层,先从整体入手。断层离不开整体,以整体理解断层,再由断层重塑整体。欲学影像断层解剖,需具备较深厚的解剖学知识。为了便于学生的学习,在教材中增加了应用解剖学的内容,仅此还远远不够,学生应自修与断层相关的解剖学。

2. 解剖断层与影像断层密切结合　解剖断层是影像断层的结构基础,学习时,应先从实物到影像,再从影像到实物,实现渗透性、交叉性学习。

3. 影像断层解剖与临床影像技术或诊断密切结合　在学习影像断层解剖时,可适当地阅读与临床疾病有关的 CT 或 MRI 等图像,增加学习的实用性和针对性。

总之,学习影像断层解剖,应遵循先整体后解剖断层,再到影像断层,并与影像技术或诊断相结合的学习过程。

本章小结

　　影像断层解剖的研究范围为解剖断层和影像断层两个方面,前者主要研究人体断层标本,后者主要研究人体的超声、CT、MRI 等断层图像,是研究活体断层解剖的有力手段。前者是后者的形态学基础,后者因临床诊治的需要不断地为解剖断层提出新的要求。两者相辅相成,共同发展。

　　目前,超声、CT、MRI 等技术已被广泛应用于疾病的诊断和介入治疗,每一位临床影像医师或技术人员必须学会正确阅读和解释影像图像,是影像专业学生专业课学习的重要内容。

（吴宣忠）

思考题

1. 简述影像断层解剖的概念。
2. 影像断层解剖中常用的断层有哪些?
3. 如何才能学好影像断层解剖?

第一章 | 头 部

01章 数字资源

1. 掌握 头部的横断层、蝶鞍区的断层。
2. 熟悉 脑、脑膜、脑池、蝶鞍区、面部的应用解剖;头部结构的解剖断层特点和影像断层表现。
3. 了解 头部的境界和分区、标志性结构;头部结构的配布特点;头部影像断层解剖的常用基线。
4. 学会在头部断层标本上,准确观察各器官(或结构)的形态、位置及其毗邻的变化规律。
5. 能够观察正常头部的 CT、MRI 的断层图像。

 案例导入

病人男性,54 岁,患高血压 10 年。2d 前突然晕厥摔倒,神志不清,紧急入院。CT 检查示内囊出血。

1. 什么是内囊?
2. 在横断层上,如何定位内囊?

第一节 概 述

一、头部的境界和分区

头部以下颌骨下缘、下颌角、乳突尖端、上项线和枕外隆凸的连线与颈部分界。以眶上缘、颧弓上缘、外耳门上缘和乳突根部的连线为界,将头部分为后上方的颅部和前下方的面部。

二、标志性结构

1. 眉弓　为眶上缘上方的弓形隆起，男性明显。眉弓恰对大脑额叶的下缘，其内侧半深部有额窦。

2. 额结节　为眉弓上方约 5cm 处的最突出部，其深面正对额中回。

3. 顶结节　为耳郭尖上方 5cm 处，其下方 2cm 处的深部对应大脑外侧沟后升支的末端。

4. 颧弓　位于耳屏至眶下缘的连线上，全长可触及。颧弓上缘相当于大脑颞叶前端的下缘。

5. 翼点　位于颧弓中点上方约两横指处，额骨、顶骨、颞骨和蝶骨在此处呈 H 形连接。翼点是颅骨的薄弱区，内面对应脑膜中动脉的前支，此处骨折易形成硬膜外血肿。

6. 乳突　位于耳郭后方，为颞骨后下方的突起。乳突根部前内侧有茎乳孔，其后部内面有乙状窦。

7. 枕外隆凸　位于头后方正中处，其内面对应窦汇。枕外隆凸至鼻额点连线的深面有大脑镰和上矢状窦。

8. 上项线　位于枕外隆凸两侧，其内面平对横窦。

三、头部结构的配布特点

头部分为颅部和面部两部分。颅部结构的特点：脑颅骨围成颅腔。颅腔内容纳脑、脑的血管、脑的被膜、脑脊液等结构。脑颅骨、脑的被膜、脑脊液有缓冲和防震等保护脑的功能。颅腔为密闭的腔，颅内疾病如占位性病变、出血等可导致颅内压升高，形成脑疝。面部结构的特点：面颅骨构成面部支架，并围成眶、骨性鼻腔、口腔等。面部浅层结构有面肌、丰富的神经及血管，深层结构复杂，有较多的、可连通的结缔组织间隙，炎症和肿瘤借面部间隙可蔓延或扩散。

四、头部影像断层解剖常用基线

（一）横断层基线

横断层基线因应用目的不同，采用不同的横断层基线。基线不同，在同一高度制作的断层标本或扫描影像图像上，显示的结构亦有不同，甚至差别明显。横断层标本和横断层影像扫描图像（CT、MRI等）皆为下面观，应特别重视，以免左、右区分错误（图1-1-1）。

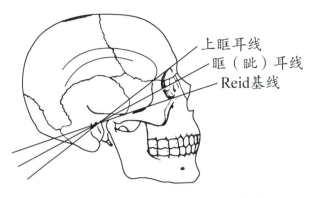

1. 眦耳线或眶耳线　为外眦与外耳门中点的连线。颅脑横断层扫描多以此线为基线，但实际应用中，常根据不同的检查目的，扫描平面向上或向下调整0°~20°。

图1-1-1　头部横断层常用基线

2. 听眶线　为眶下缘至外耳门中点的连线，又称人类生物学基线（anthropological base line，ABL），CT扫描中称Reid基线。横断层标本的制作常以此线为准。

3. 上眶耳线　为眶上缘中点至外耳门中点的连线。该线平面与颅底平面一致，有利于显示颅后窝的结构，也可减少颅骨伪影。

4. 连合间线　为前连合后缘中点和后连合前缘中点的连线，又称AC-PC线。脑功能成像研究、脑立体定位手术、X刀或γ刀治疗多以此线为准（图1-1-2）。

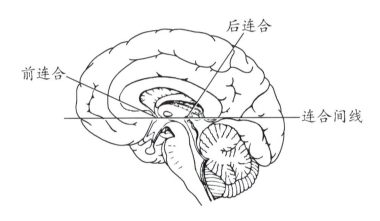

图1-1-2　连合间线

（二）冠状断层常用基线

经外耳门中点向眦耳线所作的垂线，为冠状断层基线。头部冠状扫描多以与眦耳线垂直的两侧外耳门中点连线层面，取前面观。脑的立体定位手术和脑的冠状断层解剖学的研究，多采用AC-PC线中点的垂线为冠状断层基线。

（三）矢状断层常用基线

颅的正中矢状线为矢状断层基线。头部矢状断层标本制作和矢状扫描以正中矢状面为基线层面，观察取其左侧面。

第二节　脑的应用解剖

脑分为端脑、间脑、小脑和脑干4部分。脑干包括中脑、脑桥和延髓。

一、端　脑

端脑又称大脑,是脑高度发达的部分,最大直径在两侧顶结节之间,包括左、右大脑半球,两半球之间被大脑纵裂分隔。大脑纵裂底部有连合纤维构成的胼胝体。大脑半球与小脑之间有大脑横裂。每侧大脑半球内的腔隙为侧脑室。大脑表面凹凸不平,内陷形成脑沟,脑沟之间为脑回。在 CT 和 MRI 图像上,正常脑沟的宽度不超过 5mm。

（一）大脑半球的外形

每侧大脑半球可分为三面:上外侧面、内侧面和下面。大脑半球以中央沟、外侧沟和顶枕沟为界分为五叶,即额叶、顶叶、颞叶、枕叶和岛叶（图 1-2-1、图 1-2-2）。

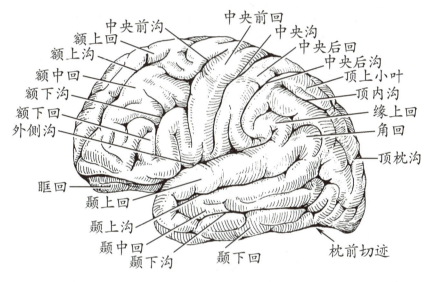

图 1-2-1　大脑半球外上面

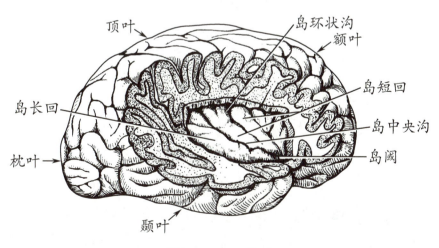

图 1-2-2　岛叶

大脑半球上外侧面主要的沟回有中央沟、中央前沟、中央后沟、额上沟、额下沟、中央前回、额上回、额中回、额下回、顶内沟、中央后回、顶上小叶、顶下小叶、缘上回、角回、外侧沟、颞上沟、颞下沟、颞横回、颞上回、颞中回、颞下回（见图1-2-1）。

大脑半球内侧面主要的沟回有扣带沟、扣带回、中央旁小叶、顶枕沟、距状沟、楔叶、楔前叶等（图1-2-3）。

大脑半球下面的沟回主要有侧副沟、海马旁回等（图1-2-4）。

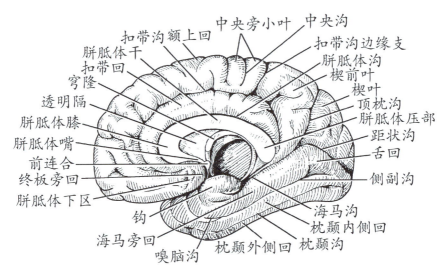

图1-2-3　大脑半球内侧面

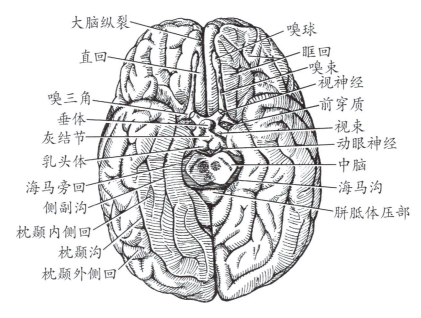

图1-2-4　端脑底面

（二）大脑半球的内部结构

大脑半球表层为大脑皮质，深层为大脑髓质，在大脑底部髓质中藏有基底核。

1. 基底核　主要包括尾状核、豆状核、杏仁体和屏状核。

（1）尾状核：尾状核呈C形弯曲，分头、体、尾三部分，围绕背侧丘脑和豆状核，延伸于侧脑室前角、中央部和下角的侧壁。

（2）豆状核：位于岛叶的深部，在横断层和冠状断层上，呈尖向内侧的楔形，并被其内2个薄白质板分成3部分：外侧部最大，称壳；内侧的两部分合称苍白球。尾状核和豆状核合称纹状体。纹状体在哺乳类以外的动物，是控制运动的最高级中枢。在人类，因大脑皮质而退居从属地位。

（3）杏仁体：位于侧脑室下角前端，与尾状核相连，接受来自嗅球、间脑和新皮质的纤维，发出的纤维至间脑、额叶皮质和脑干，其功能与行为、内分泌和内脏活动有关。

（4）屏状核：为岛叶与豆状核之间的薄层灰质。此核的内侧借外囊与豆状核相邻；外侧借最外囊与岛叶相邻。

2. 大脑髓质　由大量神经纤维组成，分为联络纤维、连合纤维和投射纤维。

（1）联络纤维：是联系同侧大脑半球各部分皮质的神经纤维。

（2）连合纤维：是连接左、右大脑半球的神经纤维，包括胼胝体、前连合和穹隆连合等（图1-2-5）。①胼胝体，位于大脑纵裂底部，在正中层面上呈弓形的白质带，可分为胼胝体嘴部、膝部、干部和压部4部分。②前连合，位于穹隆柱前方的终板内，构成第三脑室前壁的一部分，在正中矢状层面上呈卵圆形。③穹隆，为连接海马与乳头体之间的弓状纤维束，分为穹隆柱、体、脚3部分。两侧穹隆发出纤维至对侧，形成穹隆连合。

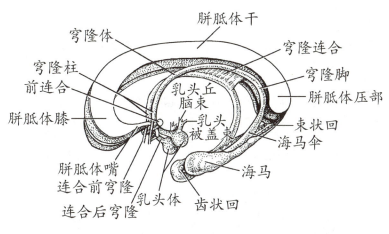

图 1-2-5　连合纤维

（3）投射纤维：是联系大脑皮质与皮质下结构的神经纤维。投射纤维通过尾状核、背侧丘脑与豆状核之间的白质带，称内囊。在横断层上，内囊呈向外开放的"＜"形，可分为3部分（图1-2-6）：内囊前肢，位于尾状核与豆状核之间；内囊后肢，位于背侧丘脑与豆状核之间；内囊膝，位于内囊前肢与内囊后肢交汇处。典型内囊损伤病人可出现"三偏"综合征。

半卵圆中心，为横断层上大脑半球内呈半卵圆形的髓质区，主要由经胼胝体的连合纤维和经内囊的投射纤维等组成。半卵圆中心内主要含有髓质神经纤维，在CT图像上呈低密度区，在MRI T_1 加权像上呈高信号区。

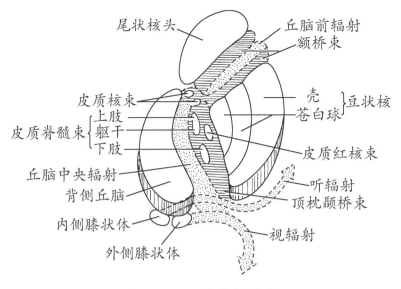

图 1-2-6　内囊模式图

大脑髓质向外周延伸出一些条索状的突起,称为髓突。各特定脑回在大脑表面可有数个突起,但髓突的根部只有一个,依据髓突根部可辨认脑回。

二、间脑和小脑

（一）间脑

间脑可分为背侧丘脑、下丘脑、上丘脑、底丘脑和后丘脑。两背侧丘脑和下丘脑之间的狭窄裂隙为第三脑室。

背侧丘脑左、右各一,两背侧丘脑通过丘脑间黏合相连。下丘脑由视交叉、灰结节和乳头体等构成。灰结节的中央部向下延续为漏斗,与垂体相连。上丘脑包括松果体等结构（图 1-2-7）。松果体位于胼胝体压部的下方,附着于第三脑室的后部正中,一般认为

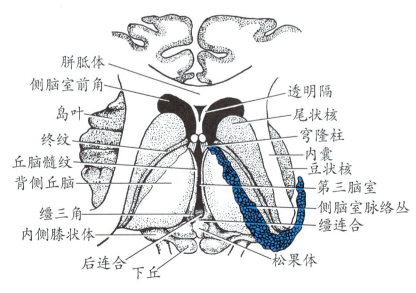

图 1-2-7　间脑的背面

松果体偏离正中线是颅内占位性病变的信号。

（二）小脑

小脑位于颅后窝内，由两侧膨大的小脑半球和中间的小脑蚓构成。在小脑半球下面的前内侧，各有一突出部，称为小脑扁桃体。当颅内压升高时，小脑扁桃体被挤入枕骨大孔，形成枕骨大孔疝（或称小脑扁桃体疝）。

三、脑 干

脑干包括中脑、脑桥和延髓（图1-2-8）。中脑介于间脑和脑桥之间，腹侧有一对大脑脚，大脑脚之间的窝，为脚间窝；背侧有一对上丘和一对下丘，两者合称四叠体。脑桥腹侧：中央有基底沟；向两侧延伸形成小脑中脚。脑桥背侧：有菱形窝，菱形窝为第四脑室的底。延髓可分上、下两段，下段与脊髓相似称为闭合部，其内腔为中央管；上段称为开放部，中央管向后敞开形成第四脑室。

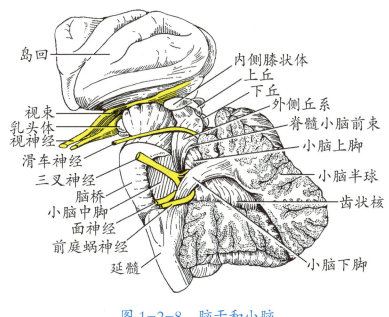

图 1-2-8　脑干和小脑

四、脑 室

脑室系统包括侧脑室、第三脑室、第四脑室以及连通脑室的室间孔和中脑导水管（图1-2-9）。

（一）侧脑室

侧脑室位于大脑半球内，左右各一，形状不规则，可分为侧脑室前角、中央部、后角和下角4部分，借室间孔连通第三脑室（图1-2-10）。侧脑室前角为室间孔以前的部分，伸入额叶,腹外侧壁是尾状核头。侧脑室中央部位于室间孔与胼胝体压部之间,内侧壁为透明隔。侧脑室后角伸入枕叶。侧脑室下角最大,在背侧丘脑的后下方弯向前下进入颞叶。侧脑室中央部、下角和后角汇合处呈三角形的腔隙,称为侧脑室三角区。侧脑室脉络丛位于侧脑室中央部、三角区和下角内。

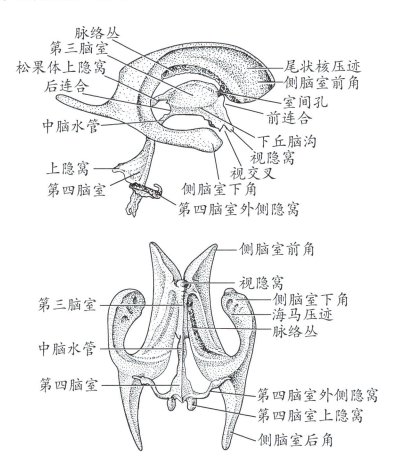

图 1-2-9　脑室系统模式图

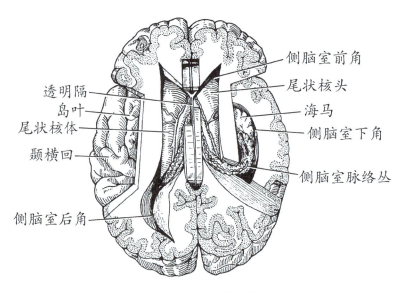

图 1-2-10　侧脑室(上面观)

(二)第三脑室

第三脑室为两背侧丘脑和下丘脑之间的狭窄腔隙,顶部有第三脑室脉络丛,底部为下丘脑(图1-2-11)。

(三)第四脑室

第四脑室位于脑桥、延髓与小脑之间,形似帐篷,其底为菱形窝。第四脑室向上借中脑导水管连通第三脑室,向下连通脊髓中央管。第四脑室借外侧孔和中央孔连通蛛网膜下隙(图1-2-11)。

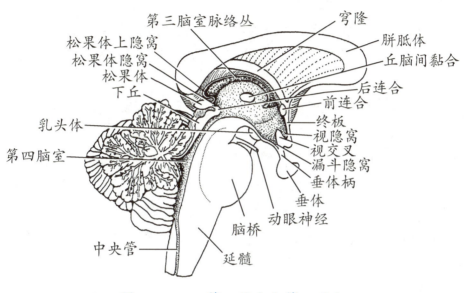

图 1-2-11　第三脑室和第四脑室

 知识拓展

第五脑室和第六脑室

整个胎儿时期,透明隔分两层,两侧透明隔之间存在着一个囊性的中线结构,此囊性结构,以室间孔为界,室间孔前方的腔隙,称透明隔腔,又称第五脑室;室间孔后方的腔隙,称第六脑室,又称韦氏腔(cavum Vergae)。出生后2个月,2个腔从后往前闭合,但12%~15%的成年人,仍然存在。

透明隔腔和韦氏腔内,无室管膜,不与其他脑室相通,故不属于脑室系统。

第三节 脑膜和脑池的应用解剖

一、脑膜及硬脑膜窦

（一）脑膜

脑膜自外向内分为硬脑膜、蛛网膜和软脑膜。

1. 硬脑膜 分内外两层，外层为骨膜层，与颅底骨结合紧密，与颅顶骨结合疏松，易于剥离；内层为包裹层，内面紧贴蛛网膜，并向颅腔内延伸形成大脑镰、小脑幕、小脑镰和鞍膈等结构。

2. 脑蛛网膜 为薄而半透明的膜，此膜发出许多蛛网膜小梁与软脑膜相连。脑蛛网膜与软脑膜之间形成网眼状的蛛网膜下隙，内含脑脊液。

3. 软脑膜 为菲薄且富含血管的膜，紧贴脑的表面，并随脑沟、裂伸展。软脑膜与脑组织结合紧密。软脑膜可伸入脑室内，参与形成脉络丛。

（二）硬脑膜窦

硬脑膜窦为分开的两层硬脑膜内衬内皮细胞构成，窦壁无平滑肌，不能收缩，损伤时难以止血，易形成颅内血肿。硬脑膜窦主要有上矢状窦、下矢状窦、直窦、横窦、乙状窦、窦汇、枕窦、海绵窦及其他颅底诸窦（图1-3-1），各窦最后汇入乙状窦，乙状窦经颈静脉孔延续为颈内静脉。

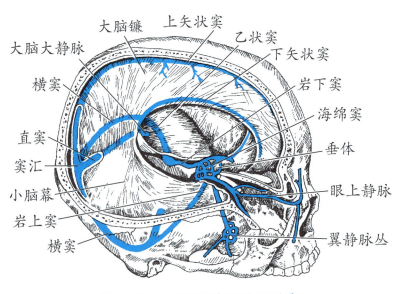

图 1-3-1 硬脑膜及硬脑膜窦

二、蛛网膜下隙及脑池

蛛网膜下隙为蛛网膜与软脑膜之间的间隙,内含脑脊液。蛛网膜下隙在脑沟、裂等处扩大,形成蛛网膜下池,又称脑池。相邻脑池之间无明显界限,脑池的形状和大小在临床影像诊断上具有重要意义(图1-3-2)。

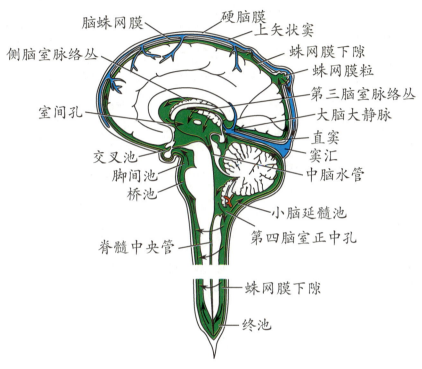

图 1-3-2 脑脊液循环及脑池的模式图

1. 小脑延髓池　又称枕大池,位于颅后窝后下部的小脑与延髓之间,被小脑镰分为左、右侧部,向前连通第四脑室,向下连通脊髓蛛网膜下隙。在CT图像上,该池位于小脑扁桃体与枕内隆凸之间,两侧为小脑扁桃体的后下部,呈三角形低密度影。

2. 桥池　又称脑桥前池,位于脑桥腹侧面与枕骨斜坡之间,向上连通脚间池,向后连通小脑延髓池,其内有基底动脉通过。

3. 桥小脑角池　又称桥池侧突,为桥池向外侧的延续。其前外侧界为颞骨岩部内侧面,后界是小脑中脚和小脑半球,内侧界是脑桥基底部下份和延髓上外侧部。其内有面神经、前庭蜗神经等结构通过,听神经瘤在此可出现块状阴影。

4. 脚间池　位于鞍背与中脑的脚间窝之间,两侧经环池与中脑后方的四叠体池相通,内有动眼神经和大脑后动脉等通过。

5. 环池　包括环池本部和环池翼部。环池本部在大脑脚两侧连于四叠体池和脚间池;环池翼部为向外侧伸向背侧丘脑后方的部分,又称丘脑后池。环池内有滑车神经、大脑后动脉等通过。

6. 四叠体池　位于中脑背侧与小脑蚓上部前缘之间,向上延续为大脑大静脉池。

7. 大脑大静脉池　位于第三脑室的后方,向上至胼胝体压部,内有松果体和大脑大静脉等。在 CT 图像上,大脑大静脉位于第三脑室上部与 U 形小脑幕之间,与第三脑室上部共同显影为菱形低密度区。

8. 帆间池　又称中间帆腔,呈尖向前的三角形腔隙,后界为胼胝体压部,向下连通大脑大静脉池,内有大脑内静脉通过。

9. 鞍上池　位于蝶鞍上方,是交叉池、脚间池或桥池在轴位扫描时的共同显影。由于体位和扫描基线不同,CT 图像上的鞍上池可呈六角形、五角形或四角形(图 1-3-3)。

10. 大脑外侧窝池　又称大脑侧裂池,为额叶、顶叶、颞叶与岛叶之间外侧沟处的蛛网膜下隙,内有大脑中动脉及其分支等通过。

11. 其他脑池　如视交叉周围的交叉池,终板前方的终板池,大脑纵裂内的大脑纵裂池,小脑幕与小脑上面之间的小脑上池,延髓前方的延池和两侧小脑扁桃体之间的小脑谷等。

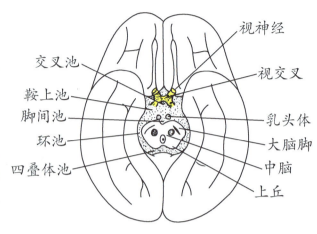

图 1-3-3　鞍上池和环池

第四节　脑血管的应用解剖

一、脑血管的特点

脑血管在形态结构和行程上均有很多特点:①脑的动脉来自颈内动脉和椎动脉,两者在脑底部吻合成大脑动脉环[又称威利斯(Willis)环];②进入颅腔的动脉其行程均极度弯曲,是脑动脉无搏动的主要原因;③脑动脉壁很薄,类似颅外同等大小的静脉;④大脑的动脉分为皮质支(营养皮质和浅层髓质)和中央支(供应基底核、内囊及间脑),二者均自成体系,互不吻合;⑤皮质动脉在软膜内形成丰富的吻合,在功能上可视为脑表面的"血液平衡池";⑥脑的动脉和静脉多不伴行;⑦脑静脉和硬脑膜窦无静脉瓣;⑧毛细血管于不同脑区疏密不一,其密度与突触和神经毯数量呈紧密的平行关系;⑨脑毛细血管与神经元间隔有血-脑屏障,但在下列区域缺乏血-脑屏障:松果体、下丘脑的正中隆起、垂体后叶、延髓极后区、后连合、终板和脉络丛等;⑩脑血管的变异甚多,尤其大脑动脉环。

脑动脉无搏动的因素有以下几点。①血管行程弯曲:颈内动脉和椎动脉皆有几处极度弯曲,可衰减血液对血管的压力和冲击。②密闭的颅腔:密闭的颅腔形成的环境,无论睡眠还是活动皆不发生搏动。③动脉吻合：动脉在软脑膜下广泛吻合，分散和减弱了搏动。④动脉管壁：脑动脉管壁的中膜和外膜较薄，平滑肌少且缺乏外弹力膜。

二、脑 的 动 脉

脑的动脉源自颈内动脉和椎动脉。以顶枕沟为界，大脑半球前 2/3 和部分间脑由颈内动脉的分支供血；大脑半球后 1/3、脑干、小脑和部分间脑由椎动脉和基底动脉的分支供血。临床上，将脑的动脉划分为两个系统，即颈内动脉系统和椎基底动脉系统。

（一）颈内动脉

颈内动脉依据行程分为颈段、岩段、海绵窦段和前床突上段，海绵窦段和前床突上段合称虹吸部，是动脉硬化的好发部位。颈内动脉的主要分支有：

1. 大脑前动脉　是大脑半球内侧面的主要动脉。左、右大脑前动脉在进入大脑纵裂前，其间有前交通动脉相连，前交通动脉为动脉瘤的好发部位。大脑前动脉分布于顶枕沟以前的大脑半球内侧面、额叶底面的一部分以及额叶和顶叶的上外侧面上部（图 1-4-1）。

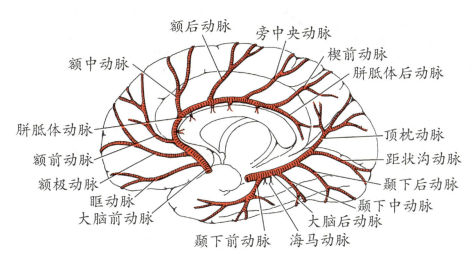

图 1-4-1　大脑前动脉和大脑后动脉

大脑前动脉的皮质支主要有眶动脉、额极动脉、额前动脉、额中动脉、额后动脉、旁中央动脉、楔前动脉和胼胝体缘动脉等。

大脑前动脉的中央支又称为内侧豆纹动脉，供血范围为壳的前端、尾状核头、内囊前肢等部位。

2. 大脑中动脉　是颈内动脉的直接延续。在视交叉外下方进入大脑外侧沟，再行向后外并分支。分支前的一段称大脑中动脉主干，呈 S 形、弓形或平直形，长 15mm，外径为 3mm。此动脉在主干末端的分支类型有双干型（76%）、单干型（13%）、三干型（11%）（图 1-4-2）。

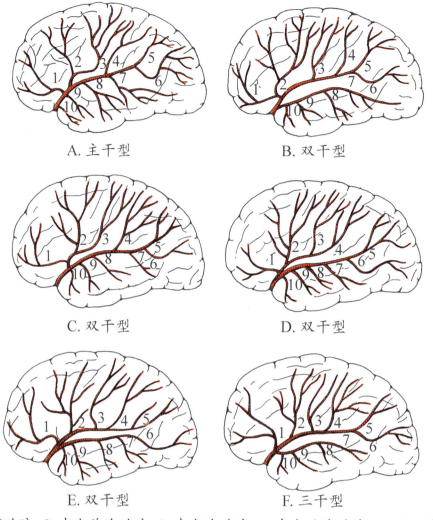

A. 主干型

B. 双干型

C. 双干型

D. 双干型

E. 双干型

F. 三干型

1.眶额动脉；2.中央前沟动脉；3.中央沟动脉；4.中央后沟动脉；5.顶后动脉；
6.角回动脉；7.颞后动脉；8.颞中动脉；9.颞前动脉；10.颞极动脉。

图1-4-2 大脑中动脉的分支

大脑中动脉的皮质支主要有眶额动脉、中央前沟动脉、中央沟动脉、中央后沟动脉、顶后动脉、角回动脉、颞后动脉、颞中动脉、颞前动脉、颞极动脉。

大脑中动脉的中央支称外侧豆纹动脉，是纹状体和内囊供血的主要动脉，易破裂出血，又称"易出血动脉"（图1-4-3）。

3. 脉络丛前动脉　一般发自颈内动脉，少数起自大脑中动脉或大脑前动脉。此动脉沿视束下面后行，经大脑脚和钩之间，向后进入脉络膜裂下部，终于侧脑室脉络丛。此动脉细小、行程长、易发生栓塞而导致苍白球和海马病变（图1-4-4）。

4. 后交通动脉　起自颈内动脉的末端或与前床突上段的交界处，沿视束下面、蝶鞍和动眼神经上方水平行向后内，与大脑后动脉吻合。后交通动脉瘤可压迫动眼神经。后交通动脉的中央支供血部位有内囊后肢、视束前部、丘脑腹侧部、下丘脑等。

（二）椎动脉

椎动脉发自锁骨下动脉，经第6~1颈椎横突孔，再穿枕骨大孔入颅，至延髓脑桥沟平

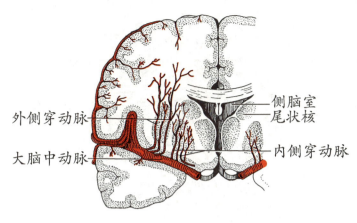

图 1-4-3　大脑中动脉的中央支

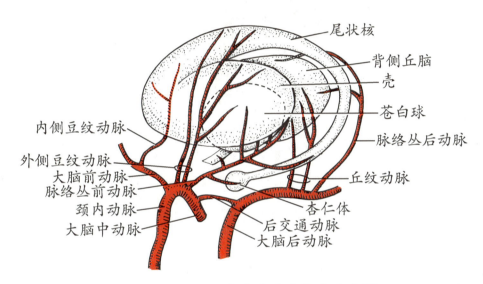

图 1-4-4　纹状体丘脑动脉分布示意图

面,两侧椎动脉合成基底动脉。左、右椎动脉粗细不等,左侧者较粗。小脑下后动脉是椎动脉的主要分支,此动脉行程较长,弯曲较多,容易发生血栓(图 1-4-5)。

(三)基底动脉

基底动脉由左、右椎动脉合成后,经脑桥基底沟上行,至脑桥上缘分为左、右大脑后动脉。基底动脉的主要分支有小脑下前动脉、脑桥动脉、小脑上动脉、大脑后动脉等。

大脑后动脉为基底动脉的终末分支,向两侧走行,继而绕大脑脚后行,越至小脑幕上面与大脑半球之间,进入距状沟,分出顶枕动脉和距状沟动脉。大脑后动脉分为 3 段(图 1-4-6)。

Ⅰ段:自大脑后动脉起点至连接后交通动脉处。

Ⅱ段:从后交通动脉连接处至大脑脚后缘。

Ⅲ段:自大脑脚后缘至大脑后动脉分成距状沟动脉及顶枕动脉处。

大脑后动脉的皮质支主要有颞下前动脉、颞下中动脉、颞下后动脉、距状沟动脉、顶枕动脉。

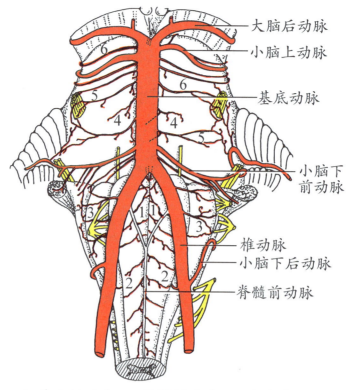

1.前内侧动脉；2.前外侧动脉；3.延髓外侧动脉；
4.旁中央动脉；5.短旋动脉；6.长旋动脉。

图 1-4-5　脑干腹侧的动脉分支

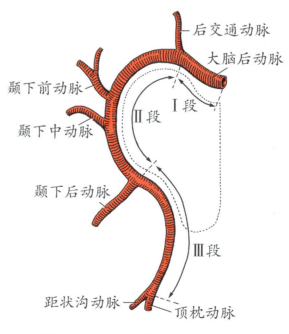

图 1-4-6　大脑后动脉的分段

颈内动脉和椎动脉的分段

颈内动脉分颅外段和颅内段。

颈内动脉颅内段：根据颈动脉造影分为5段。

C_5段（岩骨段、颈动脉管段、神经节段）：在颞骨岩部的颈动脉管内走行，先向上，后弯曲向前内，在颈动脉管内口处，隔硬脑膜与三叉神经节紧邻。

C_4段（海绵窦段）：在后床突附近进入海绵窦，稍上升转为近水平位沿蝶骨体两侧的颈动脉沟呈S形前行，达前床突后沿前床突内侧的凹沟弯向上，移行为前膝段。

C_3段（前膝段）：呈C形，自前床突内侧弯向后上，穿海绵窦顶部的硬脑膜。眼动脉由此段或此段与海绵窦段移行处发出，向前伴视神经经视神经管入眶。

C_2段（视交叉池段、床突上段）：在海绵窦上方的蛛网膜下隙（交叉池）内水平后行。

C_1段（后膝段）：即参与形成威利斯（Willis）环的一段，在后床突上方向前上至分叉处。

椎动脉分5段。

V_1段（横突孔段）：是椎动脉沿第6~2颈椎横突孔上行的一段。

V_2段（横段）：是指椎动脉穿枢椎横突孔后，横行向外的一段。

V_3段（寰椎段）：是指椎动脉穿寰椎横突孔的一段。

V_4段（枕骨大孔段）：是指椎动脉穿出寰椎横突孔后，向内上入枕骨大孔的一段。

V_5段（颅内段）：是指椎动脉入枕骨大孔后，并斜向中线走行，再与对侧椎动脉合成基底动脉前的一段。

三、脑 的 静 脉

脑的静脉可分为浅静脉和深静脉。浅静脉收集大脑皮质及其邻近髓质的静脉血，向上、后、下直接注入邻近的硬脑膜窦。脑的深静脉收集大脑深部髓质、基底核、间脑后部以及脑室脉络丛等处血液，注入直窦。

（一）脑的浅静脉

脑的浅静脉特点：首先从大脑皮质穿出的小静脉吻合成软膜静脉网，再汇集成较大的静脉，在软脑膜走行一段距离后，进入蛛网膜下隙，再穿蛛网膜，最后注入硬脑膜窦。大脑半球外侧面的浅静脉最丰富，沿外侧沟走行的浅静脉称为大脑中浅静脉，外侧沟上方的浅静脉称为大脑上静脉，外侧沟下方的浅静脉称为大脑下静脉。它们皆为许多静脉的总称，3组静脉间有广泛的吻合。

（二）脑的深静脉

脑的深静脉特点：小的静脉丛周围向中央汇集，每一侧的静脉汇集形成一条大脑内静脉,两侧的大脑内静脉再汇集形成大脑大静脉,最后注入直窦。

大脑内静脉:左、右各一;位于第三脑室顶中线两侧的脉络丛内;由丘纹静脉、透明隔静脉和脉络丛上静脉汇合而成;自室间孔起始行向后,在胼胝体压部的后下方,两侧的大脑内静脉合成大脑大静脉。丘纹静脉与大脑内静脉连接处形成一个向后开放的锐角,造影上称为静脉角。静脉角的形态、位置较恒定,是确认室间孔的标志。静脉角的测量和大脑内静脉位置的改变有助于诊断脑深部占位性病变。

大脑大静脉又称 Galen 静脉,为一条粗短的静脉干,长 10~20mm;壁薄而脆,易破裂出血;在胼胝体下方弯向后上注入直窦,与直窦形成向下开放的锐角,在横断层中,此处可出现 2 个血管的断层,前方者为大脑大静脉,后方者为直窦(图 1-4-7)。

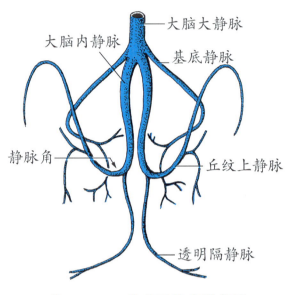

图 1-4-7　脑的深静脉模式图

(三)基底静脉环

基底静脉环位于脑底下方,较大脑动脉环(威利斯环)偏后、位置深、范围大;由前交通静脉、大脑前静脉、后交通静脉、大脑脚静脉和基底静脉吻合而成。基底静脉环和大脑动脉环均是动、静脉瘤的好发部位。

知识拓展

数字减影血管造影

数字减影血管造影(DSA)是通过电子计算机进行辅助成像的血管造影方法,是应用于临床的一种崭新的 X 线检查技术。它是应用计算机程序进行两次成像完成的。在注入造影剂之前,首先进行第一次成像,并用计算机将图像转换成数字信号储存起来。注入造影剂后,再次成像并转换成数字信号。两次数字相减,消除相同的信号,得到一个只有造影剂的血管图像。这种图像较以往所用的常规脑血管造影所显示的图像,更清晰和直观,一些精细的血管结构亦能显示出来。血管造影图像与 CT、MRI 图像的融合能够更加准确地显示解剖结构,而与 PET 图像的融合还能反映靶器官和靶病变的病理特征。

DSA 不但能清楚地显示颈内动脉、椎基底动脉、颅内大血管及大脑半球的血管图像,还可测定动脉的血流量,所以,被广泛应用于脑血管病检查,特别是对于动脉瘤、动静脉畸形等定性、定位诊断,更是最佳的诊断手段。DSA 不但能提供病变的确切部位,而且对病变的范围及严重程度亦可清楚地了解,为手术提供较可靠的客观依据。

第五节　蝶鞍区的应用解剖

一、蝶鞍区的概念

蝶鞍区是指颅中窝中央部的蝶鞍及其周围区域。该区范围小、结构多、毗邻关系复杂，是疾病的多发部位。

二、蝶鞍区的组成

蝶鞍区主要结构：蝶鞍、蝶窦、垂体、海绵窦、鞍周血管及神经等。

（一）蝶鞍

蝶鞍位于颅中窝中央部，包括前床突、交叉前沟、鞍结节、垂体窝、鞍背和后床突。蝶鞍的中部凹陷为垂体窝，垂体窝的前方隆起为鞍结节，鞍结节两侧的小骨突为中床突，鞍结节前方的浅沟称交叉前沟，沟的两侧有视神经管及前床突；垂体窝的后方为鞍背，其两侧角向上形成的突起称为后床突。存在垂体肿瘤时，X线、CT、MRI可见蝶鞍扩大变形。

（二）鞍膈

鞍膈为颅底的硬脑膜覆盖在垂体窝上方的隔膜状结构，分隔蝶鞍与颅腔（图1-5-1）。鞍膈中央有一小孔，称鞍膈孔，有垂体柄通过。根据鞍膈孔的形状将鞍膈分为Ⅰ型、Ⅱ型、Ⅲ型。Ⅰ型：鞍膈完整，较常见，出现率为42%，垂体柄从鞍膈孔通过；Ⅱ型：鞍膈不完整，出现率为38%，垂体柄穿鞍膈孔处周围有3mm大小的开口；Ⅲ型：较少，出现率为20%左右，此型的鞍膈极不完整，为一硬脑膜环，垂体被蛛网膜覆盖，暴露于颅腔。正常鞍膈下凹或平直，若上凸则可能为垂体病变扩张所致。Ⅱ型和Ⅲ型的鞍膈，若有蛛网膜下隙异常扩大并突入鞍内，使鞍内充满脑脊液，垂体被挤压在鞍底，在CT、MRI图像上可出现空蝶鞍。

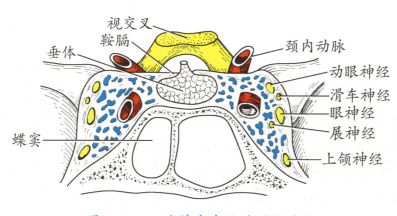

图1-5-1　海绵窦中段的冠状层面

（三）鞍底

正常鞍底的形状有平直形、下凹形和上凸形 3 种,在下凹形中,其中心下凹深度在 2mm 以内者为 87%,最深约为 3.5mm;在所有的上凸形中,上凸的高度都小于 1.0mm。正常鞍底侧角呈光滑圆形,若呈尖锐侧角则提示鞍内肿瘤的存在。约 20% 的人鞍底呈前高后低形,其连线与水平面的夹角多在 5° 以内,最大不超过 8°,这种倾斜是因蝶窦发育不对称所致,如倾斜高度超过 2mm 则为异常。鞍底的骨质较薄,成人一般厚约 1mm,垂体病变时,鞍底骨质的变化发生较早。鞍底下方为蝶窦。

（四）蝶窦

蝶窦的形态和大小变化很大。新生儿的蝶窦仅为一小腔,青春期后完全发育。蝶窦可位于蝶鞍的前部或后部,甚至伸入枕骨的斜坡。75%~86% 的蝶窦发育充分,十分适合行经蝶垂体手术;约 15% 的蝶窦仅部分气化,行经蝶垂体手术会有一定困难;2.5% 的蝶窦不发育或较小,此类蝶窦不适合行经蝶垂体手术。多数蝶窦有隔,被隔分为两腔,少数分为三腔或四腔。

（五）垂体

垂体位于垂体窝内,借垂体柄经鞍膈孔与第三脑室底的灰结节相连。垂体的上方隔鞍膈与视神经和视交叉相邻(图 1-5-2),若垂体增大,可压迫视神经或视交叉,出现视觉障碍。垂体的下面隔鞍底与蝶窦相邻,如垂体病变侵蚀鞍底,可累及蝶窦。垂体的两侧与海绵窦相邻,垂体肿瘤向外扩展,可使海绵窦内的颈内动脉受压移位,或被包绕,若累及通过海绵窦的神经,可出现相应的神经损伤症状。

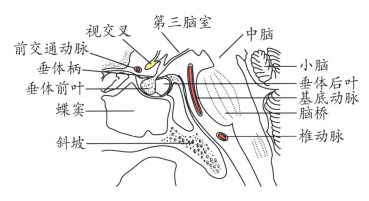

图 1-5-2　蝶鞍区的正中矢状层面

垂体一般为椭圆形或圆形,其上面多较凹陷或平坦,其下面与鞍底的形状一致,近半圆形。垂体的大小约(长 × 宽 × 高)为 9.9mm × 13.9mm × 5.5mm。垂体高度的测量是影像学诊断垂体瘤的主要依据之一。垂体高度是指冠状面上鞍底上缘至腺体上缘的最大距离。目前认为垂体高度的标准应依性别和年龄不同而分别制定。垂体平均高度女性大于男性,年轻妇女的垂体最高,以后随年龄增长而逐渐变低,与女性的生理期,即青春期、性成熟期、更年期、绝经期有关。女性以垂体高度 +(年龄 ×1/20)计算,此值 >9.0mm 为可疑异常,>10.0mm 为异常;男性垂体高度 >6.5mm 为可疑异常,>7.7mm 为异常;老年垂体高度下降。影像学上,垂体高度及腺内有无异常密度或信号可作为判断垂体是否异常的有用指标。

(六)海绵窦

海绵窦位于蝶鞍及蝶窦两侧,其两侧的形状和大小对称,外缘平直或稍外凸。颈内动脉、动眼神经、滑车神经、眼神经、展神经和上颌神经穿经海绵窦。显示海绵窦的最佳断层是冠状断层。海绵窦在 CT 或 MRI 图像上出现:①大小不对称;②形状不对称,尤其外侧壁;③窦内局限性异常密度或信号区。应考虑异常海绵窦。

(七)鞍周血管

鞍周血管主要是颈内动脉和大脑动脉环,大脑动脉环的血管在 CT 和 MRI 血管造影上能较清楚地显示,但很少能见到完整的大脑动脉环。

(八)鞍周神经

鞍周神经主要有视神经、动眼神经、滑车神经、三叉神经和展神经等。

第六节 面部的应用解剖

一、眶 区

眶区位于鼻腔上部的两侧,包括眶、眼球及其附属结构。

(一)眶

眶呈底朝前外、尖伸向后内的四棱锥形腔隙,容纳眼球及其附属结构。眶尖处有视神经管,与颅中窝相通。眶的上壁由额骨眶部和蝶骨小翼构成,前外侧份有较深的泪腺窝,容纳泪腺;下壁主要由上颌骨构成,与外侧壁交界处的后份有眶下裂;内侧壁自前向后由上颌骨额突、泪骨、筛骨眶板和蝶骨体构成,前下份有泪囊窝,容纳泪囊;外侧壁由颧骨和蝶骨大翼构成,与上壁交界处的后份有眶上裂。

(二)眼球及其附属结构

1. 眼球 位于眶内(图1-6-1),近似球形,由眼球壁和眼球内容物构成。眼球壁自外向内分为纤维膜、血管膜和视网膜。眼球内容物包括房水、晶状体和玻璃体。

2. 眼球附属结构 包括眼球外肌、泪器和眼睑等。眼球外肌分布于眼球周围,包括上直肌、下直肌、内直肌、外直肌、上斜肌、下斜肌和上睑提肌,可运动眼球和上提上睑。泪器由泪腺和泪道组成,泪腺位于泪腺窝内;泪道包括泪点、泪小管、泪囊和鼻泪管。

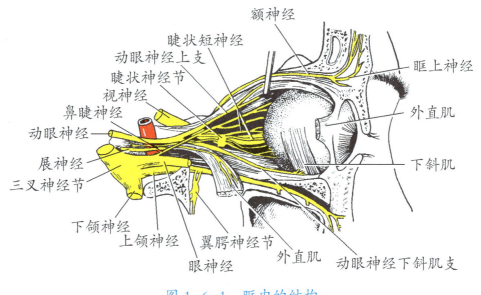

图 1-6-1 眶内的结构

二、鼻腔和鼻旁窦

鼻腔位于两眶与上颌骨之间,被鼻中隔分隔为左、右两腔(图 1-6-2)。鼻腔的顶主要由筛骨的筛板构成,经筛孔与颅前窝相通;底为腭;外侧壁主要由筛骨迷路构成,可见上、中、下鼻甲和上、中、下鼻道。鼻腔向后经鼻后孔通鼻咽。

鼻旁窦包括额窦、蝶窦、筛窦和上颌窦。额窦位于眉弓深部,呈三棱锥形。蝶窦位于蝶骨体内,被隔分为左、右多不对称的腔。筛窦是筛骨迷路的腔隙。上颌窦位于上颌骨体内,窦口高于窦底,直立时窦内积液不易引流。

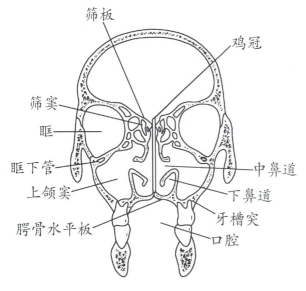

图 1-6-2 鼻腔及鼻旁窦
（经第三磨牙冠状面）

三、口 腔

口腔的境界:侧壁为颊;上壁为腭;后壁经咽峡通口咽;下壁为舌下区,内有舌下腺、下颌下腺深部、舌下神经等。

大唾液腺:腮腺呈楔形,以下颌支后缘为界分为浅、深两部,腮腺管自腮腺浅部的前缘发出,开口于上颌第二磨牙相对的颊黏膜;下颌下腺呈扁椭圆形,位于下颌下三角内,下颌下腺管开口于舌下阜;舌下腺位于舌下襞下面,舌下腺管开口于舌下阜和舌下襞(图 1-6-3)。

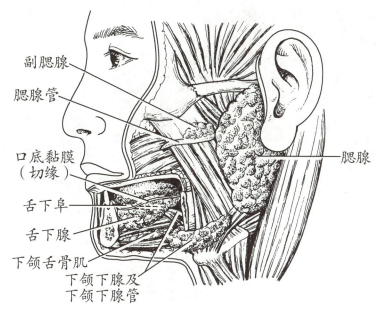

副腮腺
腮腺管
口底黏膜
（切缘）
舌下阜
舌下腺
下颌舌骨肌
下颌下腺及
下颌下腺管
腮腺

图 1-6-3　口腔及唾液腺

四、面　侧　区

（一）腮腺咬肌区

腮腺咬肌区主要的结构有腮腺、咬肌及神经、血管等（图 1-6-4）。

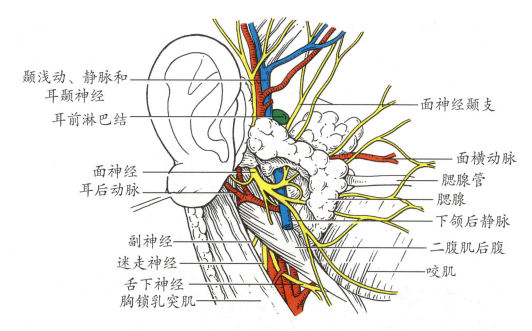

颞浅动、静脉和
耳颞神经
耳前淋巴结
面神经
耳后动脉
副神经
迷走神经
舌下神经
胸锁乳突肌
面神经颞支
面横动脉
腮腺管
腮腺
下颌后静脉
二腹肌后腹
咬肌

图 1-6-4　腮腺及穿经腮腺的神经与血管

（二）面侧深区

位于腮腺咬肌区前部的深面,即颞下窝的范围,由顶、底和四壁围成（图 1-6-5）。

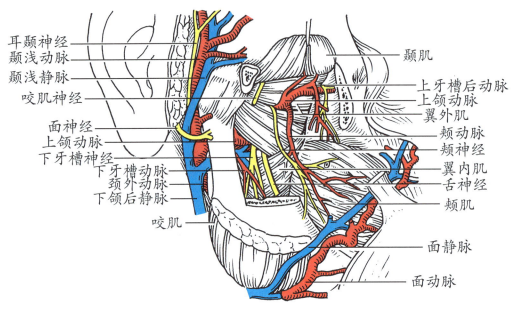

图 1-6-5 面侧深区的浅层结构

其顶为蝶骨大翼的颞下面；底平下颌骨下缘；前壁为上颌骨体后面；后壁为腮腺深部；外侧壁为下颌支；内侧壁为翼突外侧板和咽侧壁；内有翼内肌、翼外肌、神经、血管等。

五、面部间隙

面部间隙位于颅底与上、下颌骨之间，内含疏松结缔组织，并有神经、血管穿行，感染可沿间隙扩散。主要的间隙（图 1-6-6）有：

1. 咬肌间隙　位于咬肌深面与下颌支上部之间，第三磨牙周围炎可扩散到此间隙。

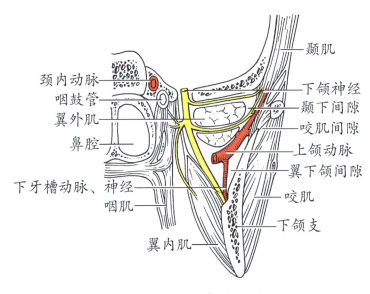

图 1-6-6 面部的间隙

2. 翼下颌间隙　位于下颌支与翼内肌之间,与咬肌间隙仅隔下颌支,并经下颌切迹相连通。

3. 颞下间隙　由上颌骨体、腮腺、翼突外侧板和下颌支、颧弓围成,在翼外肌下缘向下连通翼下颌间隙。

4. 翼腭间隙　由上颌骨体、蝶骨体、蝶骨翼突及腭骨垂直板围成,向外侧与颞下间隙相通。

第七节　头部结构的解剖断层特点及其影像断层表现

一、头部结构的解剖断层特点

（一）颅脑横断层的变化规律

颅脑横断层可分为上、中、下3部分。上部为胼胝体干和尾状核体以上层面,大脑镰分隔左、右大脑半球;每侧大脑半球以中央沟和顶枕沟为界分为额叶、顶叶和枕叶。中部为基底核区和脑室等结构所在层面,左、右大脑半球被连合纤维(如胼胝体等)相连;不同层面中央区的差异为基底核区、侧脑室和第三脑室等结构的位置、形态的变化;层面的周边区以中央沟和外侧沟分大脑半球为额叶、顶叶、岛叶和颞叶。下部为鞍上池以下层面,不同层面中央区的差异为脑池、脑干和第四脑室等结构的位置、形态的变化。

（二）主要脑沟在横断层面的识别方法

1. 中央沟　在横断层上,可根据以下6点准确识别中央沟:①大部分人中央沟为一不被中断的沟;②中央沟较深,均自脑断面外侧缘中份向后内延伸;③一般中央前回厚于中央后回;④额上沟与中央前沟形成倒T字形,有助于识别中央沟;⑤中央后沟与顶内沟近似呈丁字形,可间接识别中央沟;⑥大脑白质的髓型有助于识别中央沟。

中央沟前方为额叶,后方为顶叶;中央前回前方若仅有一个脑回为额上回,若有两个脑回为额上回(前)和额中回(后),若有三个脑回则分别为额上回、额中回和额下回。

2. 外侧沟　在横断层面可依据以下特征辨认外侧沟:①岛叶皮质,在岛叶外侧,与岛叶皮质垂直的脑沟为外侧沟;②蝶骨大翼,在颅前窝与颅中窝交界的颅侧壁上,伸向颅腔内的突起为蝶骨大翼,与蝶骨大翼相对应的脑沟为外侧沟。

在横断层中,额叶在外侧沟的前方,外侧沟的后方为颞叶,颞上、中、下回自前向后依次排列。

（三）中脑的横断层解剖特点

中脑的横断层结构可分为4部分,自前向后依次为:①大脑脚底,位于黑质的前方,其中间3/5为锥体束。②黑质,纵贯中脑全长,其背侧致密呈黑色,其腹侧因含有大量的铁而呈淡红棕色。③红核。④上丘和下丘,前者参与视觉反射,后者与听觉反射和听觉传导有关。

(四)第四脑室的横断层解剖特点

在横断层中,第四脑室可分为上、中、下 3 部分。第四脑室上部呈近似五角形,其前方为脑桥,后外侧是小脑上脚和齿状核。第四脑室中部主要呈五角形,也可呈三角形或新月形,在 CT 图像上常表现为凹面朝后的新月形或马蹄形低密度区。第四脑室下部常呈菱形或三角形,其前方为延髓,其后方为小脑扁桃体。

(五)帆间池在横断层上的识别方法

在横断层面上可依据以下特征辨认帆间池:①其层面位于第三脑室顶部的稍上方;②其形态呈尖向前的三角形;③其后界为胼胝体压部;④其内有大脑内静脉通过。

(六)小脑幕的横断层解剖特点

在横断层中,识别小脑幕的形态变化特点有助于正确判断幕上结构和幕下结构。

窦汇以上的横断层,因大脑镰与小脑幕的交界处为自前上斜向后下,若层面偏高,大脑镰和小脑幕连成长 Y 形;若层面偏低,两者则为宽 Y 形。

窦汇的横断层面,因大脑镰已消失,小脑幕与窦汇连成 V 形。

Y 形和 V 形"杯口"内的为幕下结构,"杯口"外的为幕上结构。

窦汇以下横断层面,小脑幕呈 M 形或八字形。

(七)面部的横断层解剖特点

在横断层中,面部结构分为面前区和面侧区。面前区自上而下依次为眶、鼻腔和口腔及其周围结构。面侧区以茎突及其周围肌分为内、外侧部。内侧部位于咽旁,富含神经、血管;外侧部有腮腺等结构。

二、头部结构的影像断层表现

(一)CT 图像表现

1. 颅骨及含气空腔 ①颅骨:骨窗观察颅骨的骨质结构时,骨密质为高密度影像,骨松质密度略低于骨密质;脑组织窗观察颅骨均显示为高密度影像。②含气空腔:呈低密度影。

在颅底层面可以观察到颈静脉孔、卵圆孔、破裂孔、枕骨大孔、乳突小房和鼻旁窦等。在枕骨大孔上方层面,可见颞骨岩部、蝶骨小翼、蝶鞍和视神经管等结构,颞骨岩部的内侧可见内耳道。在高位层面可显示颅盖诸骨的内、外侧板和颅缝结构。

2. 脑实质 皮质的 CT 值为 32~40Hu,髓质的 CT 值为 28~32Hu,两者平均相差 $7.0Hu \pm 1.3Hu$,髓质密度低于皮质,易于分辨。基底核与背侧丘脑的密度类似于皮质并略高于内囊。脑干在环池和桥池的衬托下可显示,其内部的神经核难以分辨。新生儿的大脑半球中央沟前区及岛盖未发育,额极和颞极较短,皮质与髓质分界不清。出生 24 个月后的幼儿,各脑叶之间的比例与成人相等。老年人的脑实质尤其脑髓质的密度有下降趋势。

增强检查时,因血-脑屏障可阻止造影剂等大分子物质从血管进入脑实质,脑实质呈现轻度强化,脑皮质的强化较髓质稍明显;硬脑膜呈现明显强化,大脑镰位于中线呈线状高密度影;侧脑室内的脉络丛造影剂显像后呈不规则的带状致密影;松果体和垂体因无血-脑屏障而呈现明显强化。

3. 含脑脊液的腔隙　存在于脑室和蛛网膜下隙的脑脊液在 CT 平扫时呈水样低密度影(0~20Hu)。

4. 非病理性钙化　75%~80% 成人的松果体可出现钙化;侧脑室脉络丛钙化,出现率为 75%;大脑镰钙化,多见于 40 岁以上的成人;基底核钙化,在高龄人群中易出现,若年轻人出现,则考虑甲状旁腺功能低下的可能;齿状核钙化,偶尔发生于老年人,无临床意义。

5. 腮腺和下颌下腺　腮腺是脂肪性腺体组织,密度低于周围肌的密度,高于颞下窝和咽旁间隙内脂肪组织的密度。腮腺实质内的血管能清晰显示,增强后的 CT 图像上血管显示更为清晰。腮腺管造影后 CT 扫描,能清楚地显示腮腺导管部。下颌下腺一般不含脂肪组织,其密度与肌肉相似或略低。

6. 颞下颌关节　CT 可显示双侧关节的骨性结构和周围组织,CT 三维重建可观察颞下颌关节的空间结构。

7. 蝶鞍区　CT 显示蝶鞍区的骨性结构较为清晰,显示软组织如垂体、海绵窦等不如MRI。

(二)MRI 图像表现

1. 脑实质　在 T_1WI 上脑髓质信号高于脑皮质,在 T_2WI 上则相反。MRI 图像能清晰显示基底核区的结构。因 MRI 图像清晰而无骨伪影,故 MRI 是颅后窝区神经系统疾病最理想的检查方法。

2. 脑室、脑池和脑沟　因脑脊液的存在,在 T_1WI 上呈低信号,在 T_2WI 上呈高信号。MRI 图像可清晰地显示脑室、脑池和脑沟的位置、形态、大小、内部结构及其毗邻。

3. 脑神经　高分辨率 MRI 能阶段性显示出脑神经。

4. 脑血管　动脉因流空效应,常显示为无信号区;静脉因血流慢呈高信号。

5. 颅骨及软组织　头皮和皮下组织含大量脂肪组织,在 T_1WI 和 T_2WI 上均呈高信号;颅骨的内侧板及外侧板、硬脑膜、乳突小房、鼻旁窦等结构呈无信号或低信号;板障因含较多的脂肪组织、静脉血流缓慢呈高信号。

6. 腮腺　富含脂肪组织,在 T_1WI 和 T_2WI 上均呈高信号,下颌后静脉在腮腺内的部分呈圆点状无信号区,面神经呈相对低信号。

7. 蝶鞍区　蝶鞍区骨性结构在 MRI 上呈低信号,MRI 图像不如 CT 图像清楚;软组织结构的显示,MRI 明显优于 CT。

第八节　头部的横断层

一、中央旁小叶上份层面

大脑镰分隔左、右大脑半球,其前、后端皆有呈三角形的上矢状窦的断面。中央沟在大脑半球上外侧面的中部可见,其前方有中央前回、中央前沟和额上回,其后方有中央后回、中央后沟和顶上小叶。中央旁小叶位于大脑半球内侧面,其前方是额内侧回,其后方为楔前叶(图1-8-1)。

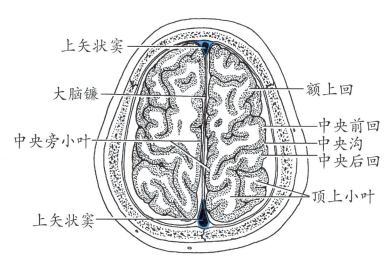

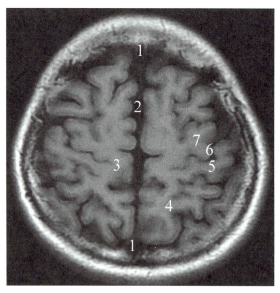

1.上矢状窦;　2.大脑镰;　3.中央旁小叶;　4.顶上小叶;
5.中央后回;　6.中央沟;　7.中央前回。

图1-8-1　经中央旁小叶上份的横断层及MRI图像

二、中央旁小叶中份层面

左、右大脑半球断面增大。大脑半球内侧面自前向后为额内侧回、中央旁小叶和楔前叶，大脑半球内侧面与大脑镰之间的纵行裂隙为大脑纵裂池。大脑半球上外侧面自前向后为额上回、额中回、中央前回、中央沟、中央后回和顶上小叶。中央旁小叶位于内侧面中部偏后，在中央旁沟与扣带沟缘支之间（图1-8-2）。

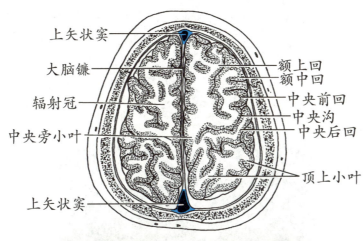

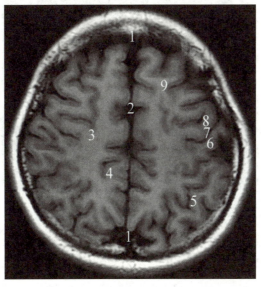

1.上矢状窦；2.大脑镰；3.辐射冠；4.中央旁小叶；5.顶上小叶；6.中央后回；7.中央沟；8.中央前回；9.额叶。

图1-8-2 经中央旁小叶中份的横断层及MRI图像

三、中央旁小叶下份层面

大脑半球上外侧面自前向后为额上回、额中回、中央前回、中央沟、中央后回和顶下小叶的缘上回、角回。大脑半球内侧面自前向后为额内侧回、中央旁小叶和楔前叶。左、右侧的顶内沟走行基本对称,均起自中央后沟,连续行向后内侧,分顶叶为顶上小叶和顶下小叶(图1-8-3)。

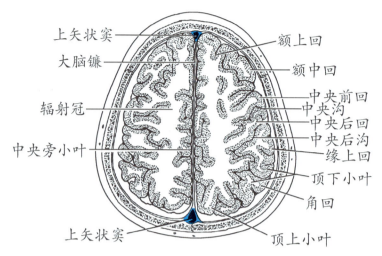

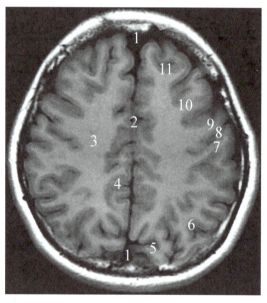

1. 上矢状窦;2. 大脑镰;3. 辐射冠;4. 中央旁小叶;
5. 顶上小叶;6. 顶下小叶;7. 中央后回;8. 中央沟;
9. 中央前回;10. 额中回;11. 额上回。

图 1-8-3 经中央旁小叶下份的横断层及 MRI 图像

四、半卵圆中心层面

左、右两侧大脑半球的髓质断面增至最大,近似半卵圆形,故称半卵圆中心。此处主要由神经纤维构成,神经纤维走行复杂,包括投射纤维、连合纤维和联络纤维。半卵圆中心在 CT 图像上为低密度影,在 MRI T_1 加权像上呈高信号区。脑内脱髓鞘的病变,如多发性硬化、肾上腺脑白质营养不良、结节性硬化症等,常在此处单发或多发(图1-8-4)。

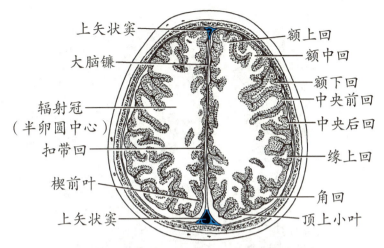

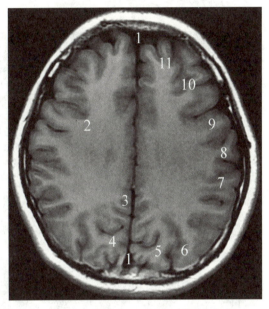

1.上矢状窦；2.辐射冠（半卵圆中心）；3.扣带回；
4.楔前叶；5.顶上小叶；6.角回；7.中央后回；8.中
央前回；9.额下回；10.额中回；11.额上回。

图 1-8-4　经半卵圆中心的横断层及 MRI 图像

五、顶枕沟上份层面

此层面以胼胝体为界分为前、中、后 3 部分（图 1-8-5）。

前部：位于胼胝体以前的部分。大脑纵裂内有大脑镰的前份和两侧的大脑纵裂池。大脑半球内侧面可见扣带沟和扣带回，外侧面自前向外依次为额上回、额中回、额下回。

中部：与胼胝体相对应的部分。正中线处为分隔左、右侧脑室的透明隔，侧脑室的外侧壁出现尾状核体。大脑半球上外侧面可见中央前回、中央后回以及两者之间较明显的中央沟。

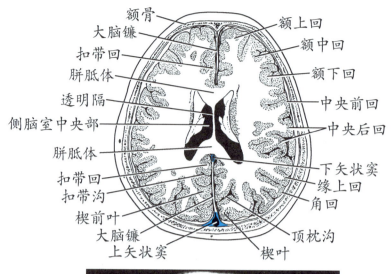

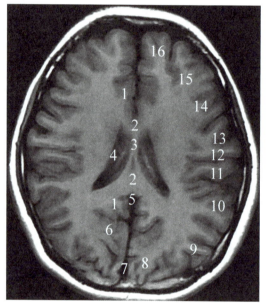

1. 扣带回；2. 胼胝体；3. 透明隔；4. 侧脑室中央部；
5. 下矢状窦；6. 楔前叶；7. 上矢状窦；8. 楔叶；9. 角
回；10. 缘上回；11. 中央后回；12. 中央沟；13. 中央
前回；14. 额下回；15. 额中回；16. 额上回。

图 1-8-5　经顶枕沟上份的横断层及 MRI 图像

后部：位于胼胝体以后的部分。大脑纵裂内有大脑镰的后份及其两侧的大脑纵裂池。大脑镰的后份前端有下矢状窦的断面,后份后端有上矢状窦的断面。胼胝体后方有扣带回、扣带沟、楔前叶、顶枕沟和楔叶。大脑半球上外侧面有角回和缘上回。

六、顶枕沟下份层面

此层面以胼胝体膝和胼胝体压部为界,分为前、中、后 3 部分(图 1-8-6)。

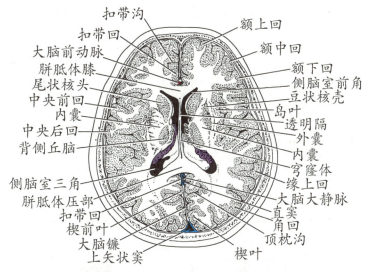

扣带沟
扣带回
大脑前动脉
胼胝体膝
尾状核头
中央前回
内囊
中央后回
背侧丘脑
额上回
额中回
额下回
侧脑室前角
豆状核壳
岛叶
透明隔
外囊
内囊
穹窿体
缘上回
侧脑室三角
胼胝体压部
扣带回
楔前叶
大脑镰
上矢状窦
大脑大静脉
直窦
角回
顶枕沟
楔叶

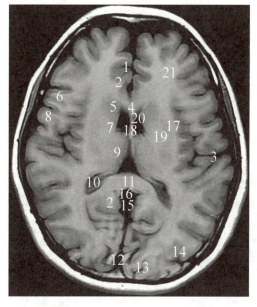

1.扣带沟;2.扣带回;3.外侧窝池;4.胼胝体膝;5.尾状核头;6.中央前回;7.内囊;8.中央后回;9.背侧丘脑;10.侧脑室三角;11.胼胝体压部;12.上矢状窦;13.楔叶;14.角回;15.直窦;16.大脑大静脉;17.外囊;18.透明隔;19.豆状核;20.侧脑室前角;21.额叶。

图 1-8-6　经顶枕沟下份的横断层及 MRI 图像

前部:位于胼胝体膝以前的部分,主要结构同上一层面。

中部:位于胼胝体膝与胼胝体压部之间。透明隔位于中线处,有时可见两侧透明隔之间的透明隔腔(第五脑室),透明隔后方为穹窿。侧脑室前角外侧壁出现尾状核头,尾状核头的后方为背侧丘脑。尾状核头和背侧丘脑的外侧为内囊。内囊和岛盖之间自内侧向外侧依次为豆状核、外囊、屏状核、最外囊和岛叶。胼胝体压部前外方的腔隙为侧脑室三角区,内有侧脑室脉络丛。

后部:位于胼胝体压部以后的部分。在胼胝体压部与直窦之间有大脑大静脉。大脑半球内侧面的脑回与上一层面基本相同。

七、室间孔层面

此层面仍以胼胝体膝和胼胝体压部为界,分为前、中、后3部分(图1-8-7)。

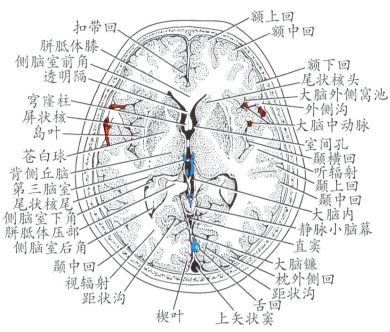

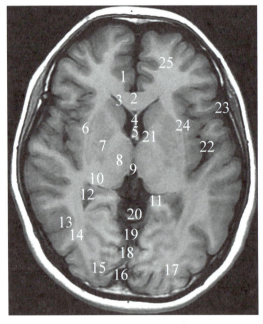

1.扣带回; 2.胼胝体膝; 3.侧脑室前角; 4.透明隔; 5.穹窿柱;
6.屏状核; 7.苍白球; 8.背侧丘脑; 9.第三脑室; 10.尾状核尾;
11.胼胝体压部; 12.侧脑室后角; 13.颞叶; 14.视辐射; 15.楔叶;
16.上矢状窦; 17.枕外侧回; 18.大脑镰; 19.直窦; 20.小脑;
21.内囊膝; 22.大脑外侧窝池; 23.外侧沟; 24.岛叶; 25.额叶。

图1-8-7 经室间孔的横断层及MRI图像

前部：位于胼胝体膝和外侧沟的前方，大脑半球上外侧面可见额上回、额中回和额下回。

中部：前 1/3 主要结构为侧脑室前角，由胼胝体膝、透明隔、穹隆柱和尾状核头围成，侧脑室前角向后经室间孔通第三脑室。中 1/3 内侧主要为第三脑室和背侧丘脑，第三脑室后份两侧可见大脑内静脉；背侧丘脑外侧依次为内囊后肢、豆状核、外囊、屏状核、最外囊、岛叶皮质和岛盖；岛叶皮质与岛盖之间为大脑外侧窝池，内有大脑中动脉及其分支的断面。后 1/3 主要结构为侧脑室三角区。视辐射自内囊后肢绕侧脑室三角区行向后内侧，投射到距状沟周围的大脑皮质；听辐射自内囊后肢向前外侧投射至颞横回。在背侧丘脑的后外侧、侧脑室三角区的前方和视辐射根部可出现尾状核尾部的断面。

后部：位于胼胝体压部以后的部分。中线上的 V 形结构为小脑幕顶，其后端有直窦，再向后为大脑镰和上矢状窦。

八、下丘脑层面

此层面以外侧沟和四叠体池为界分为前、中、后 3 部分（图 1-8-8）。

前部：位于外侧沟以前的部分。大脑纵裂向后达第三脑室的前方；外侧沟内为大脑外侧窝池，此池较宽阔，内有大脑中动脉的断面。

中部：位于外侧沟和四叠体池之间。第三脑室位于中部前份，其前方有连合纤维组成的前连合，向外侧连于两侧的颞叶；其前外侧有尾状核头和豆状核壳。第三脑室后方的中线上有中脑导水管的断面。中线两侧自前向后可见大脑脚底、黑质、红核和下丘。豆状核壳外侧的结构依次为外囊、屏状核、最外囊、岛叶、外侧沟、颞叶岛盖。下丘的后方及两侧为四叠体池。颞叶内出现侧脑室下角，下角底壁的隆起为海马，海马内侧的脑回为海马旁回。

后部：位于四叠体池以后的部分。下丘的后方有小脑蚓，小脑蚓两侧呈 V 形的结构为小脑幕，小脑幕的后方有直窦、大脑镰和上矢状窦。大脑镰两侧有枕颞内侧回、枕颞沟和枕颞外侧回。

九、视交叉层面

此层面以视交叉和小脑幕为界分为前、中、后部和左、右侧部（图 1-8-9）。

前部：位于视交叉以前的部分。视交叉为横行的条状结构。正中线的前端为鸡冠，后端有交叉池，两侧为直回和眶回。鸡冠的前外侧可见额窦。眶内有眼球、眶脂体和部分眼球外肌。

中部：主要显示鞍上池的结构。此层面的鞍上池由交叉池和脚间池组成，内有视交叉、颈内动脉、大脑后动脉和后交通动脉。在视交叉和脑桥基底部之间自前向后依次为漏斗、乳头体、基底动脉、动眼神经等。

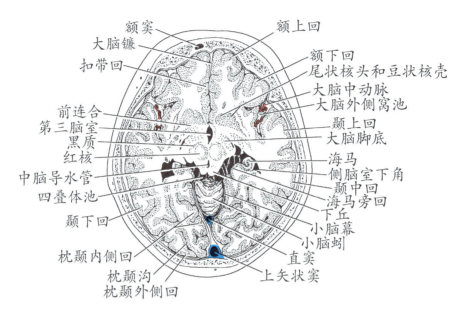

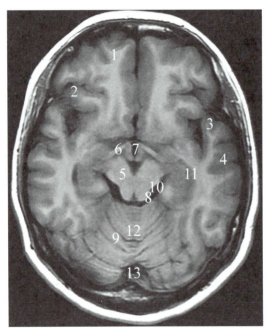

1.额叶；2.大脑中动脉；3.大脑外侧窝池；4.颞上回；5.大脑脚底；6.视束；7.第三脑室；8.四叠体池；9.小脑半球；10.下丘；11.海马；12.小脑蚓；13.直窦。

图 1-8-8　经下丘的横断层及 MRI 图像

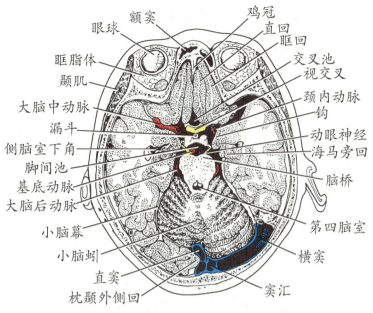

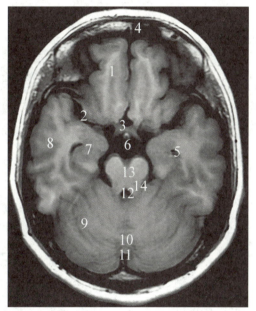

1.直回；2.大脑中动脉；3.视交叉；4.额窦；5.侧脑室下角；
6.鞍上池；7.海马；8.颞叶；9.小脑半球；10.小脑蚓；
11.直窦；12.第四脑室；13.脑桥；14.小脑上脚。

图 1-8-9　经视交叉的横断层及 MRI 图像

后部：位于鞍背后方和小脑幕的内侧。主要结构为脑桥、第四脑室、小脑、直窦和窦汇。

左、右侧部：位于蝶鞍和小脑幕外侧的部分。主要为颞叶的结构，可见侧脑室下角、海马旁回、钩等。

十、小脑中脚层面

此层面可分为前、中、后部和左、右侧部（图 1-8-10）。

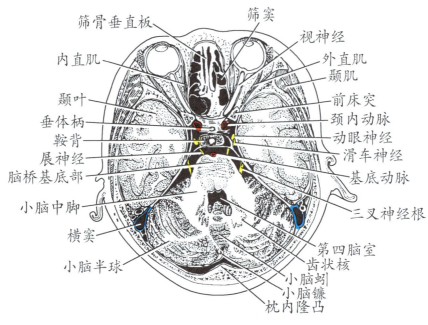

筛骨垂直板　　　　筛窦
　　　　　　　　　　　　视神经
内直肌　　　　　　　　　外直肌
　　　　　　　　　　　　颞肌
颞叶　　　　　　　　　　前床突
垂体柄　　　　　　　　　颈内动脉
鞍背　　　　　　　　　　动眼神经
展神经　　　　　　　　　滑车神经
脑桥基底部　　　　　　　基底动脉
小脑中脚　　　　　　　　三叉神经根
横窦　　　　　　　　　　第四脑室
小脑半球　　　　　　　　齿状核
　　　　　　　　　　　　小脑蚓
　　　　　　　　　　　　小脑镰
　　　　　　　　　　　　枕内隆凸

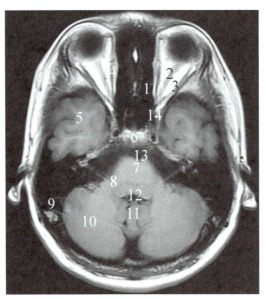

1.筛窦；2.视神经；3.外直肌；4.内直肌；5.颞叶；6.鞍背；
7.脑桥基底部；8.小脑中脚；9.横窦；10.小脑半球；11.小脑
蚓；12.第四脑室；13.基底动脉；14.颈内动脉。

图 1-8-10　经小脑中脚的横断层及 MRI 图像

　　前部：位于蝶鞍以前的部分。主要结构为鼻腔和眶。鼻腔的中部为鼻中隔,鼻中
隔与筛窦之间的狭窄裂隙为鼻道上部。眶内前份有眼球,眼球后方连有长条状的视神
经,在视神经两侧分别有内直肌和外直肌。视神经与眼球外肌之间的脂肪组织为眶
脂体。

　　中部：位于前床突与鞍背之间。前床突内侧有颈内动脉的断面,蝶鞍内有垂体。蝶
鞍两侧为海绵窦,动眼神经和滑车神经穿过海绵窦。

后部:位于鞍背和斜坡后方、两侧小脑幕之间。脑桥位于后部前份,脑桥基底部与斜坡之间为桥池,内有基底动脉通过。三叉神经位于脑桥基底部与小脑中脚连接处。小脑半球占据后部的大部分。第四脑室由脑桥被盖部、小脑蚓和两侧的小脑中脚围成。齿状核位于小脑髓质内,核门朝向前内侧,紧邻第四脑室,齿状核处出血易入第四脑室。

左、右侧部:可见颞叶下部,侧脑室下角已消失。颅骨外侧有颞肌的断面。

十一、内耳道层面

此层面以蝶窦和颞骨岩部为界分为前、中、后 3 部分(图 1-8-11)。

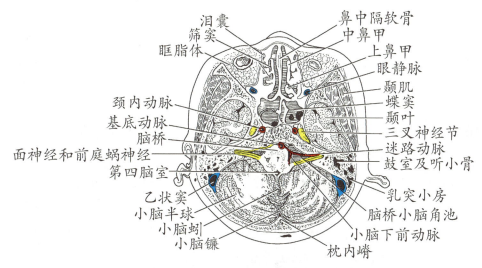

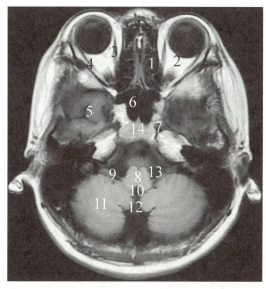

1.筛窦;2.眶脂体;3.内直肌;4.外直肌;5.颞叶;6.蝶窦;7.颈内动脉;8.脑桥;9.前庭蜗神经;10.第四脑室;11.小脑半球;12.小脑蚓;13.脑桥小脑角池;14.垂体。

图 1-8-11　经内耳道的横断层及 MRI 图像

前部:位于蝶窦以前的部分。主要结构为鼻腔和两侧的眶腔。鼻腔中线上有鼻中隔,鼻腔外侧壁有上鼻甲和中鼻甲,鼻甲的外侧为筛窦。眶腔位于鼻腔外侧,其前份有眼球下壁的断面,后份有眶脂体、眼球外肌和眼静脉等。

中部:为蝶窦及其两侧的部分。蝶窦多呈左、右两腔,偶有三腔者。蝶窦两侧为颞极下部。颞叶与蝶窦之间可见三叉神经节的断面,三叉神经节内侧有颈内动脉穿行于破裂孔。颞极外侧隔蝶骨与颞肌相邻,颞肌的前端可见三角形的颧骨断面。

后部:位于颞骨岩部后方的颅后窝内。在颞骨岩部内可见内耳道及其内的面神经、前庭蜗神经和迷路动脉。内耳道后外侧的骨性空腔为鼓室,鼓室的后外方为乳突小房。颞骨岩部前内侧半后方与脑桥、小脑的绒球之间的腔隙为桥小脑角池,内有面神经、前庭蜗神经等结构,是听神经瘤的好发部位。延髓后方的较小腔隙为第四脑室下部。乙状窦位于小脑半球的外侧和乳突小房的后方。

十二、外耳道层面

此层面以翼腭窝和外耳道为界分为前、中、后3部分(图1-8-12)。

前部:位于翼腭窝以前的部分。主要结构为鼻腔和上颌窦。鼻腔中线处为鼻中隔,由鼻中隔软骨、筛骨垂直板和犁骨构成。鼻腔外侧壁的前份有下鼻甲和鼻泪管的断面。上颌窦呈三角形,位于下鼻甲外侧。

中部:位于鼻腔和上颌窦的后方、外耳道的前方。鼻腔后方中线上有犁骨,犁骨两侧为蝶骨翼突,蝶骨翼突和上颌窦之间为翼腭窝,翼腭窝内含脂肪组织、神经、血管等。蝶骨翼突外侧有翼外肌的起始处,颞肌位于翼外肌的外侧。翼外肌和颞肌的后方为关节结节,关节结节的后方为颞下颌关节,可见关节腔和下颌头的断面。颞下颌关节的内侧有脑膜中动脉的断面。

后部:位于左、右侧外耳道的后内方,主要有颞骨岩部和颅后窝的结构。外耳道行向前内侧,其尖端内侧可见颈动脉管及其内的颈内动脉,后方为颈静脉孔。乳突小房和乙状窦位于外耳道的后方。颅后窝内的主要结构有延髓、小脑扁桃体和小脑半球。

十三、寰枕关节层面

此层面以鼻咽和下颌颈为界分为前、中、后3部分(图1-8-13)。

前部:主要为鼻腔和上颌窦。鼻腔内主要有鼻中隔软骨和下鼻甲,鼻腔外侧呈三角形断面的腔隙为上颌窦。

中部:为上颌窦后壁和下颌颈前方的部分,包括颞下窝、翼腭窝和鼻咽。鼻咽位于鼻腔的后方,其侧壁前份的裂口为咽鼓管咽口,咽鼓管咽口后方的隆起为咽鼓管圆枕,内有咽鼓管软骨。咽鼓管圆枕与咽后壁之间为咽隐窝。下颌颈的后方为腮腺。翼外肌的外侧有下颌骨的冠突和咬肌的断面。

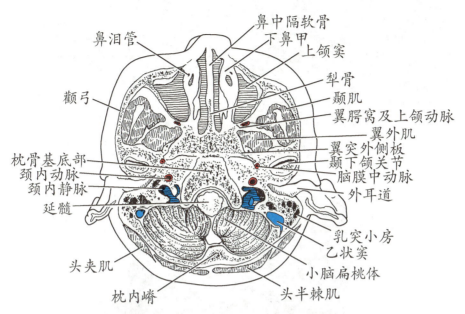

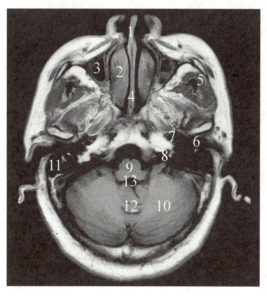

1.鼻中隔软骨；2.下鼻甲；3.上颌窦；4.犁骨；5.颞肌；6.外耳道；
7.颈内动脉；8.颈内静脉；9.延髓；10.小脑半球；11.乳突窦；
12.小脑蚓；13.第四脑室。

图 1-8-12　经外耳道的横断层及 MRI 图像

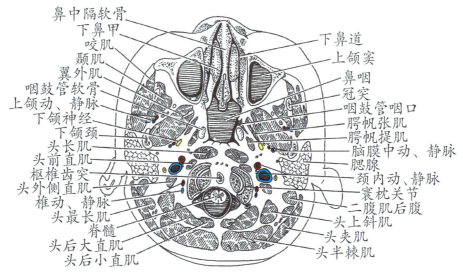

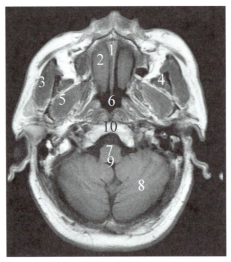

1.鼻中隔软骨；2.下鼻甲；3.咬肌；4.颞肌；5.翼外肌；6.鼻咽；
7.延髓；8.小脑半球；9.第四脑室；10.枕骨基底部。

图 1-8-13　经寰枕关节的横断层及 MRI 图像

后部：位于下颌颈和鼻咽以后的部分。寰枕关节的关节面呈弧形，在寰椎的左、右侧块之间有枢椎的齿突。颈动脉鞘在寰枕关节的外侧，内有颈内动脉、颈内静脉和迷走神经等。椎管内有脊髓及其被膜。

十四、寰枢正中关节层面

此层面可分为前、中、后 3 部分（图 1-8-14）。

前部：主要由口腔的上颌牙槽突和软腭组成。两侧为颊肌和颊脂体，前方为口轮匝肌。

中部：以鼻咽为中心。咽的前方有软腭。下颌支前缘内侧为颞肌，颞肌的内侧为翼内肌；下颌支外侧为咬肌；下颌支后方为腮腺。咽侧壁与腮腺之间的区域为咽旁间隙，间隙内有颈内动脉、颈内静脉、舌咽神经、迷走神经和副神经等。

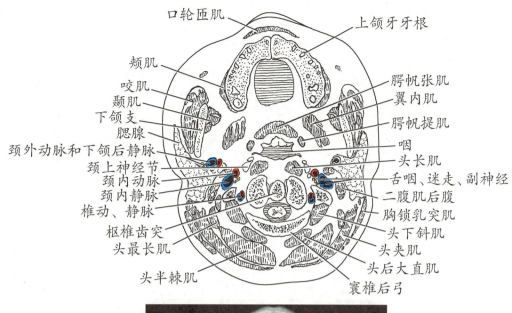

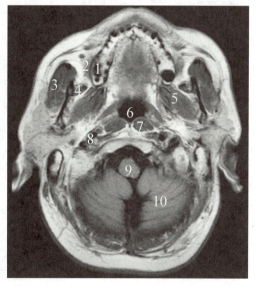

1.上颌牙牙根；2.颊肌；3.咬肌；4.颞肌；5.翼内肌；6.咽；
7.头长肌；8.颈内动、静脉；9.脊髓；10.小脑半球。

图 1-8-14　经寰枢正中关节的横断层及 MRI 图像

后部：以寰椎为中心。中线前份有寰枢正中关节，寰椎侧块外侧有横突及横突孔，孔内有椎动脉、椎静脉通过。寰椎后弓呈新月形，其前方为椎管及其内的脊髓与被膜等。

十五、枢椎椎体上份层面

此层面以口咽为界分为前、中、后 3 部分（图 1-8-15）。

前部：为腭垂以前的部分。腭垂的前方为口腔，口腔内有舌的断面，舌的前方为上颌牙槽突；腭垂的两侧有腭扁桃体的断面；腭垂的后方为口咽。

中部：以口咽为中心。口咽的后方为咽后壁，两侧有咽旁间隙。咽旁间隙的前外侧

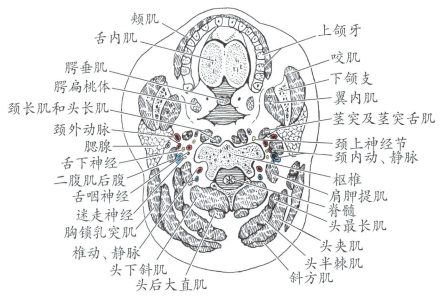

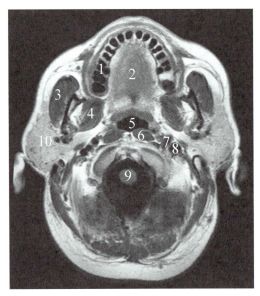

1.上颌牙牙根；2.舌肌；3.咬肌；4.翼内肌；5.咽；6.头长肌；
7.颈内动脉；8.颈内静脉；9.脊髓；10.腮腺。

图 1-8-15　经枢椎椎体上份的横断层及 MRI 图像

为翼内肌和腮腺；后内侧为椎前筋膜；内侧为咽侧壁；此间隙的后部有重要的神经、血管通过，鼻咽癌和腮腺肿瘤均可侵犯该间隙的神经、血管，导致相应的临床症状。

后部：位于口咽以后的部分，以枢椎为中心。枢椎椎体与椎前筋膜之间为椎前间隙，内有椎前肌和颈交感干。枢椎椎体两侧的横突孔内有椎动脉、椎静脉通过，枢椎椎体的后方为项肌。

十六、枢椎椎体下份层面

此层面以口咽为界，分为前、中、后 3 部分（图 1-8-16）。

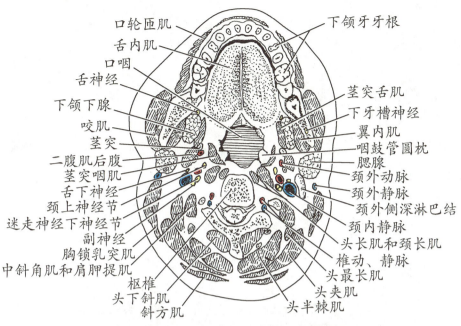

口轮匝肌 — 下颌牙牙根
舌内肌
口咽
舌神经 — 茎突舌肌
下颌下腺 — 下牙槽神经
咬肌 — 翼内肌
茎突 — 咽鼓管圆枕
二腹肌后腹 — 腮腺
茎突咽肌 — 颈外动脉
舌下神经 — 颈外静脉
颈上神经节 — 颈外侧深淋巴结
迷走神经下神经节 — 颈内静脉
副神经 — 头长肌和颈长肌
胸锁乳突肌 — 椎动、静脉
中斜角肌和肩胛提肌 — 头最长肌
枢椎 — 头夹肌
头下斜肌 — 头半棘肌
斜方肌 — 头半棘肌

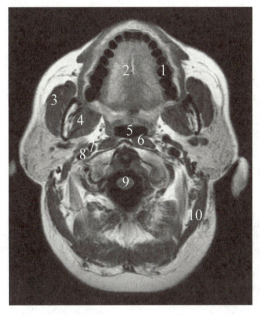

1.下颌牙牙根；2.舌内肌；3.咬肌；4.翼内肌；5.口咽；6.头长肌；
7.颈内动脉；8.颈内静脉；9.脊髓；10.胸锁乳突肌。

图 1-8-16　经枢椎椎体下份的横断层及 MRI 图像

前部：主要有舌、下颌牙槽突的断面。

中部：以口咽为中心。口咽的两侧有茎突咽肌、茎突舌肌、茎突舌骨肌和二腹肌的后腹。茎突舌肌的外侧有下颌下腺、翼内肌、下颌支和咬肌。二腹肌后腹的外侧有腮腺，内侧有颈外动脉和下颌后静脉，后内侧有颈内动脉、颈内静脉、神经等。在颈内静脉与胸锁乳突肌之间有颈外侧深淋巴结，腮腺与胸锁乳突肌之间有颈外静脉的断面。

后部：以枢椎椎体为中心。椎管内的主要结构为脊髓及其被膜。横突孔内有椎动脉、椎静脉通过。

十七、第 3 颈椎椎体层面

此层面以口咽为界,分为前、中、后 3 部分(图 1-8-17)。

前部:主要结构有舌、舌下腺、下颌体。

中部:以口咽为中心。口咽的前方为舌根,两侧有下颌下腺等。椎体与咽后壁之间有椎前间隙和咽后间隙。

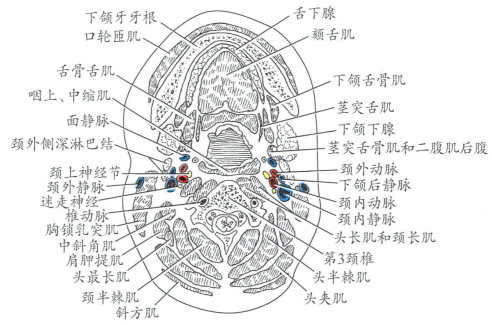

下颌牙牙根
口轮匝肌
舌骨舌肌
咽上、中缩肌
面静脉
颈外侧深淋巴结
颈上神经节
颈外静脉
迷走神经
椎动脉
胸锁乳突肌
中斜角肌
肩胛提肌
头最长肌
颈半棘肌
斜方肌

舌下腺
颏舌肌
下颌舌骨肌
茎突舌肌
下颌下腺
茎突舌骨肌和二腹肌后腹
颈外动脉
下颌后静脉
颈内动脉
颈内静脉
头长肌和颈长肌
第3颈椎
头半棘肌
头夹肌

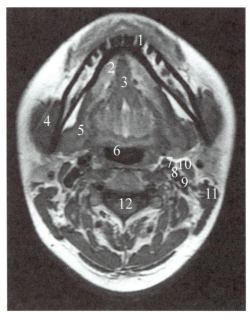

1.下颌牙牙根;2.舌下腺;3.颏舌肌;4.咬肌;5.下颌下腺;6.咽腔;7.颈外动脉;8.颈内动脉;9.颈内静脉;10.二腹肌后腹;11.胸锁乳突肌;12.脊髓。

图 1-8-17 经第 3 颈椎椎体的横断层及 MRI 图像

后部：以第3颈椎椎体为中心。可见椎管内的脊髓及其被膜,横突孔中走行的血管,椎体周围的肌肉。

十八、第3、4颈椎间盘层面

此层面以喉咽为界分为前、中、后3部分(图1-8-18)。

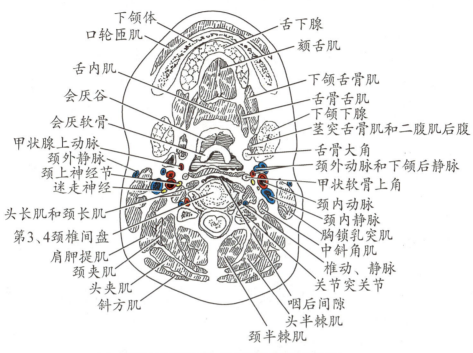

下颌体
口轮匝肌
舌内肌
会厌谷
会厌软骨
甲状腺上动脉
颈外静脉
颈上神经节
迷走神经
头长肌和颈长肌
第3、4颈椎间盘
肩胛提肌
颈夹肌
头夹肌
斜方肌

舌下腺
颏舌肌
下颌舌骨肌
舌骨舌肌
下颌下腺
茎突舌骨肌和二腹肌后腹
舌骨大角
颈外动脉和下颌后静脉
甲状软骨上角
颈内动脉
颈内静脉
胸锁乳突肌
中斜角肌
椎动、静脉
关节突关节
咽后间隙
头半棘肌
颈半棘肌

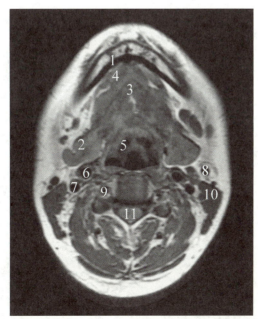

1.下颌骨；2.下颌下腺；3.颏舌肌；4.舌下腺；5.会厌谷；6.颈内动脉；
7.颈内静脉；8.颈外静脉；9.椎动脉；10.胸锁乳突肌；11.脊髓。

图1-8-18 经第3、4颈椎间盘的横断层及MRI图像

前部：主要结构有颏舌肌、舌下腺和下颌体。

中部：以喉咽为中心。喉咽的前方有会厌，会厌与舌根之间连有舌会厌正中襞，襞的两侧的陷窝为会厌谷；喉咽的两侧有舌骨大角和下颌下腺等。

后部：以第3、4颈椎间盘为中心。第3、4颈椎间盘的前方有咽后间隙，其后方为椎管及其内的结构，其周围被肌肉围绕。

第九节　蝶鞍区的断层

蝶鞍区的影像学检查以 MRI 和 CT 为主，观察骨结构以 CT 为佳，观察软组织以 MRI 为佳，成像厚度一般小于 3mm。成像方位首选冠状位，其次为横轴位和矢状位。观察海绵窦和垂体微腺瘤等病变时，常常需要对比增强扫描，以便显示更多的解剖结构或病变信息。

一、垂体中部的冠状断层

此层面内主要解剖结构：垂体、垂体柄、蝶窦、海绵窦、颈内动脉海绵窦部、第Ⅲ～Ⅵ对脑神经、视交叉和颞叶等（图 1-9-1）。

蝶窦位于正中偏下方，腔内含有气体，可单腔或多腔，上壁为蝶鞍底，外侧壁构成海绵窦内侧壁，下壁形成鼻咽顶。

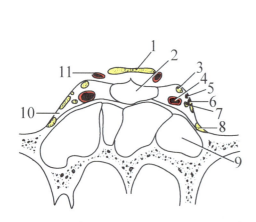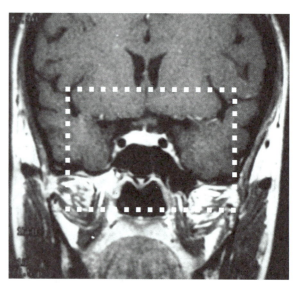

1.视交叉；2.垂体；3.动眼神经；4.颈内动脉海绵窦段；5.滑车神经；6.眼神经；7.展神经；8.上颌神经；9.蝶窦；10.海绵窦静脉间隙；11.颈内动脉前床突上段。

图 1-9-1　经垂体中部的冠状断层及 MRI 图像

垂体前叶呈卵圆形,位于蝶窦上方的垂体窝内。垂体上缘被鞍膈覆盖,与鞍上池相邻。垂体柄经鞍上池向下穿鞍膈孔进入鞍内与垂体相连。垂体柄的直径一般小于 4mm,位置居中,若出现偏斜或增粗常提示为异常状态。

视交叉位于鞍上池上半部,呈横行扁条状,周围为鞍上池内的脑脊液。

海绵窦呈四边形,位于蝶鞍外侧,双侧对称。其上壁和外侧壁为硬脑膜,较平直,若不对称或局限性膨隆,常提示为异常;其内侧壁为菲薄的垂体囊壁,CT 和 MRI 平扫常不能显示,增强扫描时,一部分人可显示;其下壁为蝶窦外上壁的骨膜。海绵窦外侧为颞叶脑组织。海绵窦内的结构包括:海绵窦静脉间隙、颈内动脉海绵窦部、动眼神经、滑车神经、眼神经、展神经和上颌神经。动眼神经位于海绵窦上份内侧缘,滑车神经位于动眼神经下方,与动眼神经之间隔有静脉间隙。眼神经呈扁平带状,位于滑车神经下方、海绵窦外侧壁内侧的中下份。展神经位于眼神经内侧、颈内动脉海绵窦部的外下方,与眼神经之间隔有静脉间隙。上颌神经位于海绵窦外下壁内侧缘、邻近海绵窦外下角处。颈内动脉海绵窦部位于海绵窦内的中下部,其周围被静脉间隙环绕。

二、蝶鞍区正中矢状断层

本层面主要的解剖结构包括:蝶窦、垂体、垂体窝、垂体柄、视交叉、灰结节、乳头体、大脑脚和脑桥、鞍上池、脚间池、桥池、鞍背和斜坡等(图 1-9-2)。

蝶窦位于垂体窝下方,上壁为蝶鞍底,前壁与筛窦毗邻,后壁为斜坡,下壁构成鼻咽顶。垂体窝位于蝶窦上方,呈半圆形或卵圆形,内有垂体。腺垂体占据垂体窝的前 3/4 部

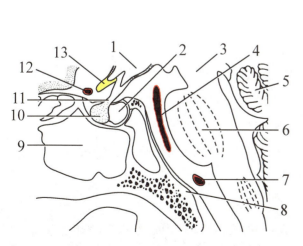
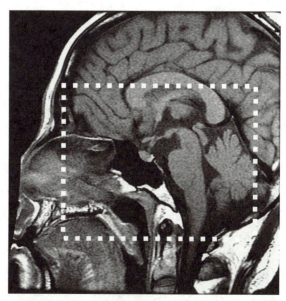

1.第三脑室; 2.神经垂体; 3.中脑; 4.基底动脉; 5.小脑; 6.脑桥; 7.椎动脉;
8.斜坡; 9.蝶窦; 10.腺垂体; 11.柄; 12.前交通动脉; 13.视交叉。

图 1-9-2 经蝶鞍区的正中矢状断层及 MRI 图像

分,神经垂体占据后 1/4 部分,MRI 图像上可分别显示垂体前叶和后叶。垂体柄自下丘脑的漏斗经鞍上池穿鞍膈孔进入鞍内,连于垂体前、后叶交界部。视交叉位于鞍上池内,呈前后走向的条状结构。乳头体位于脚间池内,呈圆形,其前方呈薄带状的结构为灰结节。本层面是观察蝶鞍区结构的主要层面。

三、垂体中部的横断层

本层面主要的解剖结构:垂体窝和垂体、颈内动脉海绵窦部、颞骨岩部、颞叶等(图 1-9-3)。

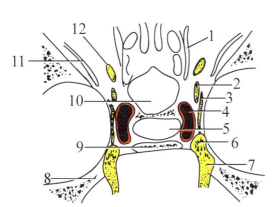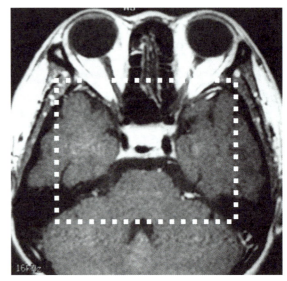

1. 内直肌; 2. 动眼神经; 3. 眼神经; 4. 颈内动脉; 5. 垂体; 6. Meckel腔;
7. 三叉神经根; 8. 颞骨岩部; 9. 鞍背; 10. 蝶窦; 11. 外直肌; 12. 视神经。

图 1-9-3　经垂体中部的横断层及 MRI 图像

垂体窝位于本层面中部,其内容纳垂体。垂体呈圆形或卵圆形。

海绵窦呈不规则的长方形,内侧壁自后向前分别为鞍背外侧缘骨膜、垂体囊壁和蝶骨体外侧缘骨膜;前壁为眶上裂后缘硬脑膜(不完整);后壁为鞍背和颞骨岩部之间的硬膜;外侧壁为硬膜层,呈向内侧凹陷的弧形,两侧对称,若向外侧膨隆或不对称,则提示为异常。颈内动脉海绵窦部占据海绵窦腔的大部分,水平向前,其周围有海绵窦静脉间隙环绕。海绵窦外侧为颞叶。

本章小结　头部是人体结构最复杂的部位,也是影像技术与诊断最重要的部位。掌握头部各结构的位置、形态、毗邻是学习头部断层的关键。头部各结构的位置、形态、毗邻可分解学习,最后把头部结构融为一体。在此基础上,进一步学习头部的解剖断层,在解剖断层上识别头部各种结构的位置、形态、毗邻及其变化规律;再过渡到影像断层的学习,识别正常头部结构 MRI、CT 等图像。因此,学习头部的断层并不困难。

（吴宣忠　司丽芳）

思考题

1. 在影像断层解剖中,常用的基线有哪些?
2. 简述脑室和脑池的组成。
3. 在横断层中,如何识别中央沟、外侧沟和顶枕沟?
4. 在横断层中,大脑镰的形态是如何变化的?
5. 在横断层中,如何定位内囊?

第二章 | 颈 部

02章 数字资源

学习目标

1. 掌握　喉、气管、食管、甲状腺和颈动脉鞘断层表现。
2. 熟悉　颈部主要器官的形态和位置。
3. 了解　颈部的境界、分区和标志性结构。
4. 学会在颈部断层标本上,分辨各器官(或结构)的形态、位置及其毗邻关系。
5. 能够观察颈部正常 CT、MRI 的断层图像。

 案例导入

病人女性,35 岁,因发现颈部无痛性肿物就诊。体格检查:肿物可压缩,与皮肤无粘连。CT 增强检查示颈动脉体化学感受器瘤。

1. 简述颈动脉体化学感受器瘤的常见部位。
2. 何为颈动脉鞘?

第一节 概　述

颈部上承头部,下连胸部,介于头部、胸部与上肢之间,有气管、大血管及脊髓、神经干等重要器官。颈部在发生上与鳃弓和咽囊有密切关系,不仅易发生一些先天性疾病,还常发生一些神经源性病变;此外,颈部淋巴丰富,是全身淋巴的总汇区,炎症、肿瘤转移时易受累。

一、颈部的境界与分区

颈部的上方以下颌体下缘、下颌角、乳突、上项线、枕外隆凸的连线与头部分界,下方以颈静脉切迹、胸锁关节、锁骨、肩峰至第7颈椎棘突的连线与胸部、上肢分界。

颈部以斜方肌前缘为界分为固有颈部和项部:固有颈部即通常所指的颈部,以胸锁乳突肌前缘为界,前方的区域为颈前区,其后方至斜方肌前缘的区域为颈后三角,两区还可以进一步划分为若干三角;项部为被两侧斜方肌覆盖的区域,又称为颈后部。

二、颈部的标志性结构

1. 舌骨　约平对第3、4颈椎间盘。
2. 甲状软骨　约平对第5颈椎,颈总动脉在该平面分为颈外动脉和颈内动脉。
3. 环状软骨　环状软骨弓约平对第6颈椎,是喉与气管、咽与食管的分界标志。
4. 胸锁乳突肌　位置表浅,斜列于颈部的两侧,是颈部分区的标志。

三、颈部结构的配布特点

颈部的结构归纳起来大致分为4类(图2-1-1)。

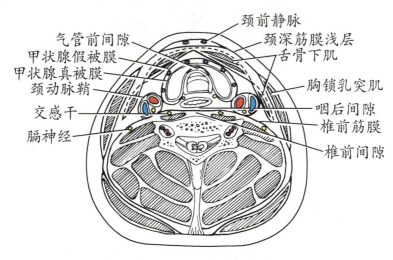

图 2-1-1　颈部结构的配布(横断面)

1. 支持性结构　即脊柱颈段,位于中央,其四周有骨骼肌附着。
2. 颈部脏器　咽、食管、喉、气管、甲状腺等,位于脊柱颈段前方。
3. 颈部大血管和神经干　往返于头、胸部之间的大血管、神经干纵列于颈部脏器两侧,往返于颈部或胸部与上肢之间的结构多呈横行或斜行位于颈根部。

4. 颈肌 　与头、颈部的灵活运动相适应,并与发音、吞咽及呼吸等活动有关。

第二节　颈部的应用解剖

一、颈筋膜及筋膜间隙

颈筋膜分层形成鞘或囊,包裹颈部诸结构。筋膜之间则形成蜂窝组织间隙,间隙内为疏松结缔组织所填充,炎症或出血时易积脓或积血,并向一定方向蔓延。颈筋膜及筋膜间隙不仅与颈部的灵活运动相适应,而且对颈部器官起着相对固定和保护作用。

(一)颈筋膜

颈部的筋膜可分为颈浅筋膜和颈深筋膜,颈浅筋膜与身体其他部分的浅筋膜相互移行,含有颈阔肌、皮神经和浅静脉等。颈深筋膜位于颈浅筋膜和颈阔肌的深部,又称为颈筋膜,包绕颈肌和器官,可分为浅、中、深层(图2-2-1)。

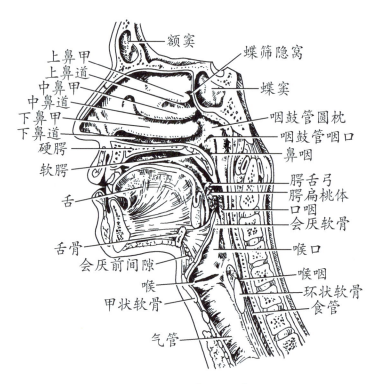

图 2-2-1　头颈部的正中矢状面

1. 颈筋膜浅层 　又称为封套筋膜,向上附于头、颈部交界骨面,向下附于颈、胸、上肢交界骨面;分层包裹斜方肌和胸锁乳突肌形成肌鞘,包裹下颌下腺和腮腺形成腺囊,在颈静脉切迹和锁骨上方形成胸骨上间隙和锁骨上间隙。

2. 颈筋膜中层 　又称为内脏筋膜,该筋膜包裹舌骨下肌群、甲状腺、咽、食管、喉、气管、颈总动脉、颈内动脉、颈内静脉和迷走神经等。

3. 颈筋膜深层　又称为椎前筋膜,紧贴于脊柱颈段、椎前肌、斜角肌前面。

(二) 筋膜间隙

主要有气管前间隙、咽后间隙和椎前间隙等。

1. 气管前间隙　位于气管前筋膜与包绕于气管表面的颈深筋膜浅层之间,内含淋巴管和淋巴结,该间隙下份有甲状腺下静脉、甲状腺最下动脉、甲状腺奇静脉丛、左头臂静脉等。

2. 咽后间隙　位于椎前筋膜和咽后的筋膜之间。

3. 椎前间隙　位于椎前筋膜与脊柱颈段之间。发生颈椎结核时出现的脓肿多在此间隙内,并可向下外沿锁骨下动脉和臂丛蔓延至腋腔,形成腋腔冷脓肿。

二、咽

咽是一个上宽下窄、前后略扁的漏斗状肌性管道,上起自颅底,下至第 6 颈椎(平环状软骨弓)平面,全长约 12cm。后壁扁平,位于椎体前方;前壁不完整,分别与鼻腔、口腔和喉腔相通;侧壁与甲状腺、颈部大血管等毗邻。咽腔以软腭和会厌上缘为界,分为鼻咽、口咽和喉咽 3 部分(见图 2-2-1,图 2-2-2)。

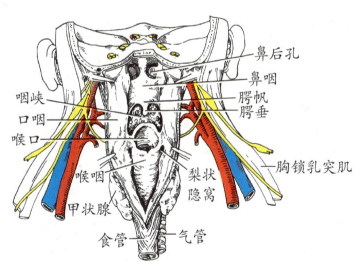

图 2-2-2　咽的结构(咽后壁切开、后面观)

1. 鼻咽　顶壁呈拱顶状,在下鼻甲后方约 1cm 处,鼻咽侧壁上有略呈三角形的咽鼓管咽口,该口前、上、后缘的弧形隆起,称为咽鼓管圆枕,是寻找咽鼓管咽口的标志。咽鼓管圆枕后方与咽后壁之间有纵行深窝,称为咽隐窝,为鼻咽癌的好发部位,该隐窝顶部恰在破裂孔下方,鼻咽癌侵及封闭该口的软骨后可累及颅内结构。

2. 口咽　口咽不完整的前壁主要由舌根构成,舌根后份正中有一矢状位黏膜皱襞连至会厌,称为舌会厌正中襞,该襞两侧的凹陷称为会厌谷,异物可停留于此处。口咽侧壁在腭舌弓与腭咽弓之间有一个三角形的凹窝,即扁桃体窝,容纳腭扁桃体。

3. 喉咽 在喉两侧各有一深谷,称为梨状隐窝,是异物易滞留的部位。

三、喉

喉位于喉咽前方(见图2-2-1),上界为会厌上缘(约平第2~3颈椎之间),下界为环状软骨下缘(约平第6颈椎下缘)。成年男性的喉上下径约5cm,左右径约4cm,女性较男性小约25%;喉的位置:女性略高于男性,小儿较成人高,老年人较低,随着年龄的增长,喉的位置则逐渐下降。喉上方借韧带连于舌骨,下方借肌肉固定于胸骨,故当吞咽或发音时,喉可上下移动,也可随头转动向左右移动。喉的前方被覆皮肤、浅筋膜、深筋膜和舌骨下肌群,后壁毗邻喉咽部,两侧有颈部血管、神经及甲状腺侧叶等结构。喉的结构复杂,以软骨为支架,借关节、韧带和弹性纤维膜连接在一起,并配布有喉肌。

(一)喉软骨

喉软骨主要包括不成对的甲状软骨、环状软骨、会厌软骨和成对的杓状软骨(图2-2-3)。

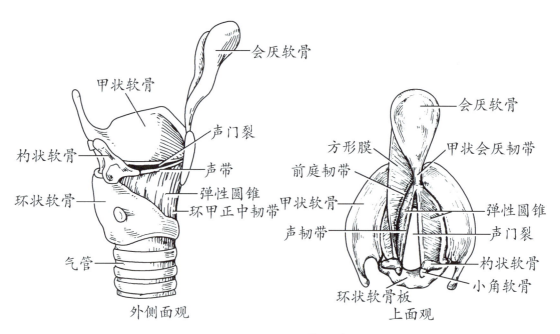

图 2-2-3 喉的软骨及其连接

1. 甲状软骨 组成喉的前外侧壁,由左、右两个近似四边形的软骨板构成,两板的前缘约以直角结合形成前角,前角上端向前突出,在成年男性中特别明显称为喉结。板的后缘游离,向上、下方各形成一突起,分别称为上角和下角;上角较长,借韧带与舌骨大角相连;下角较短粗,尖端内侧面有小关节面,与环状软骨构成关节。

2. 环状软骨 位于甲状软骨下方,是呼吸道唯一完整的软骨环,对支撑呼吸道的开张有重要作用。环状软骨的前部为环状软骨弓,后部为环状软骨板;弓平对第6颈椎椎体,是颈部重要的标志性结构;板的上缘有一对小关节面,与杓状软骨形成关节。

3. 杓状软骨　位于环状软骨板上方,左、右各一,是一对略呈三角锥体形的软骨。有一尖(向上)、一底(朝下)和两突,底的关节面与环状软骨板上缘构成环杓关节;底向前方的突起称为声带突,有声韧带附着;底向外侧较钝的突起称为肌突,是喉肌的附着处。

4. 会厌软骨　是上宽下窄呈树叶状的软骨。以下端狭细的茎附于甲状软骨前角内面,前面稍凸,对向舌根;后面略凹,构成喉前庭前壁。会厌软骨下部与甲状舌骨膜之间借脂肪组织分隔,中线处微向后方隆凸,称为会厌结节。

会厌软骨为弹性软骨,基本不骨化。甲状软骨、环状软骨和成对的杓状软骨大部为透明软骨,20 岁后开始骨化,而以甲状软骨板后缘出现最早;环状软骨在女性 17 岁便开始骨化,在男性 21 岁开始骨化,25 岁以后无不骨化者。其中甲状软骨和环状软骨骨化后内有骨髓腔。喉软骨在 MRI 和 CT 图像上均呈较高信号或密度,是喉影像检查时的重要标志。

(二)喉连结

喉连结包括喉软骨间及其与舌骨、气管间的连结(见图 2-2-3)。

1. 环杓关节　由杓状软骨底和环状软骨板上缘关节面构成。杓状软骨可在此关节面上做沿垂直轴的旋转运动,使声带突互相靠近或远离,以缩小或开大声门。

2. 环甲关节　由甲状软骨下角与环状软骨相应关节面构成,属联合关节。甲状软骨可在冠状轴上做前倾和复位运动,使甲状软骨前角与杓状软骨声带突之间的距离增大或缩小,借以紧张或松弛声带。

3. 弹性圆锥　又称为环声膜,张于环状软骨上缘、甲状软骨前角后面和杓状软骨声带突之间,左、右环声膜大致形成上窄下宽略似圆锥的形状。其上缘游离,称为声韧带,前方附于甲状软骨前角后面,后方附于杓状软骨声带突,是发音的主要结构。

4. 方形膜　附于甲状软骨后面、会厌软骨侧缘和杓状软骨前内缘,其下缘游离称为前庭韧带,是构成前庭襞的支架。

(三)喉肌

喉肌的主要作用是紧张或松弛声韧带,扩大或缩小声门裂或喉口;有环杓后肌、环杓侧肌、甲杓肌和环甲肌等。

(四)喉腔

喉腔是由喉软骨作为支架围成的腔隙,向上经喉口与喉咽相通,向下以环状软骨下缘与气管相续。喉腔黏膜亦与咽和气管黏膜相延续(图 2-2-4,见图 2-2-1)。

1. 前庭襞和声襞　喉腔的侧壁上有两对突入腔内的黏膜皱襞:上方的一对称为前庭襞,自甲状软骨前角中部连至杓状软骨声带突上方,两侧前庭襞之间的裂隙称为前庭裂;下方一对称为声襞,自甲状软骨前角中部连至杓状软骨的声带突,较前庭襞更为突出,两侧声襞及杓状软骨基底部之间的裂隙,称为声门裂,是喉腔最狭窄的部位。

2. 喉口　即喉腔的入口,朝向后上方,由会厌软骨上缘、杓状会厌襞和杓间切迹围成(见图 2-2-2)。

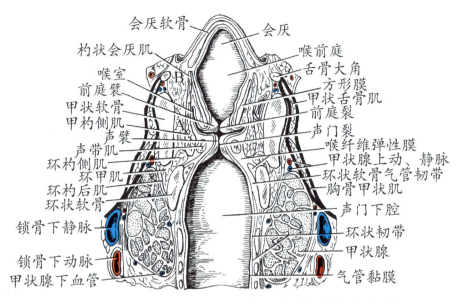

图 2-2-4　喉的冠状断面结构示意图（前半后面观）

3. 喉腔分部　喉腔可借前庭裂和声门裂分为 3 部分。

（1）喉前庭：为喉口至前庭裂平面之间的喉腔，呈上宽下窄的漏斗状。

（2）喉中间腔：为前庭裂平面至声门裂平面之间的喉腔，是喉腔中容积最小的部分；其两侧向喉侧壁延伸的梭形隐窝，称为喉室。

（3）声门下腔：为自声襞游离缘至环状软骨下缘的部分，上窄下宽，略呈圆锥形，此区黏膜下组织比较疏松，炎症时易引起水肿。

4. 喉腔的影像学分区　影像学上常将喉腔分为声门上区、声门区、声门下区，分区依据是该 3 个区域的深层淋巴管彼此无交通。

（1）声门上区：为声门裂平面以上的区域，包括会厌舌面（含会厌游离缘）、杓状会厌襞、杓间区、会厌喉面、前庭襞及喉室。

（2）声门区：声门裂（包括声带）向下 5~10mm 区域以及其前、后组成。

（3）声门下区：指声门区以下至环状软骨下缘的内腔，为弹性圆锥和环状软骨共同围成的上窄下宽圆锥形结构。

（五）喉内间隙

在甲状舌骨膜、甲状软骨与会厌软骨之间有充满疏松结缔组织的潜在性间隙，以方形膜将该间隙分为两部分。

1. 声门旁间隙　又称为喉旁间隙，位于喉室和喉小囊的外侧。间隙前方及外侧为甲状软骨，内侧为方形膜和弹性圆锥，后方为梨状隐窝的前面，前内侧借方形膜与会厌前间隙相邻，向后深入至杓状会厌襞，并与梨状隐窝相邻；两侧喉旁间隙经喉后部相通（见图 2-2-4）。

2. 会厌前间隙　位于会厌前方与甲状舌骨膜之间，上方正中为舌骨会厌韧带，前方为甲状舌骨膜，侧面为方形膜，后方为会厌前面（见图 2-2-1）；呈楔形，由脂肪组织充填，便于会厌运动。吞咽时，甲状软骨上举，会厌前间隙内组织缩短，脂肪体变厚，会厌被压向后方，至喉口关闭。两侧间隙由弹性纤维组织相分隔，彼此不通，但可与同侧的声门旁间隙相通（见图2-2-4）。

上述两间隙有出入喉的血管、神经、淋巴管等结构，且组织疏松，发生喉癌时，癌细胞可沿这些间隙扩散。

四、甲 状 腺

甲状腺呈 H 形或 U 形，可分为 2 个侧叶和峡部。侧叶紧贴甲状软骨板、环状软骨和第 1~6 气管软骨环的前外侧面；峡部位于第 2~4 气管软骨环的前方（图2-2-5）。甲状腺侧叶的横切面近似呈三角形（见图2-1-1），前面为舌骨下肌群和胸锁乳突肌所覆盖，内侧面与 2 个管道（气管、食管）、2 条神经（喉上神经外支、喉返神经）和 2 块肌肉（咽下缩肌、环甲肌）毗邻，后面与甲状旁腺、颈总动脉和甲状腺下动脉等结构毗邻。

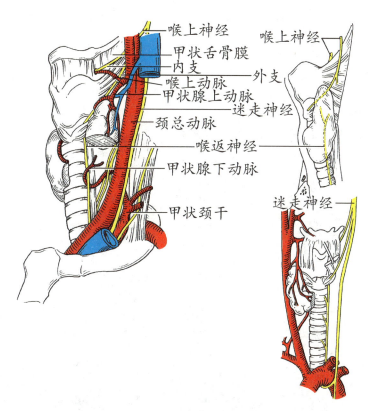

图 2-2-5　甲状腺的血管和喉的神经

甲状腺有真、假两个被囊（见图2-1-1）。甲状腺纤维囊（又称甲状腺真被膜）位于内层，由腺体周围结缔组织增厚形成；甲状腺鞘（又称甲状腺假被膜）位于外层，来自颈深筋膜中层。甲状腺假被膜在甲状腺侧叶和峡部后面与甲状软骨、环状软骨、气管软骨之间增厚形成甲状腺悬韧带，将甲状腺固定于喉和气管上，因此吞咽时甲状腺可随喉上、下移动。

甲状腺的血供极为丰富,动脉与静脉不完全伴行(见图2-2-5)。分布于甲状腺的动脉主要有5条,即成对的甲状腺上动脉、甲状腺下动脉和不成对的甲状腺最下动脉。甲状腺的静脉在甲状腺真被膜下形成静脉丛,然后汇成甲状腺上、中、下3对静脉。

甲状腺周围的神经与甲状腺关系密切的主要有喉上神经和喉返神经,喉上神经的内支与喉上动脉伴行入喉,外支与甲状腺上动脉伴行。喉返神经与甲状腺下动脉在甲状腺侧叶中、下份的后方交叉,两者关系密切(见图2-2-5)。

五、颈　根　部

颈根部为颈部、胸部和上肢之间的过渡区,结构众多、毗邻关系复杂,前斜角肌为颈根部的标志性结构。前斜角肌的前方主要有锁骨下静脉、胸导管、右淋巴导管和膈神经;内侧主要有锁骨下动脉第一段及其分支、颈交感干、星状神经节(又称颈胸神经节)和胸膜顶;后方主要有胸膜顶、锁骨下动脉第二段和第5~8颈神经及第1胸神经的前支;外侧主要有锁骨下动脉第三段和臂丛的上干、中干、下干。锁骨下动脉以前斜角肌为标志分为3段(图2-2-6)。

颈根部的重要区域有:

1. 斜角肌间隙　为位于前斜角肌、中斜角肌和第1肋之间的潜在性间隙,有臂丛神

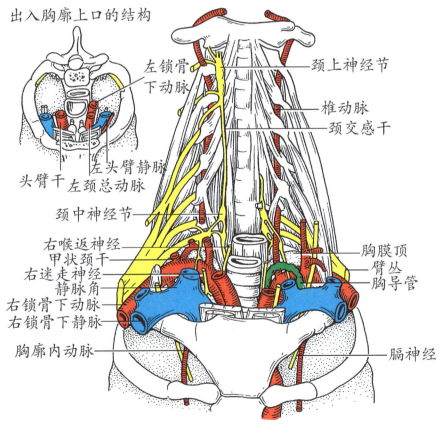

图 2-2-6　颈根部结构

经根、锁骨下动脉通过（见图2-2-6）。

2. 椎动脉三角　介于颈长肌、前斜角肌和锁骨下动脉第一段之间的区域。三角内有膈神经、胸导管、颈动脉鞘及其内容物、椎动脉、椎静脉、颈交感干、胸膜顶等。

六、颈部淋巴结

（一）颈部淋巴结的特点

1. 淋巴结数目多　全身有800多个淋巴结，300多个集中在颈部，分组引流一定区域的淋巴。

2. 引流范围广　颈部淋巴结不但引流头颈部的淋巴，同时也是全身淋巴的总汇区。

3. 易为远处炎症、肿瘤转移所累。

（二）颈部淋巴结的分群

1. 颈上部淋巴结　位于头、颈部交界处，较重要的有颏下淋巴结和下颌下淋巴结。

2. 颈前淋巴结　位于舌骨以下的中线附近，主要有颈前浅淋巴结和颈前深淋巴结。

3. 颈外侧淋巴结　位于颈后三角，较重要的是颈外侧浅淋巴结和颈外侧深淋巴结。

第三节　颈部结构的解剖断层特点及其影像断层表现

一、颈部结构的解剖断层特点

横断层面上颈部结构可分为颈部支持性结构、颈部脏器和颈部的血管神经干3部分。

1. 支持性结构　由脊柱颈段和颈部各肌群被覆颈深筋膜形成，占据颈部横断层面约后2/3。

（1）椎骨：始终位于颈部横断层面的中心位置。

（2）肌：颈深肌内侧群（椎前肌）位于椎骨的前外侧，外侧群（斜角肌群）位于椎骨外侧，竖脊肌颈部位于椎骨后方；自第5颈椎平面向下，前斜角肌与中、后斜角肌渐行渐远，形成斜角肌间隙，有臂丛神经根、锁骨下动脉通行。颈前肌群（舌骨下肌群）位于颈部脏器前、中线两侧。胸锁乳突肌和斜方肌在颈深筋膜浅层形成的肌鞘内，位置表浅。

2. 颈部脏器　有呼吸道、消化道的颈段以及甲状腺等，被颈深筋膜中层包裹，占据颈部横断层面约前1/3。

（1）呼吸道、消化道颈段：口咽、喉咽为呼吸、消化道的共用部分，在会厌软骨（约平第3颈椎上部）以上层面，仅显示口咽；而在会厌软骨上缘至喉口下缘（约平第4颈椎下部）之间层面，显示为后份横径较大的喉咽和前份较小的喉前庭，两腔经喉口连通；至喉口下缘以下,因呼吸道后壁、消化道前壁的分隔,层面上两者显示为各自独立的腔隙。

甲状软骨、环状软骨是影像检查时喉部重要的标志性结构:甲状软骨常显示在第4~5颈椎间盘至第5~6颈椎间盘之间的各层面,呈三角形连续或不连续软骨板;环状软骨常出现在第5~6颈椎间盘至第6颈椎椎体下部之间的各层面,层面不同,呈现的形态不同,可呈一字形、U形、O形或弧形。

颈根部还有超出骨性胸廓的胸膜顶和肺尖,横断层面上多位于气管、食管的后外侧,锁骨胸骨端的后方(隔有横行的锁骨下血管)。

(2)甲状腺:层面上甲状腺侧叶上极常随甲状软骨上缘同时出现,侧叶下极可低至第7颈椎平面,峡部常出现在环状软骨下缘的下一层面。

值得注意的是,颈部的长度个体差异较大,同时颈部脏器的位置可随颈部活动而发生变化;头部后仰时,颈部脏器向前凸出,较接近皮肤;头部转向一侧时,喉、气管和血管神经干移向同侧,而食管则移向对侧,所以,颈部脏器的位置受多种因素影响,不同个体脏器的位置不尽相同。

3. 血管神经干 位于颈部支持性结构和颈部脏器之间的外侧,主要有颈动脉鞘及内容物、膈神经、颈交感干等,但后两者在层面上难以辨认。此外,颈根部还有斜/横行的臂丛和锁骨下动、静脉。

二、颈部结构的影像断层表现

(一)CT图像表现

不同层面的轴位CT扫描,可显示咽、喉内的不同结构,并随呼吸、发声或功能试验,而发生相应的形态变化。

1. 咽

(1)鼻咽:位于中央,略呈方形,为一含气空腔,呈低密度影像。CT不能区分黏膜与黏膜下组织。鼻咽腔的两侧壁,前为翼突内、外侧板;中部突出的结节状软组织密度影,为咽鼓管圆枕,后者在张口位扫描时更为明显。咽鼓管圆枕前方的凹窝,为咽鼓管咽口;后方的裂隙,为咽隐窝,其长短不一,老年人可更狭长一些。因此,鼻咽侧壁并不平整,而在其下一层面(鼻咽与口咽交界处)显得平直。

(2)鼻咽旁肌:鼻咽旁肌显示为从内侧向外侧斜行的软组织结构,其间脂肪间隙呈低密度影,其轮廓大都可以辨认。在咽鼓管圆枕与翼突内侧板之间,可见两条平行肌束,前外侧者较薄,为腭帆张肌,其前端显示于翼突内侧板外侧;后内侧者较为粗大,为腭帆提肌,在行高分辨率CT扫描时,不难辨认。翼内肌显示于翼突内、外侧板之间;翼外肌显示于翼突外侧板后外缘与下颌骨髁突之间,其轮廓均较粗大。

(3)咽旁间隙:因颈动脉鞘甚薄,CT不能显示,故境界不清。其中颈部大血管呈低密度圆形结构,边缘光滑,增强扫描显示更加清晰。在上颈部,颈内静脉通常位于颈内动脉稍后方,且管径较大。正常的神经组织和淋巴结,均为低密度小点状影,不能区分。茎突呈点状高密度影,两侧对称,边缘光滑,不同于淋巴结钙化。

(4)咽后间隙:位于咽后方的颊咽筋膜与椎前肌前方的椎前筋膜之间,CT图像为薄层脂肪间隙,其中的淋巴结多小于1cm,很难显示。位于咽后间隙与颈椎前缘之间的椎前间隙,因只有一层筋膜相隔,也多显示不清。

2. 喉

(1)舌骨:呈弓形,位于喉前上部,其骨密质与骨松质分别可见。舌骨体居中,两侧舌骨大角向后延伸,其连接部有时留有裂隙,勿认为骨折。两侧舌骨大角前端外侧可见椭圆形软组织块影,为下颌下腺。

(2)会厌谷:为舌会厌正中襞两侧的含气腔,呈低密度影,两侧可不对称。会厌谷后方的弓形线状软组织密度影为会厌,后者所包绕的气腔,相当于喉前庭上部。

(3)会厌体:弓形的会厌体部切缘与两侧杓状会厌襞起始部呈Ω形,环绕喉腔前部及两侧外前方。后方正中的气腔为喉前庭,两侧与梨状隐窝上部相通。

(4)甲状软骨板:呈八字形高密度影。其夹角因性别而异。由于钙化与未钙化的透明软骨相混杂,密度不均匀。两侧板前端未连接处,为甲状软骨上切迹。此处会厌前间隙与喉旁间隙相通,显示最为清楚。

(5)梨状隐窝:呈类圆形气腔,位于杓状会厌襞外后方和甲状软骨板后部的内侧,两侧多不对称。其大小和延伸范围与声门上区充气压力有关。当增大时可向前延伸至喉旁间隙,使声带内移,杓状会厌襞也因之变薄。

(6)室带:由前庭襞和前庭韧带构成。前端不能直达甲状软骨板内面,有稍厚的软组织相隔;后端止于杓状软骨上突,杓状软骨上突呈两个对称的点状高密度影,这是室带显示的重要标志。室带内侧游离缘光滑平直,而外侧缘比较模糊,借助低密度的喉旁间隙与甲状软骨板相隔。

(7)声带:声带在平静吸气时,表现为菲薄的长三角形软组织影。杓状软骨、环状软骨同时显示,这是声带显示的重要标志。其内侧游离缘光滑整齐;外侧缘与声韧带和声带肌混为一体,紧贴甲状软骨板内缘,CT不能分辨。声门气腔的大小和形状,因喉部动作而异。发声时,呈一前后走行的裂隙;缓慢吸气时,杓状软骨声带突外展,声门开大,呈等腰三角形;呼气或做闭气试验时,则见杓状软骨声带突内收,声门关闭消失。

(8)甲状腺:横断面上甲状腺侧叶呈三角形,位于气管两侧,峡部与气管相贴。由于甲状腺含碘量高,故CT上密度高,与周围软组织形成明显对比,增强扫描强化明显。

(二)MRI图像表现

不同层面的MRI扫描,可显示咽、喉的不同结构,并随呼吸、发声而发生相应的形态变化。

1. 咽部

(1)咽腔:因充满气体呈低信号。黏膜上皮和腺体在T_1WI为低信号,T_2WI显示为高或稍高信号,容易与周围的肌肉形成对比。咽鼓管圆枕是鼻咽的重要标志,在轴位断层图像上,显示为突入咽腔的小结节状影,在 T_1WI、T_2WI 呈中等或稍高信号。咽隐窝因充有气体为低信号。

（2）咽周围肌群与邻近结构:轴位像上,咽鼓管圆枕前外侧为腭帆张肌,后外侧为腭帆提肌,两者在鼻咽下部层面汇合成单一肌性结构,称为帕萨万特嵴（Passavant ridge）,投影于鼻咽前部及其两旁,呈中等稍低信号。在腭帆张肌两侧,由内侧向外侧为翼内肌、翼外肌、颞肌和咬肌;后方有头长肌和头前直肌,均呈中等信号。骨骼肌周围因有稍低信号薄层筋膜包绕或有少量高或稍高信号的脂肪组织,可清晰分辨。

软腭因含有较多脂肪组织,呈稍高信号;而舌的信号强度,通常高于咽部肌群。舌根和口底部因腺体较多,常呈混杂信号。鼻甲在 T_1WI 为中等信号,T_2WI 为稍高或高信号。

（3）咽旁间隙:因含有少量脂肪组织,T_1WI 呈高信号,T_2WI 呈稍高信号。轴位像可辨认其轮廓,其中点状低信号为小动脉断面;血流缓慢的咽部静脉分支,有时呈不规则的高信号团。

（4）颈动脉间隙:颈动脉鞘在 MRI 上不能显示,鞘内的血管为低信号圆形结构。但在常规自旋回波序列（SE）因伪影或涡流影响,在颈内静脉的头侧及颈总动脉的近端,可显示为高信号,不要误认为病变。颈动脉窦和颈动脉小球,正常时不能显示。深部淋巴结,T_2WI 可呈均匀的稍高信号。

（5）咽后间隙和椎前间隙:因有少许脂肪组织衬托,后淋巴结可显示为稍低或中等信号的结节状影,尤其青年人,在咽后壁上部显示机会较多。此两间隙之间的筋膜多不能辨认。

（6）咬肌间隙:借助稍高信号的脂肪层,可显示骨骼肌轮廓。下颌骨骨皮质为低信号,其中的黄骨髓呈高信号。

2. 喉部

（1）喉内肌和颈部肌束:T_1WI 和 T_2WI 皆为中等信号,肌间脂肪组织为高信号。

（2）喉前庭、喉室、声门下腔、会厌谷和梨状隐窝等:皆为含气腔,均无信号,表现为黑色。

（3）甲状软骨、环状软骨和杓状软骨:因年龄、黄骨髓含量和骨化程度不同,信号亦异。30 岁以前,T_1WI 和 T_2WI 一般呈均匀的等信号,黄骨髓部分呈高信号,骨化部呈低信号。小角软骨、楔状软骨常规扫描很难显示,若能显示则表现为等信号。会厌软骨 T_1WI 呈稍低信号,T_2WI 和质子密度加权成像（PDWI）为稍高信号。

（4）喉黏膜及皱襞:被覆于喉腔各部的黏膜,如杓状会厌襞、室带、声带和其他喉腔表面的黏膜,其信号强度在中等至较高信号之间,黏膜中含黏液腺越多,则信号越高。

（5）会厌前间隙和喉旁间隙:因含有脂肪组织和弹力纤维,T_1WI、T_2WI 均为不均匀的高信号。

（6）甲状舌骨膜、舌骨会厌韧带及环甲膜:均为弹性纤维结构,在邻近脂肪组织的衬托下有时可以辨认,T_1WI 为略低信号。

（7）淋巴结：T_1WI 为中等信号，T_2WI 为稍高信号。

（8）甲状腺：T_1WI 呈稍高信号。甲状腺两侧为胸锁乳突肌,后外侧为颈内静脉和颈总动脉,后方为食管、椎前肌和颈椎。甲状腺包绕气管。

 知识拓展

喉 MRI 检查

MRI 是当前用于检查喉部疾病的最常用的影像方法之一,并可鉴别其良恶性及浸润范围。常规检查方法包括 MRI 平扫、增强。特别是近年来随着高场强 MRI 的普及,利用其多参数、多方位成像及对软组织超高分辨力等优势,可清晰显示喉部病变的形态、大小、数目、信号及范围,尤其对恶性肿瘤侵犯邻近组织结构的程度、有无淋巴结转移超强的敏感性,为术前及术后的评估提供了很有价值的信息。

第四节　颈部的横断层

颈部的横断层面,上接颅底横断层面,下连胸部横断层面,鼻咽和颈根部横断层面分别在颅底和胸部的层面中描述,本节仅选择咽下部和喉的 6 个层面加以介绍。

一、舌骨大角层面

本层面经舌骨大角,主要显示第 3 颈椎及毗邻骨骼肌、喉咽、颈动脉鞘等结构。层面大部分为颈部支持性结构所占据,颈部脏器、血管位于层面前部（图 2-4-1）。

（一）颈部脏器

本层面仅占据前份中部较狭小区域。椎体前方狭长的大腔隙为喉咽,其向前延续的狭小腔隙为喉前庭最上份。喉前庭前壁可见会厌软骨;喉咽的后壁有咽中缩肌、咽下缩肌和茎突咽肌,头长肌与咽缩下肌之间有舌骨大角或甲状软骨上角的断面。

（二）颈部血管、神经干

在椎体前外侧,头长肌与胸锁乳突肌之间可见颈深筋膜中层包绕颈内动脉、颈内静脉和迷走神经形成的颈动脉鞘,此鞘周围的结缔组织间隙上起自颅底、下达前纵隔,间隙内的积脓或积血可向下蔓延至纵隔。中斜角肌与胸锁乳突肌之间有数个颈外侧深淋巴结。

（三）支持性结构

占据层面大部分,其中第 3 颈椎位于层面的中心位置。椎体居椎骨前份,与后份的椎弓围成近似三角形椎孔,椎孔内容纳颈髓及其附属装置;在椎弓根前外侧可以见到从横突孔走行的椎动脉及椎静脉。运动头、颈部的肌肉围绕第 3 颈椎排列,位于椎体前方的是椎前肌;位于横突外侧者是斜角肌,本层面仅见前斜角肌和中斜角肌;位于椎骨后外侧、棘突两侧的是竖脊肌。层面上位置较表浅的肌肉由后向前是斜方肌、肩胛提肌,胸锁乳突肌、颈阔肌、胸骨舌骨肌、肩胛舌骨肌和甲状舌骨肌;封套筋膜包绕斜方肌,向前延续又包绕胸锁乳突肌。

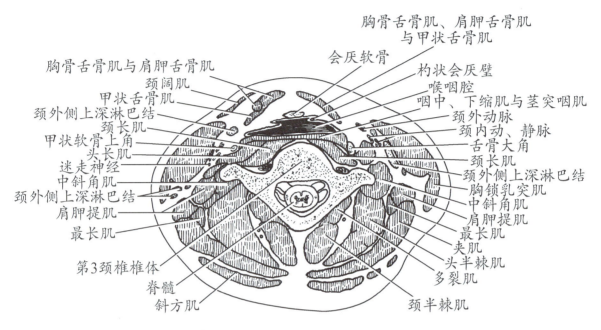

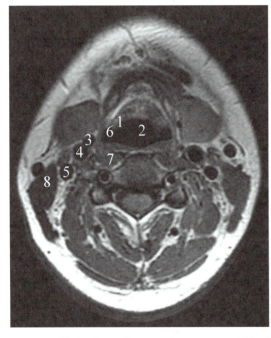
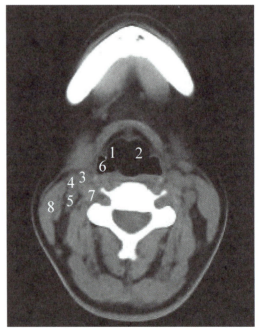

1.杓状会厌襞;2.喉咽;3.颈外动脉;4.颈内动脉;5.颈内静脉;6.梨状隐窝;7.颈长肌;8.胸锁乳突肌。

图 2-4-1　经舌骨大角的横断层面及 MRI（T₁WI）、CT（平扫）图

72

二、甲状软骨上缘层面

本层面经甲状软骨上缘，约平第4颈椎椎体下缘，主要显示颈椎及毗邻骨骼肌、喉咽、喉口、喉前庭、颈动脉鞘等结构。层面大部分为颈部支持性结构所占据，颈部脏器、血管位于层面前部（图2-4-2）。

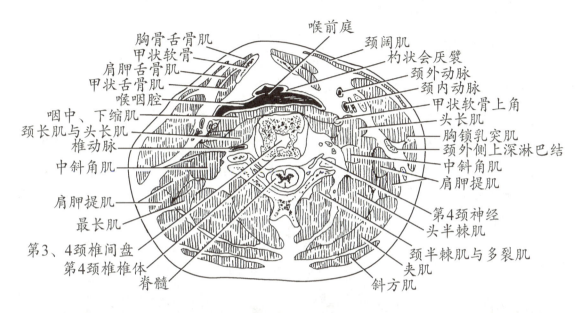

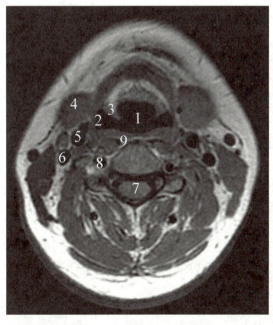
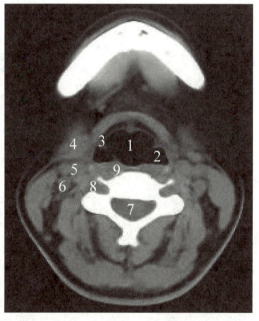

1. 喉咽；2. 梨状隐窝；3. 杓状会厌襞；4. 下颌下腺；5. 颈内动脉；
6. 颈内静脉；7. 脊髓；8. 椎动脉；9. 咽后间隙。

图2-4-2　经甲状软骨上缘的横断层面及MRI（T₁WI）、CT（平扫）图

（一）颈部脏器

本层面仍仅占据前份中部较狭小区域。层面显示椎体前狭长的大腔隙为喉咽,其矢状径、横径均较上一层面略有增加,喉咽前方与之连通的较小腔隙为喉前庭,喉前庭与喉咽通连处即喉口;喉口两侧是杓状会厌襞;喉前庭前壁为会厌,更前方是甲状软骨上缘,本层面甲状软骨为不连续软骨板,呈八字形位于前正中线两侧。喉咽的后壁有咽中缩肌、咽下缩肌,头长肌与咽缩肌之间可见甲状软骨上角。

（二）颈部血管、神经干

在椎体前外侧,头长肌与胸锁乳突肌之间可见颈动脉鞘,鞘内颈内动脉位于内侧,颈内静脉居外侧,二者之间的后方为迷走神经。肩胛提肌与胸锁乳突肌之间有数个颈外侧深淋巴结。

（三）支持性结构

占据层面大部分,其中第4颈椎位于层面的中心位置。椎体居椎骨前份,椎体中央可见第4、5颈椎间盘,椎体与椎弓围成近似三角形的椎孔,椎孔内容纳颈髓及其附属装置,与颈髓联系的神经根走向两侧,并经椎间孔出椎孔;椎弓伸向两侧的横突上有横突孔,孔内可见椎动脉及椎静脉。颈深肌内侧群位于椎体前方;颈深肌外侧群位于横突外侧,本层面可见前斜角肌和中斜角肌;竖脊肌位于椎骨后外侧、棘突两侧等。斜方肌、肩胛提肌、胸锁乳突肌、颈阔肌、胸骨舌骨肌、肩胛舌骨肌和甲状舌骨肌的位置表浅、由后向前排列;颈筋膜浅层包绕斜方肌和胸锁乳突肌,与上一层面比较,胸锁乳突肌位置逐步前移。

三、甲状软骨中份层面

本层面经甲状软骨中份,约相当于第5颈椎椎体。主要显示甲状软骨、喉前庭、喉咽、颈动脉鞘、第5颈椎和毗邻骨骼肌。本层面颈部脏器占据区域较上一层面明显增大(图2-4-3)。

（一）颈部脏器

位于层面前部,占据区域较前明显增加。喉咽为第5颈椎椎体前方的狭长大腔隙,其两侧向前的深谷为梨状隐窝,是异物易滞留的部位,咽后壁可见厚实的咽下缩肌。喉咽前方为喉前庭,二者以喉后壁、咽前壁分隔,喉后壁内可见杓状软骨断面;喉腔呈横径短、矢状径长的梭形。甲状软骨板呈连续八字形,位于咽、喉的前外侧,是影像诊断中提示喉腔位置的标志;甲状软骨板前外侧有胸骨舌骨肌、肩胛舌骨肌和甲状舌骨肌;更表浅还有颈阔肌和胸锁乳突肌。

（二）大血管、神经干

在甲状软骨后缘,头长肌与胸锁乳突肌之间可见颈动脉鞘,鞘内有颈总动脉、颈内静脉和迷走神经。

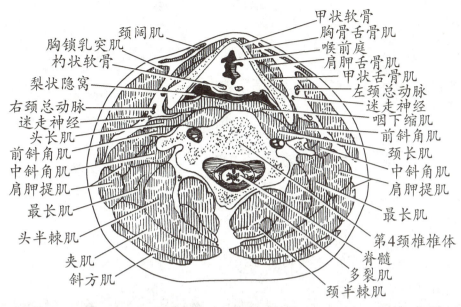

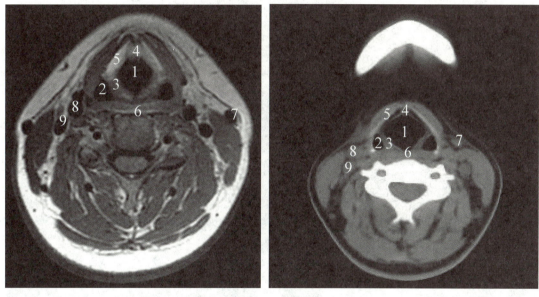

1. 喉口；2. 梨状隐窝；3. 杓状会厌襞；4. 会厌前间隙；5. 甲状软骨板；
6. 咽后间隙；7. 颈外静脉；8. 颈总动脉；9. 颈内静脉。

图 2-4-3　经甲状软骨中份的横断层面及 MRI（T_1WI）、CT（平扫）图

（三）支持性结构

占据层面后 2/3。第 5 颈椎位于层面中央，可见椎体、椎弓、椎孔、颈髓及附属装置、横突孔、椎动脉及椎静脉等结构。椎孔仍呈三角形，但横径较前增大。围绕颈椎和颈部脏器周围的主要为颈肌。斜方肌、肩胛提肌属背肌，位于层面后外侧及两侧的浅层；胸锁乳突肌、颈阔肌位于层面前外侧的浅层；舌骨下肌群贴附于甲状软骨的表面。椎前肌位于颈深部、椎体和横突的前方，斜角肌群位于横突外侧，竖脊肌仍居于椎板后外侧、棘突两侧。

四、甲状软骨下缘层面

本层面经甲状软骨下缘，平第5、6颈椎间盘。主要显示声门裂、声襞、甲状腺上极、颈动脉鞘及其内容物、第5颈椎及毗邻结构等（图2-4-4）。

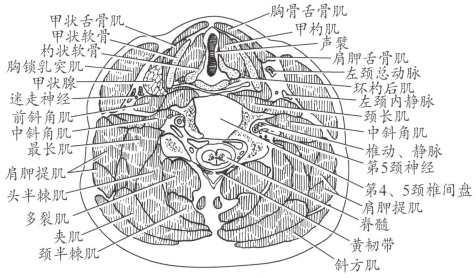

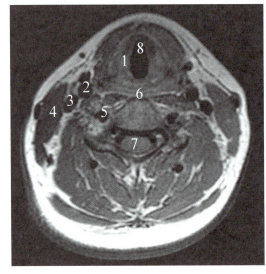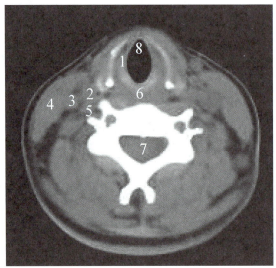

1. 声带；2. 颈总动脉；3. 颈内静脉；4. 胸锁乳突肌；5. 椎动脉；6. 咽后间隙；7. 脊髓；8. 声门下腔。

图2-4-4 经甲状软骨下缘的横断层面及MRI（T$_1$WI）、CT（平扫）图

（一）颈部脏器

位于层面前部，约占层面前1/3。喉咽居于椎体前方，腔隙横径急剧缩小，至喉咽内腔呈裂缝样；咽后壁的咽缩肌肉眼已难辨认。咽前方为喉，环状软骨板上缘断面呈弧形，居于喉的后部，杓状软骨呈八字形位于环状软骨板两侧缘的前外侧，更外可见也呈八字

形的甲状软骨板断面。位于杓状软骨之间及前方的裂隙为声门裂,是喉腔最狭窄的部位;声门裂处的黏膜下组织较疏松,炎症时易水肿,也是喉癌的好发部位;小儿喉较小,常因水肿而引起喉阻塞,出现呼吸困难。声门裂两侧的白色结构为声襞,更外侧位于甲状软骨与杓状软骨之间的骨骼肌为甲杓肌。甲状软骨前方及两侧为诸舌骨下肌群(胸骨舌骨肌、肩胛舌骨肌、甲状舌骨肌)。肩胛舌骨肌后方有甲状腺侧叶,其外侧有胸锁乳突肌覆盖。

(二)大血管、神经干

颈动脉鞘及其内容物位于前斜角肌、胸锁乳突肌和甲状腺侧叶(或甲状软骨板后缘)之间。

(三)支持性结构

占据本层面后 2/3。本层面的结构排列与上一层面基本相同,其变化为椎体处可见第 5、6 颈椎间盘;横突孔后移;胸锁乳突肌肥厚、位置前移;斜方肌有外延趋势;斜角肌群体积增大,前斜角肌前移,与中斜角肌和后斜角肌之间出现细微间隙。

五、环状软骨层面

本层面经环状软骨,约平第 6 颈椎椎体。主要显示环状软骨、声门下腔、甲状腺侧叶、颈动脉鞘及其内容物、第 6 颈椎及毗邻结构等(图 2-4-5)。

(一)颈部脏器

占据层面前 1/3。喉为本层面颈部脏器的中心结构,在第 6 颈椎椎体前方有粗大、U 形环状软骨的剖面,因层面未及环状软骨弓上缘,故层面上环状软骨并未呈环形,环状软骨内腔有声襞及声门下腔。环状软骨外侧有环甲肌的断面。环甲肌前外侧有胸骨舌骨肌、胸骨甲状肌和肩胛舌骨肌的断面。最外侧为宽厚的胸锁乳突肌断面。环状软骨与第 6 颈椎椎体之间为喉咽。甲状腺侧叶位于环甲肌、前斜角肌与舌骨下肌群(胸骨甲状肌、肩胛舌骨肌)之间。在甲状腺侧叶与喉咽之间有甲状软骨下角断面。

(二)颈部大血管、神经干

颈动脉鞘及其内容物,仍位于甲状腺侧叶、前斜角肌和胸锁乳突肌之间;鞘内的颈总动脉和颈内静脉管径较上一层面明显增大。

(三)支持性结构

占据层面后 2/3。该层面支持性结构的主要变化是舌骨下肌群覆盖于环状软骨、环甲肌和甲状腺侧叶表面;胸锁乳突肌更近中线;斜角肌群增大,前斜角肌与中、后斜角肌之间的距离较上一层面明显增加,斜角肌间隙显现,但尚未见血管、神经通行。

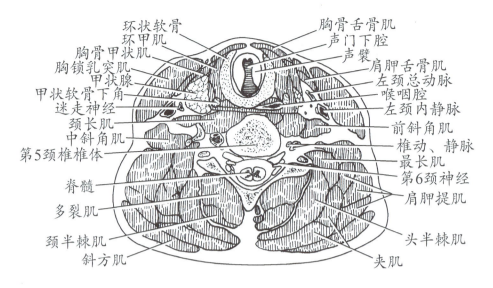

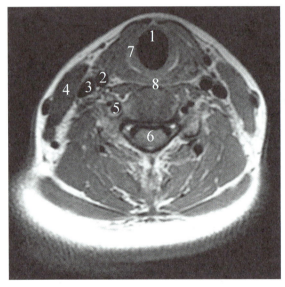
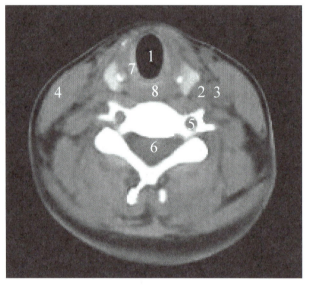

1. 声门下腔；2. 颈总动脉；3. 颈内静脉；4. 胸锁乳突肌；5. 椎动脉；
6. 脊髓；7. 环状软骨；8. 咽后间隙。

图 2-4-5　经环状软骨的横断层面及 MRI（T_1WI）、CT（平扫）图

六、环状软骨下缘层面

本层面经环状软骨下缘和第 6、7 颈椎间盘。主要显示气管、食管、甲状腺、颈动脉鞘及其内容物、第 6 颈椎及毗邻结构。因层面接近肩部，层面后份横径显著增加，此层面形态较上一层面出现明显变化（图 2-4-6）。

（一）颈部脏器

占据层面前 1/3。气管位于颈部脏器的中心，喉与气管在本层面交接。气管左壁为环状软骨下缘，右壁和前壁为气管软骨环，后壁为软组织封闭。咽与食管在本层面交接。食管位于气管与椎体之间，壁薄、管腔呈不规则裂隙样。甲状腺侧叶呈八字形，围绕气管

软骨和环状软骨下缘,体积较大,包裹于颈深筋膜中层形成的甲状腺假被膜内,呈前部锐薄、后部圆钝的楔形,一般对称分布。峡部位于气管软骨环的前方(本层面尚未出现),联系左、右侧叶。甲状腺前邻舌骨下肌群(胸骨舌骨肌、胸骨甲状肌和肩胛舌骨肌),内侧贴近气管、食管,后外侧有颈总动脉、颈内静脉、迷走神经、喉返神经和颈交感干等。甲状腺肿大时可压迫毗邻诸结构,发生呼吸困难、咽部不适和声音嘶哑等症状。

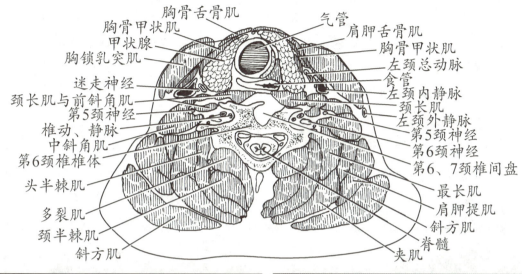

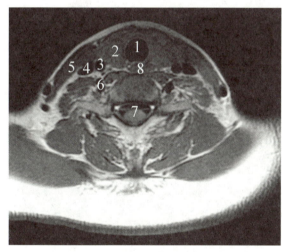
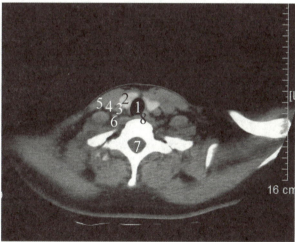

1.气管;2.甲状腺;3.颈总动脉;4.颈内静脉;5.胸锁乳突肌;
6.椎动、静脉;7.脊髓;8.食管。

图 2-4-6　经环状软骨下缘的横断层面及 MRI(T₁WI)、CT(平扫)图

(二)颈部大血管、神经干

颈动脉鞘及其内容物仍位于甲状腺侧叶、前斜角肌和胸锁乳突肌之间;血管管径显著增大。

(三)颈部支持性结构

占据层面后 2/3。椎体左前份被第 6、7 颈椎间盘占据,椎孔横径较上一层面增大,横

图 2-4-6　经环状软骨下缘的横断层面及 MRI(T_1WI)、CT(平扫)图

突孔内的椎动脉及椎静脉管径较大。斜角肌群进一步增大，前斜角肌与中斜角肌之间的斜角肌间隙内可见颈神经根通行。胸锁乳突肌更近前正中线、斜方肌外延并急剧肥厚。层面的其他支持性结构同上一层面。

本章小结

　　颈部器官结构的分布具有规律性，喉、咽、食管、气管和甲状腺位于颈前部，被颈深筋膜中层包裹为内脏格；颈深肌群、脊柱、臂丛根部和颈交感干等位于颈后部，藏于颈深筋膜深层的后方为支持格；位于内脏格和支持格之间的左、右侧部，由颈动脉鞘所包裹的颈总动脉（或颈内动脉）、颈内静脉和迷走神经为颈动脉鞘；斜方肌、胸锁乳突肌和舌骨下肌群，共同包裹于颈深筋膜浅层内，为封套筋膜内的结构。

　　在颈部横断层面上，一般以甲状软骨上缘和第4颈椎椎体下缘平面分为上、下部，第4颈椎以上为上颈部，与颌面部的结构相重叠，主要包括位于中线的舌骨、咽和咽后间隙，以及位于两侧的咽旁间隙和颈动脉鞘等；第4颈椎以下为下颈部，呈前后径稍长的椭圆形。颈部的主要结构被颈深筋膜所包裹，以椎前筋膜和咽后间隙分为前、后部，前部的中间为内脏格，两侧是血管格，后部是支持格。

（王育新）

思考题

1. 颈部是如何分区的？
2. 构成喉的主要软骨有哪些？
3. 影像学是如何划分喉腔区域的？
4. 鼻咽的影像断层主要表现（CT、MRI）有哪些？

第三章 | 胸 部

03章

03章 数字资源

学习目标

1. 掌握 纵隔的横断层表现,肺段的概念、左右肺的肺段名称,肺段支气管的断层表现、划分肺段的标志性结构及肺段在主要层面上的分布,肺段在横断层上的划分。
2. 熟悉 纵隔淋巴结的分区及在典型横断层上的表现。
3. 了解 胸部的境界,胸部的标志性结构,肺内管道的应用解剖。
4. 学会在胸部断层标本上准确观察各器官(或结构)的形态、位置及其毗邻的变化规律。
5. 能够观察正常胸部的 CT、MRI 的断层图像。

案例导入

病人男性,55 岁,4 个月前无明显诱因出现间歇性胸闷,乏力。胸部 CT 检查示右肺下叶上段"肺结核"?

1. 何为肺段?
2. 在横断层上,如何定位肺段?

第一节 概 述

一、胸部的境界与分区

胸部位于颈部与腹部之间,上方借颈静脉切迹、胸锁关节、锁骨上缘、肩峰至第 7 颈椎棘突的连线与颈、项部分界,下界为胸廓下口,底被膈封闭。两侧上部以三角肌前、后缘上份和腋前襞、腋后襞下缘与胸壁相交处的连线与上肢分界。

胸部分为胸壁和胸腔脏器两部分,胸腔脏器分为中部的纵隔和两侧的肺及胸膜。

二、胸部的标志性结构

1. 颈静脉切迹　胸骨柄上缘中份的切迹,后方平对第 2、3 胸椎之间的椎间盘。

2. 胸骨角　胸骨柄与胸骨体连接处向前微突的角,两侧与第 2 肋软骨相连,后方平对第 4 胸椎椎体下缘。

3. 剑突　胸骨的下端,后方平对第 9 胸椎。

4. 肋弓　由第 7~10 肋软骨连结而成,最低点平对第 3 腰椎。

5. 乳头　乳房中央的隆起,男性位于锁骨中线与第 4 肋间隙交界处,女性略低并偏外下方。

三、胸部结构的配布特点

胸部以胸廓为支架,胸廓外面覆以肌肉、乳腺、筋膜等软组织,内面衬以胸内筋膜构成胸壁。胸壁和膈围成胸腔,胸腔的两侧容纳肺和胸膜腔,中部为纵隔,有心及出入心的大血管、食管、气管等。纵隔内结构向上经胸廓上口延伸至颈部,两侧肺尖和胸膜顶经胸廓上口突向颈根部;在胸廓上口处,胸部结构与颈根部结构互相交错、重叠。胸部结构向下借膈与腹腔分隔,由于膈向上隆凸,肝、胃、脾等上腹部的器官不同程度地被胸壁下部所覆盖,胸部与腹部的结构在膈区上下错落,表现为肺和胸膜囊的下部居于胸腔外周。

胸骨角是胸部的重要骨性标志,此平面是:①上、下纵隔的分界平面;②后方平对第 4 胸椎椎体下缘;③平对主动脉弓的起、止端;④气管杈在此平面出现;⑤该平面恰好通过主 - 肺动脉窗;⑥两侧为第 2 胸肋关节及第 2 肋,是计数肋的标志;⑦奇静脉弓在此平面以上跨越右肺根上方,向前汇入上腔静脉;⑧食管在此平面以下与左主支气管相交叉,形成食管的第 2 个狭窄;⑨胸导管在此平面以下由脊柱右侧转向左侧上行;⑩肺动脉的分叉处位于此平面以下。

第二节　纵隔的应用解剖

一、纵隔的概念

纵隔是两侧纵隔胸膜之间所有器官、结构和结缔组织的总称。纵隔前界为胸骨和肋软骨,后界为脊柱胸段,两侧为纵隔胸膜,上界是胸廓上口,下界为膈。

二、纵隔的分区

纵隔的分区方法有多种,常用有四分法和三分法。

1. 四分法　以胸骨角平面为界,将纵隔分为上纵隔和下纵隔。下纵隔又以心包的前、后壁为界分为 3 部分,胸骨后面与心包前壁之间为前纵隔;心、心包及出入心的大血管所占据的区域为中纵隔;心包后壁与脊柱之间为后纵隔(图 3-2-1)。

2. 三分法　以气管、气管权前壁和心包后壁的冠状面为界分为前、后纵隔。前纵隔又以胸骨角平面为界分为前纵隔上部和前纵隔下部(图 3-2-2)。

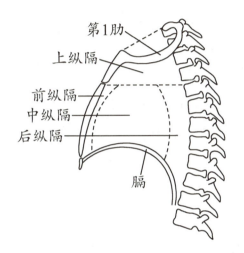

图 3-2-1　纵隔的分区(四分法)

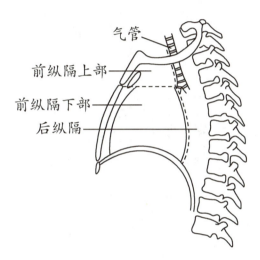

图 3-2-2　纵隔的分区(三分法)

三、纵隔内的主要结构

纵隔内的器官、结构较多,本文按解剖学常用的纵隔四分法叙述各部结构的配布。

1. 上纵隔　上纵隔的结构自前向后可分为 5 层,即胸腺层、静脉层、动脉层、气管层和食管层(图 3-2-3)。胸腺层内主要为胸腺或胸腺遗迹,其形态、大小变化较大,向上可伸至颈部,向下抵达心包前面。静脉层内主要有头臂静脉和上腔静脉,左、右头臂静脉于右侧第一胸肋结合处汇合成上腔静脉,沿升主动脉和主动脉弓右前方垂直下行。动脉层内主要有主动脉弓及其三大分支、膈神经和迷走神经。气管层内主要有气管及其周围的气管旁淋巴结、气管支气管上淋巴结。食管层内主要有食管及位于其左侧的胸导管、气管食管沟内的左喉返神经、胸交感干和纵隔后淋巴结等。

2. 前纵隔　前纵隔极狭窄,内有胸腺或胸腺遗迹、纵隔前淋巴结(2~3 个)和少量疏松结缔组织,此外还有自心包连于胸骨上端和剑突的上、下胸骨心包韧带。

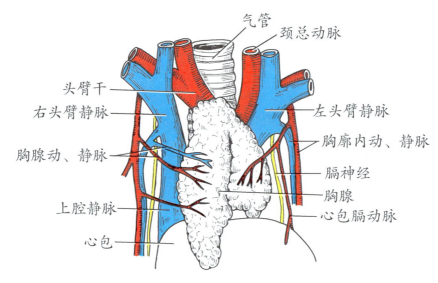

图 3-2-3　上纵隔的器官及其毗邻

3. 中纵隔　中纵隔的范围较大,内有心及出入心的大血管、心包及心包腔、心包膈血管和膈神经等(图3-2-4、图3-2-5)。心呈倒置的前后稍扁的圆锥体,分为一尖、一底、二面、三缘,其表面有四条沟;心腔被房间隔和室间隔分为互不相通的左、右两半,每半又分为心房和心室,借房室口相通。

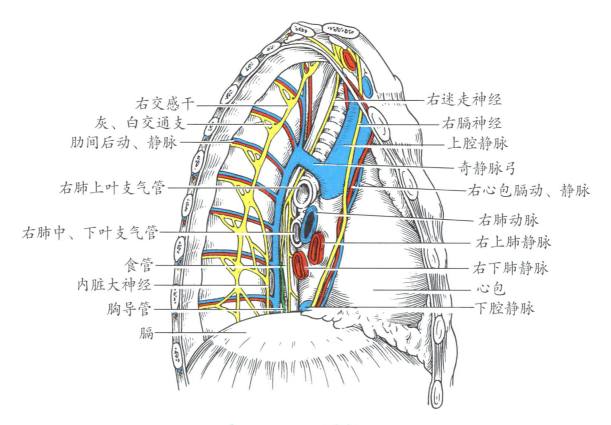

图 3-2-4　纵隔右侧面观

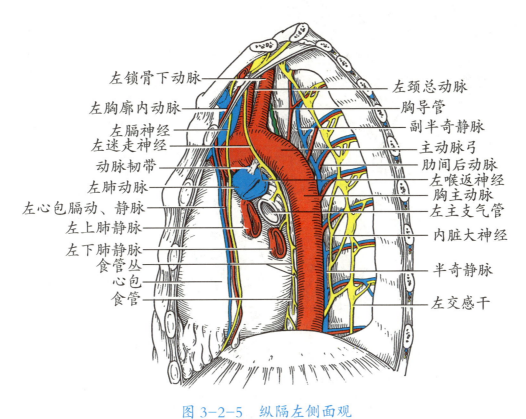

左锁骨下动脉	左颈总动脉
左胸廓内动脉	胸导管
左膈神经	副半奇静脉
左迷走神经	主动脉弓
动脉韧带	肋间后动脉
左肺动脉	左喉返神经
左心包膈动、静脉	胸主动脉
左上肺静脉	左主支气管
左下肺静脉	内脏大神经
食管丛	半奇静脉
心包	左交感干
食管	

图 3-2-5　纵隔左侧面观

  **知识拓展**

超声心动描记术

超声心动描记术是指通过记录胸壁的超声回应,从而判断心脏位置和运动的一种成像技术。它能观察到心脏瓣膜的狭窄和反流情况。同时,在心包积液等情况下,能检测出心包腔内少至 20ml 的液体。

4. 后纵隔　后纵隔的结构自前向后分为 4 层(图 3-2-6):第 1 层是气管杈及左、右主支气管,仅占据后纵隔的上份;第 2 层是食管及包绕于其周围的迷走神经食管丛和食管周围淋巴结,气管杈以下的食管位于后纵隔最前部,食管胸部以主动脉弓上缘和左下肺静脉下缘为标志,可分为上、中、下 3 段;第 3 层是胸主动脉及其周围淋巴结、奇静脉、半奇静脉、副半奇静脉和胸导管;第 4 层是位于脊柱两侧的胸交感干及穿经胸交感神经节的内脏大、小神经。

5. 心包窦和心包隐窝　心包为一锥形纤维浆膜囊,包裹于心和出入心的大血管根部,由纤维心包和浆膜心包构成,浆膜心包分为脏、壁两层,两层互相转折移行围成的狭窄而密闭的腔隙称为心包腔。心包腔在大血管和心的周围形成了许多窦和隐窝,在影像检查中,易被误诊为变异的血管、胸腺病变和肿大的淋巴结。

(1)心包窦:在心包腔内,浆膜心包的脏、壁层转折移行处形成的腔隙称为心包窦,常见的心包窦有：

1）心包横窦：位于升主动脉、肺动脉后壁与上腔静脉左壁、左心房前壁之间，其大小可容纳一指（图3-2-7）。

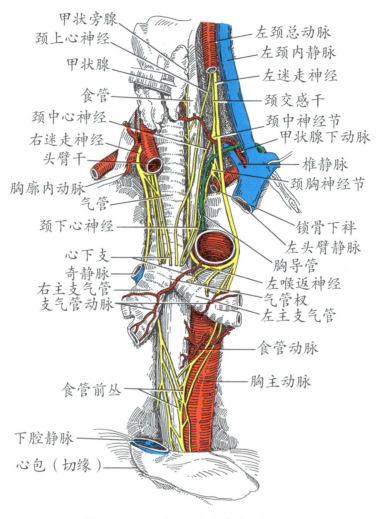

图 3-2-6　上纵隔后部和后纵隔

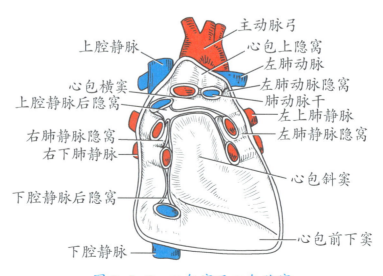

图 3-2-7　心包窦及心包隐窝

2）心包斜窦：位于心底后方，两侧为左和右上、下肺静脉，下腔静脉，左心房后壁与心包后壁之间。

3）心包前下窦：为浆膜心包壁层的前部与下部移行处所夹的腔隙，人体直立时，该处位置较低，心包积液时液体首先积聚于此处。从左侧剑肋角进行心包穿刺，恰可进入该窦。在心的断面仅能见到左心室与右心室的横断层面上，心室壁与心包前部之间的心包腔即为心包前下窦。

（2）心包隐窝：浆膜心包脏层由心表面移行至大血管根部，包绕或覆盖大血管，继而折返续于心包壁层，反折的心包在大血管之间或其周围形成狭窄的腔隙称为心包隐窝，常见的隐窝有：

1）心包上隐窝：为升主动脉表面的浆膜心包脏层反折至纤维心包的内面，反折处脏、壁层之间以及脏层之间的腔隙即为心包上隐窝。位于升主动脉周围，是心包横窦向上的延伸，二者以右肺动脉上缘为界。心包上隐窝向前延伸至升主动脉和肺动脉干前方的部分称为主动脉前隐窝，向后延伸至升主动脉后方、右肺动脉上方的部分称为主动脉后隐窝。

2）左肺动脉隐窝：位于心包横窦左端、左肺动脉后下方与左上肺静脉前上方之间；在横断层面上，该隐窝于左心耳与左上肺静脉入口处之间。

3）腔静脉后隐窝：环绕于上腔静脉的后外侧，是心包上隐窝向外侧的延续，其上方为右肺动脉，下方为右上肺静脉。

4）肺静脉隐窝：位于上、下肺静脉之间。右肺静脉隐窝恰位于右肺中叶支气管的内侧和隆嵴下淋巴结的前方，故该隐窝积液在 CT 图像上会被误诊为淋巴结肿大。通常右肺静脉隐窝较左肺静脉隐窝略深。

四、纵隔的间隙及其内容物

纵隔间隙为纵隔器官之间的结缔组织间隙（非筋膜间隙），含疏松结缔组织、脂肪组织和淋巴结等，为低 CT 值区。

1. 气管前间隙　位于气管、上腔静脉和主动脉弓及其三大分支（头臂干、左颈总动脉和左锁骨下动脉）之间，为三角形间隙，内有奇静脉弓淋巴结（多为 1 个）。

2. 气管后间隙　位于气管和脊柱之间，右侧为右肺；左侧上部为左肺，左侧下部为主动脉弓。奇静脉弓经此间隙向前汇入上腔静脉。该间隙内有食管、胸导管和左、右最上肋间静脉。

3. 血管前间隙　位于胸骨柄后方、两侧壁胸膜前反折线之间及大血管以前的间隙，内有胸腺或胸腺遗迹。30 岁以下人群均存在此间隙，50 岁以上出现率仅占 17%。

4. 主－肺动脉窗　上方为主动脉弓，下方为左肺动脉，右侧为气管下端和食管，左侧为左肺。高度为 1.0~1.5cm。内有动脉韧带、左喉返神经以及脂肪组织、淋巴结等。

5. 气管隆嵴下间隙　从气管杈开始向下至右肺动脉下缘,高约2cm,前为右肺动脉,后为食管和奇静脉,两侧为左、右主支气管,内有隆嵴下淋巴结等。

6. 后纵隔间隙　位于气管杈以下,前为左心房,后为脊柱,右侧为右肺,左侧为胸主动脉,内有食管、胸导管、奇静脉、半奇静脉和淋巴结等。

7. 膈脚后间隙　位于左、右膈脚之间,脊柱之前,内有胸主动脉、胸导管、奇静脉、半奇静脉和淋巴结等。

第三节　肺的应用解剖

一、肺的外形和支气管肺段

(一)肺的外形

肺大致呈圆锥形,有一尖、一底、两面(肋面和内侧面)和三缘(前、后和下缘)。出入肺门的结构将肺与纵隔连接在一起,并由结缔组织包绕,称为肺根。肺根内诸结构的排列自前向后依次为上肺静脉、肺动脉、主支气管和下肺静脉。左肺根自上而下的结构,依次为左肺动脉、左主支气管、左上肺静脉和左下肺静脉;右肺根的结构依次为右肺上叶支气管、右肺动脉、中间支气管、右上肺静脉和右下肺静脉(图3-3-1)。肺叶支气管、动脉、静脉、淋巴管和神经出入肺叶之处为第二肺门。肺段支气管、动脉、静脉、淋巴管和神经出入肺段之处为第三肺门。肺的表面可见毗邻结构的压迹,例如:在肋面有肋压迹,两侧肺门前下方有心压迹(左侧尤为明显),左肺门后方有胸主动脉压迹,右肺门后方有食管压迹等。

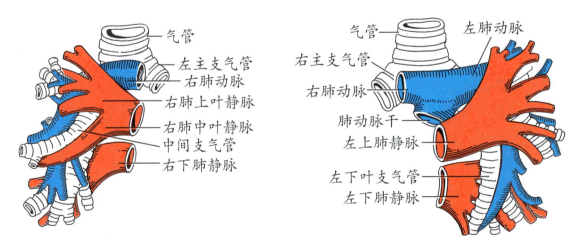

图 3-3-1　肺根结构

肺前缘介于肋面和纵隔面之间,较锐利。左肺前缘下半有心切迹,其上方有一小的豁口为第一心切迹,心切迹下方的突起称为左肺小舌。由于心切迹及胸膜前界在第4胸肋关节处斜向外下方,因此心包在该处直接与左侧第4~6肋软骨相接触。下缘介于肋面与膈面之间,亦较锐利。肺后缘钝圆。

右肺由斜裂和水平裂分为上、中、下3叶,而左肺被斜裂分为上、下2叶。两肺斜裂起自纵隔面的肺门后缘,先走向后上方,在距肺尖6~7cm处(第3、4胸椎棘突平面)绕过肺后缘达肋面,从后上方斜向前下方达膈面,继而重新到达纵隔面,终止于肺门前缘。右肺水平裂自肋面的斜裂分出,呈弓形绕过肺的前缘,到达纵隔面,终止于肺门前缘。

(二)支气管肺段

支气管肺段简称肺段(S),是每一个肺段支气管及其分支分布区域肺组织的总称,无论是形态上或是功能上都可作为一个相对独立的单位。每一肺段均呈圆锥形,尖向肺门,底朝向肺表面。相邻两肺段借表面的脏胸膜与胸膜下的小静脉支相连,并以少量结缔组织(脏胸膜的延续)分隔。左、右肺各有10个段。左肺有时两相邻的肺段支气管共干,两肺段合并,故左肺肺段较右肺少,往往为8个段(图3-3-2)。

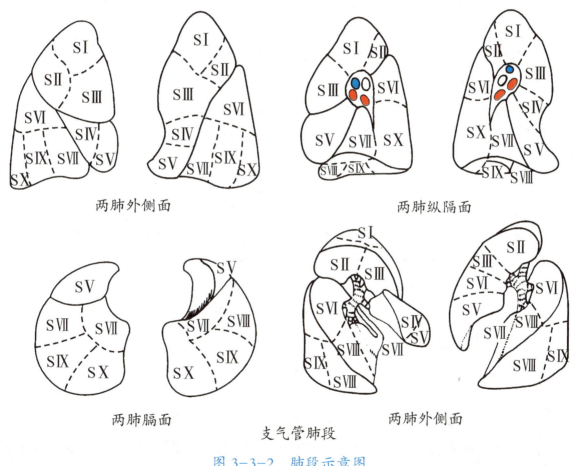

两肺外侧面　　　　两肺纵隔面

两肺膈面　　　支气管肺段　　　两肺外侧面

图3-3-2　肺段示意图

1. 右肺肺段　比较恒定,可分为10段。上叶3段:尖段、后段和前段;中叶2段:外侧段和内侧段;下叶5段:上段、内侧底段、前底段、外侧底段和后底段。

(1)尖段(SⅠ):即肺尖的部分,一般以第1肋压迹和尖前切迹的平面与前段和后段分界。有时尖段异常发育成一独立小叶,称为奇叶。

（2）后段（SII）：居于尖段下方的后外侧部。上方与尖段相接；前方与前段邻接，二者间无明显分界；下方借斜裂面与下叶的上段相邻。肋面与胸壁内面相邻；椎旁面与胸椎椎体相邻。

（3）前段（SIII）：位于尖段下方的前内侧部。上方与尖段相接，二者以第1肋压迹和尖前切迹为界。后方与后段相接，二者间无明显分界。下方借水平裂面与中叶相邻。肋面与胸壁内面相邻。纵隔面与右心房、上腔静脉等器官相邻。

（4）外侧段（SIV）：居于中叶的外侧部。上方借水平裂面与上叶的前段相邻。后外下方借斜裂面与下叶的前底段相邻。内侧与内侧段相接，二者之间有时在肋面或斜裂面上有副裂或切迹分隔。

（5）内侧段（SV）：居于中叶内侧部。上方借水平裂面与上叶的前段相邻。外侧与外侧段相接。下方为膈面，与膈相邻。内侧面为纵隔面，稍凹陷与心包相邻。

（6）上段（SVI）：居于下叶的上部，为下叶中最大的一段。前上面为斜裂面，与上叶后段相邻，有时两段融合。下方与各底段相接，其间有时有切迹或不同程度的额外裂分隔。肋面紧贴胸壁内面。椎旁面与食管和胸椎相邻，此肺段为肺脓肿的好发部位。上段支气管的邻近部有较多的淋巴结，当淋巴结肿大时，常压迫上段支气管造成支气管狭窄。

（7）内侧底段（SVII）：居于下叶的内下部，此段的范围较小，也较隐蔽。前面为斜裂面，与中叶相邻。外侧与前底段相接，其下部偏内侧有腔静脉沟。后外侧与外侧底段相接。后方与后底段相接。底面为膈面，与膈相邻。后上方与上段相接。此段与下叶其他底段之间有时存在不同程度的切迹或裂、沟。该段与左肺下叶的内侧底段均是支气管扩张症的好发部位。

（8）前底段（SVIII），居于下叶的前下部，此段较恒定，是进行肺段切除术的适宜部位。后上方与上段相接。前面为斜裂面，与中叶相邻。后方与外侧底段相接。内侧与内侧底段相接。外侧面为肋面，紧贴胸壁内面。底面为膈面，与膈相邻。

（9）外侧底段（SIX）：居于下叶下部的后外侧部。前内侧与前底段相接，后内侧与后底段相接，外侧面为肋面，与胸壁内面相邻。底面为膈面，依附于膈上面。上方与上段相接。内侧与内侧底段相接。此段的范围较其他肺段小，变异较大，位置也较深，故不宜做单独的肺段切除。

（10）后底段（SX）：居于下叶的后下部，上方与上段相接。前方与内、外侧底段相接。后外侧面为肋面，紧贴胸壁内面。内侧面为椎旁面，与胸椎相邻，此面有被食管右侧壁压成的沟。底面为膈面，与膈相邻。

2. 左肺肺段　有8~10段。由于左肺的尖段支气管与后段支气管、内侧底段支气管与前底段支气管常共干，故左肺常分为8段。上叶分为4段：尖后段、前段、上舌段和下舌段；下叶分为4段：上段、内侧前底段、外侧底段和后底段。

（1）尖后段（SI+II）：包括肺尖及上叶的后上部，前下方与前段相接，以尖前切迹为分界标记。下方借斜裂面与下叶上段相邻。后外侧面即肋面，与胸壁内面相邻。内侧面即椎旁面，与胸椎椎体相邻，并有主动脉沟、锁骨下动脉沟、食管沟与同名动脉和器官相邻。后段为结核性空洞的多发部位。

（2）前段（SⅢ）：位于上叶上部的前下份、尖后段的前下方，为尖前切迹（第1肋压迹）与第一心切迹之间的区域。后上方与尖后段相接。下方与上舌段相接，二者以第一心切迹为界。外侧面即肋面，与胸壁内面相邻。内侧面为纵隔面，有左头臂静脉沟与同名静脉相邻。后下方有一小部分借斜裂面与下叶相邻。

（3）上舌段（SⅣ）：位于上叶下部（舌叶）的上半部。上方与前段相接。下方与下舌段相接。外下方借斜裂面与下叶的内侧前底段相邻。外侧面为肋面，与胸壁内面相邻。内侧面为纵隔面，与心包相接。上、下舌段之间常有长短不等的裂、沟分隔。

（4）下舌段（SⅤ）：居于上叶的最下部。上方与上舌段相接，有时有裂、沟分界。后方借斜裂面与内侧前底段相邻。外侧面为肋面，与胸壁内侧面相邻。内侧面为纵隔面，与心包相邻。底面为膈面，与膈相邻。

（5）上段（SⅥ）：居于下叶的上部。前方借斜裂面与上叶后段和前段相邻，有时与上叶后段有肺实质融合现象。下方与各底段相接，有时与底段之间出现裂隙分隔。肋面与胸壁内面相贴。椎旁面与胸主动脉和胸椎椎体相邻。

（6）内侧前底段（SⅦ+Ⅷ）：居于下叶下部的前内侧部。上方与上段相接；前上方借斜裂面与舌叶的上、下舌段相邻；后方与外侧底段和后底段相接。外侧面为肋面，与胸壁内面相邻；内侧面为纵隔面，与心包相邻；底面为膈面，与膈相贴。内侧底段支气管与前底段支气管虽常共干，但内侧底段支气管却很恒定，起始部距肺门较近，易于暴露，故在肺段切除术，内侧底段与前底段除可一同切除外，还可单独进行内侧底段切除。另外，内侧底段可单独发生支气管扩张症。

（7）外侧底段（SⅨ）：居于下叶基底的后外侧部。上方与上段相接。前内侧与内侧前底段相接。外侧面为肋面，与胸壁内面相邻。底面为膈面，与膈相邻。此段的段支气管虽然变异较大，但其起点较高，故仍可进行单纯的肺段切除术。

（8）后底段（SⅩ）：居于下叶的后下部。上方与上段相接。后外侧面为肋面，与胸壁内面相贴。内侧为椎旁面，与胸椎椎体相邻，此面上还有被胸主动脉和食管压成的同名沟。底面为膈面，与膈相贴（见图3-3-2）。

二、肺内管道系统

肺由肺实质和肺间质构成，肺实质包括肺内各级支气管和肺泡等；肺间质是肺内血管、淋巴管、神经和结缔组织的总称。支气管、肺动脉和肺静脉是肺内的主要管道。

（一）支气管

主支气管在肺门处分出肺叶支气管。肺叶支气管入肺后再分出肺段支气管。肺段支气管再反复分支,越分越细,呈树枝状,称为支气管树。

1. 右主支气管 入肺门后即由后外侧发出短的上叶支气管,本干继续下行进入斜裂称为中间支气管,位于右肺上叶支气管和中叶支气管根部之间,中间支气管又分为右肺中、下叶支气管,分别进入右肺中叶和下叶(图3-3-3)。

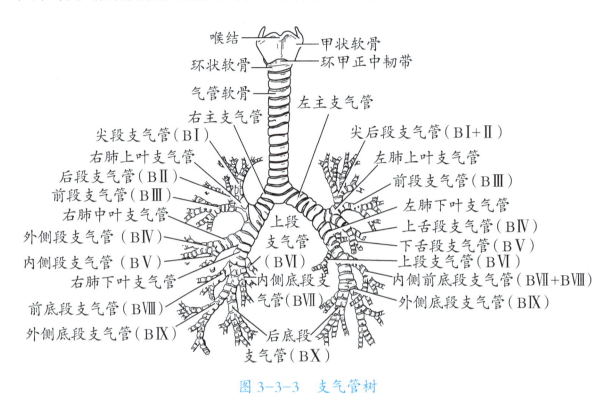

图 3-3-3　支气管树

(1)右肺上叶支气管:入上叶后多数分为3支:向外上方发出尖段支气管,向后外上方发出后段支气管,向前下方发出前段支气管。少数人上叶支气管的3个分支中任何2支可合为一干。

(2)右肺中叶支气管:分为外侧段支气管和内侧段支气管,这种分支类型占84.4%。

(3)右肺下叶支气管:先发出上段支气管,行向后外上方,主干向下再发出4个底段支气管,即内侧底段支气管、前底段支气管、外侧底段支气管和后底段支气管。右肺下叶支气管的分支类型比较恒定。

2. 左主支气管 入肺门后分为左肺上、下叶支气管,分别进入左肺上、下叶。

(1)左肺上叶支气管:分为上、下两干,上干分为尖后段支气管和前段支气管。尖后段支气管行向后上方再分为尖段和后段支气管,前段支气管近水平方向走行。下干亦称为舌干(或舌叶支气管),行向前下方分为上舌段支气管和下舌段支气管。这种分支类型在国人中占1/3以上。

(2)左肺下叶支气管:90%以上先向后外侧发出上段支气管,主干行向下后外侧,分为各底段支气管。内侧底段支气管与前底段支气管常共干,外侧底段支气管和后底段支气管共干者占64%(见图3-3-3)。

（二）肺动脉

肺动脉干由右心室发出,在主动脉弓下方分为左、右肺动脉。右肺动脉较长而低,向右经升主动脉和上腔静脉后方、奇静脉弓下方进入右肺。左肺动脉较短而高,向左经胸主动脉前方入左肺;故胸部横断层面上,左肺动脉先于右肺动脉出现。

1. 右肺动脉　入肺门后立即分出上叶的动脉,本干继续下行称为叶间动脉,叶间动脉在斜裂处分为中叶的动脉和下叶的动脉。

（1）右肺上叶的动脉:沿右肺上叶支气管前内侧上行,与上叶尖、后、前段支气管相对应,亦分为3支肺段动脉,尖段动脉于尖段支气管前内侧上行,前段动脉于前段支气管的上内侧行向前外侧,而后段动脉于后段支气管的上内侧行向后外侧。有时后段动脉直接起于叶间动脉,先向上伴行于后段支气管的外侧。

（2）右肺中叶的动脉:为叶间动脉发出的终末支,其起点一般位于中间支气管发出中叶支气管起点的前外上方。外侧段动脉伴行于外侧段支气管的外侧或内侧,而内侧段动脉向前延伸,且更向下斜行。外、内侧段动脉可分别起于叶间动脉。

（3）右肺下叶的动脉:首先发出上段动脉,本干继续下行并转向同名支气管的外后方,称为基底动脉干。由基底动脉干呈辐射状依次分出内侧底段动脉、前底段动脉、外侧底段动脉和后底段动脉,与相应的肺段支气管伴行,分布于同名肺段。

2. 左肺动脉　入肺门后即呈弓形(左肺动脉弓),从左主支气管的前上方绕至上叶支气管的后下方。易名为左肺下叶动脉。

（1）左肺上叶的动脉:左肺动脉在绕左肺上叶支气管前,发出前段动脉,多伴行于前段支气管起始段的内侧,而尖后段动脉多于左肺动脉绕左肺上叶支气管处发出,向上或向后上行走,于尖后段支气管起始段内侧与之伴行。

左肺动脉在左肺上叶支气管后外侧发出舌段动脉干,后者再分为上舌段动脉和下舌段动脉,伴行于上、下舌段支气管的外侧。

（2）左肺下叶的动脉:在舌段动脉干起点稍上方,左肺下叶动脉发出上段动脉,在上段支气管的上方进入上段。左肺下叶动脉入下叶后,一般立即分为内侧前底段动脉和外后底段动脉,前者分布于内侧前底段,后者再分为外侧底段动脉和后底段动脉,于相应支气管的外侧进入同名肺段(图3-3-4)

（三）肺静脉

肺段静脉有段内部和段间部2种属支,前者位于肺段内,常行于亚段间或更细支气管间,不能作为分段标志。后者位于肺段之间,引流相邻两肺段的静脉血,可作为分段的标志。两肺的静脉最后汇集成4条肺静脉,出肺门后均位于肺根的前下部,从两侧穿过心包汇入左心房。

1. 右上肺静脉　收集右肺上叶和中叶的动脉血。上叶的静脉分别汇成尖段静脉(V_1)、后段静脉(V_2)和前段静脉(V_3)。尖段静脉有上、下支,上支为段内部;下支为段间部,分隔尖段和前段。后段静脉有段间部、段内部和叶间支3种属支,其中段间部有

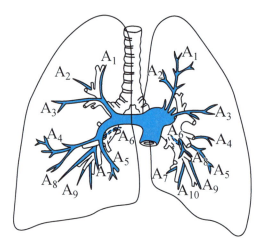

A_1 尖段动脉；A_2 后段动脉；A_3 前段动脉；A_4 外侧段动脉；
A_5 内侧段动脉；A_6 上段动脉；A_7 内侧底段动脉；A_8 前底段动脉；A_9 外侧底段动脉；A_{10} 后底段动脉。

图 3-3-4　肺内支气管与肺动脉的分布（A_1~A_{10} 表示肺段动脉）

两支，一支分隔尖段和后段，一支分隔后段和前段。前段静脉有上、下支，上支为段内部，下支收集上叶底面水平裂附近的动脉血。中叶的静脉汇成外侧段静脉（V_4）和内侧段静脉（V_5），外侧段静脉偶有段间部。内、外侧段静脉汇合成中叶静脉，注入右上肺静脉。

2. 右下肺静脉　由上段静脉（V_6）和底段总静脉汇合而成。上段静脉一般有 3 条属支，即上支和内、外侧支，其中内、外侧支为上段与基底段之间的段间部。底段总静脉由底段上静脉和底段下静脉汇合成。底段上静脉由前底段静脉（V_8）和外侧底段静脉（V_9）汇合而成；底段下静脉由后底段静脉（V_{10}）形成（或由前底段静脉形成底段上静脉，外侧底段静脉和后底段静脉汇合为底段下静脉）。内侧底段静脉（V_7）为细小的底段静脉，其注入处无规律。

3. 左上肺静脉　由尖后段静脉（V_{1+2}）、前段静脉（V_3）和舌段静脉干共同汇合成。尖后段静脉有位于尖后段和前段之间的段间部，其他均为段内部；前段静脉有上、下支，上支为段内部，下支为段间部，分隔前段和上舌段。舌段静脉干由上舌段静脉（V_4）和下舌段静脉（V_5）汇合而成，上舌段静脉居于上、下舌段之间，为段间部；下舌段静脉位于下舌段的下部，为段内部。

4. 左下肺静脉　由上段静脉与底段总静脉汇合而成，底段总静脉由底段上静脉和底段下静脉汇合而成。上段静脉（V_6）有 3 条属支，即上支和内、外侧支，其中内、外侧支为上段与基底段之间的段间部。内侧前底段静脉（V_{7+8}）形成底段上静脉，有上支和基底支，基底支是重要的段间部，分隔内侧前底段与外侧底段。外侧底段静脉（V_9）为段间部，多汇入底段上静脉。后底段静脉（V_{10}）有内、外侧支，均为段内部，多汇入底段下静脉（图 3-3-5）。

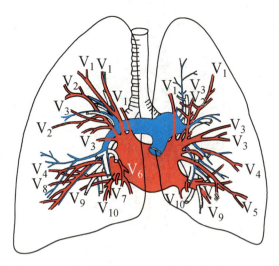

V₁ 尖段静脉；V₂ 后段静脉；V₃ 前段静脉；V₄ 外侧段静脉；
V₅ 内侧段静脉；V₆ 上段静脉；V₇ 内侧底段静脉；V₈ 前底
段静脉；V₉ 外侧底段静脉；V₁₀ 后底段静脉。

图 3-3-5　支气管、肺动脉和肺静脉的分布（$V_1\sim V_{10}$ 表示肺段静脉）

第四节　纵隔淋巴结的应用解剖

纵隔淋巴结分布复杂，数目众多，大小不一，主要收纳胸腔脏器的淋巴。纵隔淋巴结不仅是胸内原发肿瘤侵袭处，胸外病变也可经淋巴管或血液循环转移至此处。CT 图像是显示纵隔淋巴结较为精确的手段之一，在脂肪组织的衬托下表现为低于血管密度的软组织密度影，多呈均质圆形或卵圆形。

一、纵隔淋巴结的解剖分群

1. 纵隔前淋巴结　位于上纵隔前部和前纵隔内，大血管和心包的前方，收纳胸腺、心、心包、纵隔胸膜和肺等处的淋巴，其输出淋巴管注入支气管纵隔干。其中，位于主动脉弓前下方，动脉韧带附近的淋巴结称为动脉韧带淋巴结，或主-肺动脉窗淋巴结，左肺上叶癌常转移至此淋巴结。

2. 纵隔后淋巴结　位于上纵隔后部和后纵隔内，沿食管和胸主动脉排列，收纳食管胸部、心包后部和膈后部的淋巴，其输出淋巴管多注入胸导管。

3. 气管、支气管和肺淋巴结　位于中纵隔和上纵隔中部，引流肺、脏胸膜、支气管、气管、心和食管等处的淋巴，并收纳纵隔后淋巴结的输出淋巴管，其输出淋巴管注入左、右支气管纵隔干（图 3-4-1）。

（1）肺淋巴结：位于肺实质内，肺叶支气管和肺段支气管分叉的夹角处。收纳相应肺叶和肺段的淋巴，其输出淋巴管注入支气管肺淋巴结。

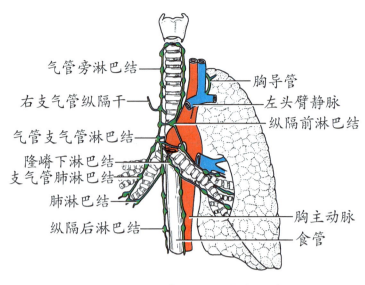

图 3-4-1　胸腔脏器的淋巴结

（2）支气管肺淋巴结：位于肺门处，又称为肺门淋巴结，收纳肺、脏胸膜和食管等处的淋巴。

（3）气管支气管淋巴结：位于气管下部、气管杈和主支气管周围，主要收纳支气管肺淋巴结的输出淋巴管。其中，位于气管杈下方的称为隆嵴下淋巴结。

（4）气管旁淋巴结：沿气管两侧排列，引流气管及其周围结构的淋巴，收纳气管支气管淋巴结的输出淋巴管，其输出淋巴管分别注入左、右支气管纵隔干。

此外，在左、右下肺静脉下方，肺韧带的两层胸膜之间各有 1~3 个淋巴结，称为肺韧带淋巴结，收纳肺下叶底部的淋巴，其输出淋巴管注入气管支气管淋巴结，肺下叶癌常转移到此淋巴结。

二、纵隔淋巴结的分区

国际普遍使用两种对纵隔淋巴结的分区方法，分别由美国癌症联合委员会（AJCC）和美国胸科学会（ATS）制定。在 AJCC 分区法的基础上，美国胸科学会对肺区域淋巴结的分区作了改良和修订，绘制成图谱（图 3-4-2，表 3-4-1），ATS 图简明、实用，是更广泛应用的肺癌淋巴结转移分期方案。

ATS 图中纵隔淋巴结的分区主要依据"一竖、四横、一斜" 6 条线来划分（图 3-4-2、表 3-4-1）。竖线为经气管正中的垂线，区分左、右侧气管旁淋巴结。第 1 条横线为经主动脉弓上缘的水平线，将气管旁淋巴结分为上方的气管旁上淋巴结（2R/2L 区）和下方的气管旁下淋巴结（4R/4L 区）；第 2 条横线为经奇静脉弓上缘的水平线，区分右气管旁下淋巴结（4R 区）与右气管支气管淋巴结（10R 区）；第 3 条横线为经气管隆嵴的水平线，区分左气管旁下淋巴结（4L 区）与左支气管淋巴结（10L 区）；第 4 条横线为经左肺上叶支气管开口的水平线，分开左支气管淋巴结（10L 区）与左肺内淋巴结（11L 区）。斜线为沿右肺上叶支气管上缘所划的与支气管长轴相一致的平行线,区分右气管支气管淋巴结（10R区）与右肺内淋巴结（11R区）。

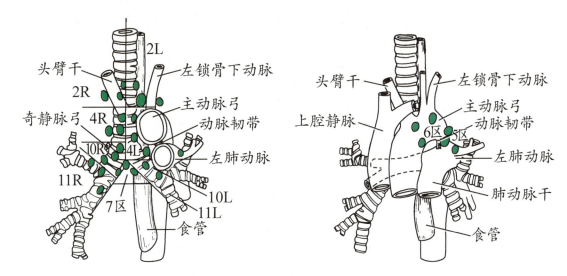

图 3-4-2　肺局部淋巴结 ATS 图

表 3-4-1　肺局部淋巴结 ATS 图注解

分区	名称	位置
X	锁骨上淋巴结	锁骨下动脉和臂丛附近
2R	右气管旁上淋巴结	气管中线的右侧,头臂干和气管右缘的交点与肺尖之间
2L	左气管旁上淋巴结	气管中线的左侧,主动脉弓顶与肺尖之间
4R	右气管旁下淋巴结	气管中线的右侧,奇静脉弓上缘与头臂干和气管右缘的交点之间
4L	左气管旁下淋巴结	气管中线的左侧,主动脉弓顶与气管隆嵴平面之间,动脉韧带的内侧
5	主动脉肺淋巴结	动脉韧带、主动脉弓或左肺动脉的外侧,左肺动脉第1支的近侧
6	纵隔前淋巴结	升主动脉或头臂干的前方
7	隆嵴下淋巴结	气管隆嵴下方,在左肺下叶支气管起始平面以上
8	食管旁淋巴结	气管后壁的后方和食管中线左、右侧
9	左、右肺韧带淋巴结	左、右肺韧带内
10R	右气管支气管淋巴结	气管中线的右侧,奇静脉弓上缘与右肺上叶支气管起始处之间

分区	名称	位置
10L	左支气管淋巴结	气管中线的左侧,气管隆嵴与左肺上叶支气管开口之间,动脉韧带的内侧
11R	右肺内淋巴结	右肺内
11L	左肺内淋巴结	左肺内

三、纵隔淋巴结的横断层表现

纵隔淋巴结数目多,分布广泛,根据ATS分区法的定义,各组淋巴结在胸部横断面上都有其特定的分布区域,熟悉纵隔淋巴结的解剖和CT图像表现,具有非常重要的临床意义。

胸骨角平面(气管隆嵴平面)及其以上的上纵隔内淋巴结可分为前、中、后3排,前排为纵隔前淋巴结(6区),中排是位于气管两侧的气管旁淋巴结(2区、4区)、气管支气管淋巴结(10R区)和主动脉弓左侧及其下方的主动脉肺淋巴结(5区),后排为食管旁淋巴结(8区)。胸骨角平面以下的前、中、后纵隔内,分别有纵隔前淋巴结(6区)、中纵隔淋巴结和食管旁淋巴结(8区);其中,中纵隔淋巴结有气管支气管淋巴结(10R、10L区)、隆嵴下淋巴结(7区)及肺内淋巴结(11区)。

在分别经头臂干、主动脉弓、奇静脉弓、气管隆嵴、右肺上叶支气管起始处和左肺上叶支气管上缘的横断层面上,ATS图的分区和纵隔淋巴结的配布各不相同(图3-4-3)。

1. 头臂干横断层面 此层面(图3-4-3A)显示ATS图的6、2R、2L和8区淋巴结。头臂干和左颈总动脉前方为6区的淋巴结,属于纵隔前淋巴结;后方与气管后壁之间为2区的淋巴结,此区以气管中线为界又分为2R区(右气管旁上淋巴结)和2L区(左气管旁上淋巴结);气管后壁以后为8区(食管旁淋巴结),属于纵隔后淋巴结。此层面上,有时见胸内甲状腺伸向下达头臂干及左颈总动脉等大血管的前方,使后者的位置向后外侧偏移。如腺体伸至大血管的后方或气管旁,在CT图像上易与肿大的气管旁淋巴结相混淆。

2. 主动脉弓横断层面 此层面(图3-4-3B)显示ATS图的4R、5、6、8区的淋巴结。在气管中线右侧为4R区(右气管旁下淋巴结);气管中线左侧为4L区(左气管旁下淋巴结)。主动脉弓外侧为5区淋巴结,属于主动脉肺淋巴结(包括主动脉下淋巴结和主动脉旁淋巴结)。在上腔静脉、主动脉弓前方为6区淋巴结,属于纵隔前淋巴结。气管后壁以后为8L和8R区淋巴结,属于纵隔后淋巴结的食管旁淋巴结。在此层面,若主动脉弓迂曲或左头臂静脉变异性扩张,可类似6区的淋巴结肿大,与纵隔前淋巴结混淆。在右侧脊柱旁可见右上肋间静脉,其可类似肿大的纵隔后淋巴结。

3. 奇静脉弓横断层面 此层面(图3-4-3C)显示ATS图的4L、5、6、8和10R区淋巴结。在气管中线左侧,主动脉弓与动脉韧带内侧为4L区(左气管旁下淋巴结);在动脉

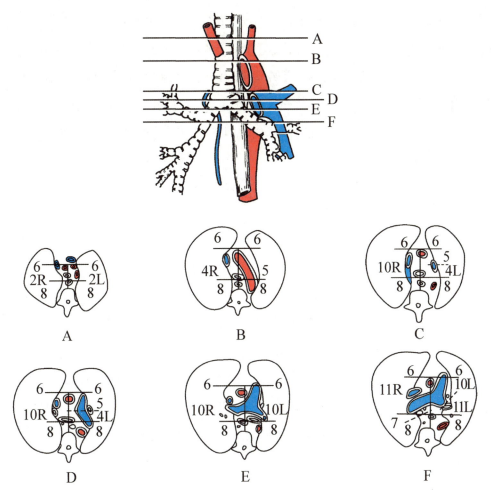

图 3-4-3　纵隔淋巴结 ATS 分区法的横断面解剖示意图

韧带或左肺动脉外侧为 5 区（主动脉肺淋巴结）；在气管中线右侧，奇静脉弓内侧为 10R 区淋巴结，属于右气管支气管淋巴结。在此层面，主-肺动脉窗的 CT 图像表现为脂肪样密度区，恰位于主动脉弓下方和左肺动脉上方之间，类似 5 区淋巴结肿大。若奇静脉弓发生迂曲，则易误认为 10 区肿大的淋巴结。

4. 气管隆嵴横断层面　此层面（图 3-4-3D）显示 ATS 图的 4L、5、6、8、10R 区淋巴结。位于气管中线左侧、主动脉弓和肺动脉内侧之间的淋巴结为 4L 区淋巴结，属于左气管旁下淋巴结。位于左肺动脉外侧的为 5 区淋巴结，属于主动脉肺淋巴结。位于升主动脉前方者为 6 区淋巴结，属于纵隔前淋巴结。居于气管中线右侧者为 10R 区淋巴结，属于右气管支气管淋巴结。8L 和 8R 区淋巴结为左、右食管旁淋巴结。在此层面有主动脉前隐窝和主动脉后隐窝，隐窝在 CT 上呈水样密度，若此区的隐窝增大，可与 5 区淋巴结相混淆。

5. 右肺上叶支气管起始处横断层面　此层面（图 3-4-3E）显示 ATS 图的 6、7、8、10 区淋巴结。位于升主动脉前方的为 6 区淋巴结，属于纵隔前淋巴结。位于气管隆嵴下部的为 7 区淋巴结，属于隆嵴下淋巴结。位于气管下段，中线两侧，分别在左、右主支气管之间的为 10L、10R 区淋巴结，属于左支气管淋巴结和右气管支气管淋巴结。8 区淋巴结为食管旁淋巴结。在此层面，若遇有奇静脉突入奇静脉食管隐窝内，可与 7 区的淋巴结肿大相混淆。

6. 左肺上叶支气管上缘横断层面　此层面（图 3-4-3F）显示 ATS 图的 6、7、8、10R 和 11 区淋巴结。位于升主动脉前方的淋巴结为 6 区淋巴结；气管杈下方的为 7 区淋巴结，属于隆嵴下淋巴结；在后纵隔内，食管周围的为 8 区淋巴结，属于食管旁淋巴结；位于左主支气管和左肺上叶支气管之间的为 10L 区淋巴结，属于左支气管淋巴结。居于左、右肺内的为 11 区淋巴结，属于肺内淋巴结（包括叶间淋巴结、肺叶淋巴结、肺段淋巴结）。

第五节　胸膜的应用解剖

一、胸　　膜

1. 胸膜的配布　胸膜是一薄层的浆膜，具有分泌和吸收等功能，分为脏胸膜和壁胸膜。脏胸膜被覆于肺的表面，与肺实质紧密结合，在肺叶间裂处深入肺裂内，包被各肺叶；壁胸膜衬覆于胸壁内面、膈上面和纵隔侧面，并突至颈根部；分为肋胸膜、膈胸膜、纵隔胸膜和胸膜顶四部分。肋胸膜与纵隔胸膜向上延伸至胸廓上口平面以上形成穹隆状的胸膜顶，覆盖于肺尖的上方。胸膜顶突出于胸廓上口伸向颈根部，高出锁骨内侧 1/3 段上方 2~3cm（图 3-5-1）。

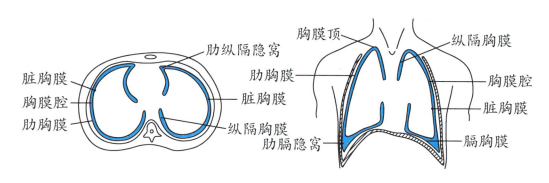

图 3-5-1　胸膜和胸膜腔的示意图

2. 肺韧带　又称肺下韧带，位于肺根下方，由连于纵隔外侧面与肺内侧面之间的脏、壁胸膜移行而形成的双层胸膜皱襞，呈冠状位，连于肺下叶内侧面与纵隔之间（见图 3-3-1）。左侧肺韧带沿左肺的主动脉沟前方下降，其下缘止于膈肌中心腱的后方。右侧肺韧带位于右肺的食管沟前方，向下抵达膈肌中心腱的后方，并与纵隔胸膜相延续。肺韧带内有肺韧带淋巴结，肺下叶癌可转移至此处。在胸部连续横断层面上，下肺静脉以下的层面内，左、右肺下叶与食管及胸主动脉前缘之间的双层胸膜即为肺韧带。左、右肺韧带的内侧缘附着点各不相同，右肺韧带附着于食管，左侧则附着于食管或胸主动脉。肺韧带的形态存在个体差异和侧别差异，左肺韧带的长度多大于右侧。

二、胸膜腔及胸膜隐窝

1. 胸膜腔　脏胸膜与壁胸膜在肺根处相互移行围成的完全封闭的胸膜间隙,左、右各一,互不相通,呈负压,内有少量浆液,可减少呼吸时脏、壁胸膜之间的摩擦。

2. 胸膜隐窝　不同部分的壁胸膜相互反折移行处的胸膜腔,即使在深吸气时,肺缘也不能伸入其内,故称为胸膜隐窝。

（1）肋膈隐窝:又称为肋膈窦,由肋胸膜下缘与膈胸膜的反折形成,呈半环形,容量最大,位置最深,胸膜腔内的积液常先蓄积于此处。

（2）肋纵隔隐窝:位于心包处的纵隔胸膜与肋胸膜转折移行处,左侧较为明显。

（3）奇静脉食管隐窝:是右后纵隔隐窝,位于奇静脉弓下方,食管与奇静脉之间的纵隔胸膜反折,上界为奇静脉弓,后为奇静脉和脊柱前胸膜,内侧为食管和邻近结构,右肺下叶向该隐窝突入形成肺嵴,构成外侧界,隐窝内的小病变在胸部 X 线片上常见不到。在气管隆嵴下层面,隐窝与邻近的隆嵴下淋巴结、食管、主支气管关系密切,CT 扫描时,应高度注意该隐窝的形态。

第六节　胸部结构的解剖断层特点及其影像断层表现

一、胸部结构的解剖断层特点

（一）纵隔结构在横断层面上的配布特点

在胸部横断层面上,胸腔可以划分为 3 个区域,两侧被左、右胸膜囊和肺占据,中央区域是纵隔。根据结构配布,以主动脉弓下缘平面和升主动脉根部平面为界,将纵隔划分为上、中、下 3 个区段（见图 3-2-4、图 3-2-5）。

1. 胸廓上口至主动脉弓下缘区段　该区段即上纵隔（见图 3-2-4、图 3-2-5）,其在横断层面上纵隔结构自前向后分为 5 层（见图 3-2-6、图 3-2-7）。

1）胸腺层:主要容纳胸腺或胸腺遗迹,其形态、大小变化较大,向上可伸至颈部。

2）静脉层:主要有头臂静脉、上腔静脉及淋巴结,左、右头臂静脉于右侧第一胸肋结合处汇合成上腔静脉,沿升主动脉和主动脉弓右前方垂直下行。

3）动脉层:主要有主动脉弓及其 3 大分支、膈神经、迷走神经及淋巴结。

4）气管层:主要有气管及其周围的气管旁淋巴结。

5）食管层:主要有食管及左喉返神经、胸导管、淋巴结、胸交感干及交通支、肋间后血管及神经等。

2. 主动脉弓下缘至升主动脉根部区段　该区段主要显示出入心的大血管、出入肺门的管道、肺根及淋巴结（见图 3-2-4、图 3-2-5）,自前向后可分为 5 层;气管居于纵隔横断层面的中央,分开前方的大血管和后方的后纵隔结构,是关键性结构。

1)胸腺层:主要容纳胸腺或胸腺遗迹,向下抵达心包前面。

2)血管层:此处的动脉与静脉近似成横行排列,自右向左依次为上腔静脉、升主动脉和肺动脉干。在稍低层面上,肺动脉干发出左、右肺动脉,经前排的大血管与气管之间,分别进入左、右肺门。

3)气管支气管层:主要有气管、气管杈、主支气管及其周围的淋巴结。

4)食管层:主要有食管、迷走神经及食管淋巴结。

5)脉管神经层:脉管系统配布在椎体前方和外侧,从右向左主要有奇静脉、胸导管、胸主动脉及其周围淋巴结;胸交感神经节、胸交感干及交通支、内脏大神经及内脏小神经、肋间后血管及神经等配布在椎体的后外侧。

3. 升主动脉根部至膈区段　该区段主要显示中纵隔的心与心包,后纵隔的食管和血管(见图3-2-4、图3-2-5),自前向后可分为4层。

1)前纵隔层:位于心包前壁的前方,狭窄,少量疏松结缔组织和纵隔前淋巴结,或有胸腺。

2)心与心包层:即中纵隔,范围较大,内有心及出入心的大血管根部、心包及心包腔、心包膈血管和膈神经及淋巴结等。房、室间隔从左外侧与中线约夹45°角,分别隔开两侧的心房与心室。同侧的心室与心房,呈现出左前与右后的位置关系。

3)食管层:要有食管、迷走神经及食管淋巴结。

4)脉管神经层:脉管系统配布在椎体前方和外侧,从右向左主要有奇静脉、胸导管、胸主动脉及其周围淋巴结;胸交感神经节、胸交感干及交通支、内脏大神经及内脏小神经、肋间后血管及神经等配布在椎体的后外侧。

(二)肺在横断层面上的配布特点

1. 肺裂在横断层面上的识别　叶间裂是辨别肺叶、定位肺段的重要标志,叶间裂的外周为肺的边缘,血管较少。在横断层标本和CT图像上,上胸部层面中的斜裂自后外侧行向前内侧,中胸部层面几乎呈冠状位,下胸部层面自前外走向后内。水平裂仅出现于右肺门处的肺动脉以下层面,近似呈冠状位。

左肺斜裂多起自第4胸椎水平,少数起自第3或第5胸椎水平。右肺斜裂起始部低于左侧,多起自第5或第4胸椎水平。在CT图像上,两侧肺斜裂的形态特征相似,但右肺斜裂更易表现为低密度的乏血管带。斜裂可分为上、中、下3区,在常规扫描CT图像上,肺门以上区段的层面中,斜裂可呈线状致密影或低密度的乏血管带,从椎体两侧呈直线或弧形向后外侧行向胸壁,并向后内侧凸出;肺门区段的层面中,斜裂多呈冠状位横行的无血管带;肺门以下区段的层面中,斜裂内侧端比外侧端靠后,向后外侧凸出,表现为低密度的乏血管带。高分辨率CT薄层扫描时,双肺斜裂多表现为一纤细的索条状致密影,斜裂的中、下部亦可表现为低密度的乏血管带。

右肺水平裂起自斜裂的肺门区。根据水平程度的不同,右肺水平裂可有3种影像表现,如为扁平而水平走行,则表现为三角形乏血管区,其顶部在右肺动脉叶间部,底部在前外侧胸肋部;如向前下倾斜走行,则同一扫描层内不能包含水平裂的全部,尚出现在相邻层面,位置稍高的后部与斜裂汇合表现为增大的斜裂乏血管带,在下一层面除斜裂的乏血管带外,其前方尚显示位置稍低的前部形成的第二乏血管带;如呈波浪形,则表现为多个小的乏血管区。

在肺的横断层面上自上而下通过其纵隔侧的标志性结构来识别斜裂,是一种简便可行的方法(表3-6-1)。

表3-6-1 肺裂纵隔侧的识别标志

横断层面	右斜裂	左斜裂	水平裂
右肺上叶支气管	奇静脉后外侧	胸主动脉后外侧	—
中间支气管	中间支气管外侧	左肺动脉后外侧	—
左肺上叶支气管	叶间动脉外侧	叶间动脉外侧	右上肺静脉外侧
中间支气管分叉处	中、下叶动脉分叉处外侧	舌、下叶动脉分叉处外侧	上腔静脉口外侧
左、右肺下叶支气管	下叶动脉分出前底段动脉的前方	下叶动脉分出内侧前底段动脉的前方	右心房前外侧
左、右下肺静脉	下肺静脉的前方	下肺静脉的前方	—
底段上、下静脉	心旁	心旁	—

2. 肺段在横断层面上的分布 在横断层面上,先寻找斜裂和水平裂将肺叶分开,再依各肺叶内的管道及段间静脉的分布来确认肺段。在大部分 CT 层面上,可依据叶间裂、肺段支气管、动脉、静脉的确认而对肺段予以确认。了解肺段在横断面上的分布规律,有助于肺部疾病的定位诊断(表3-6-2)。

表3-6-2 横断层面上肺段的分布

标志层面	右肺	左肺
主动脉弓以上	SⅠ	SⅠ+Ⅱ
主动脉弓	SⅠ、SⅡ、SⅢ	SⅠ+Ⅱ、SⅢ、SⅥ
主－肺动脉窗	SⅡ、SⅢ、SⅥ	SⅠ+Ⅱ、SⅢ、SⅥ
右肺上叶支气管(左肺动脉)	SⅡ、SⅢ、SⅥ	SⅠ+Ⅱ、SⅢ、SⅥ
左肺上叶支气管(右肺动脉)	SⅢ、SⅣ、SⅥ	SⅢ、SⅣ、SⅥ
中(舌)叶支气管	SⅣ、SⅤ、SⅥ	SⅣ、SⅤ、SⅥ
基底干支气管	SⅣ、SⅤ、SⅦ、SⅧ、SⅨ、SⅩ	SⅣ、SⅤ、SⅦ+Ⅷ、SⅨ、SⅩ
左、右下肺静脉	SⅣ、SⅤ、SⅦ、SⅧ、SⅨ、SⅩ	SⅣ、SⅤ、SⅦ+Ⅷ、SⅨ、SⅩ
底段上、下静脉	SⅤ、SⅦ、SⅧ、SⅨ、SⅩ	SⅤ、SⅦ+Ⅷ、SⅨ、SⅩ

二、胸部结构的影像断层表现

CT 图像因为可以清晰显示细小血管等肺内结构而在胸部断层影像学检查中最为常用,增强检查还可对血管、心腔和其他结构进行明确区分。胸部 CT 图像须采用 2 种不同的显示条件,即肺窗和纵隔窗对肺和纵隔结构分别进行观察。

磁共振图像不能很好地观察肺内结构,故在胸部影像学检查中应用较少。但其对纵隔、胸壁的软组织结构显示良好。尤其是对纵隔结构,MRI 平扫即可依靠血液的流动性进行成像,清楚识别纵隔内的心腔和大血管。

CT 图像表现

CT 检查以横断层扫描为主,对两侧对称结构、气管及支气管束以及血管走行的显示多辅以冠状断层,对叶间胸膜的显示再辅以矢状断层更为理想。对纵隔内部结构观察、肺门血管的区分以增强检查为宜。

1. 气管、支气管 管腔内空气呈明显低密度影,管壁为等密度,气管、支气管根据管径粗细不同,在短轴断面表现为大小不等的环状影,在长轴断面管壁呈距离不等的两条平行线状影(图 3-6-1),肺窗更有利于观察肺野内的细小支气管,但 4~6 级以下细小支气管渐渐难以分辨。

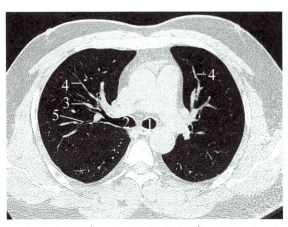

1.左主支气管;2.右主支气管;3.肺段动脉;4.肺段静脉;5.段支气管。

图 3-6-1 经气管隆嵴下间隙横断层面 CT(肺窗)图像

2. 肺血管 肺血管内的血液为等密度,增强扫描时因血液内含造影剂密度增高,血管易于辨认。肺门和肺野内动、静脉的分辨依靠其走行进行判别较为确切,这需在连续断层图像上追踪到纵隔,看其是发自肺动脉还是回流到肺静脉。肺动脉与支气管伴行,支气管与相邻肺动脉直径大致相等,在肺叶、段、亚段等肺单位的中央逐级分支,肺静脉则位于这些肺单位的周围部分,即肺间隔组织之内。一般靠近肺门部的肺野,动脉趋向上下方向走行,静脉相对横向走行。肺内动脉常分为两个直径相当的分支,而肺内静脉常与许多细小的属支相连,这些属支与主干成直角。末梢肺小血管在层面上多呈点状或小分叉状(图 3-6-1)。

3. 肺 肺泡内含有气体,故 CT 图像中肺组织为明显低密度,肺窗下可清楚衬托出肺内的血管、气管和一些间隔结构。次级肺小叶远端的肺组织,是外被结缔组织间隔的最小肺单位,高分辨率 CT 可以显示次级肺小叶中央的小叶核,其为伴随小叶支气管的小叶中央动脉的横轴位投影,小叶核距小叶间隔或胸膜约 10mm。正常小叶间隔很薄,在高分辨率

CT上也难以显示；增厚的小叶间隔在胸膜下容易确认，表现为与胸壁或叶间胸膜垂直的短小线状影或呈拱门状（图3-6-2）。肺间隔间质增生可显示出肺内网状影，肺静脉走行于间隔内，依肺静脉末梢走向可判断小叶间隔。

4. 纵隔　纵隔结构要用纵隔窗观察，CT图像可以显示纵隔内的心、大血管、食管、气管和支气管等。正常的淋巴结短径不超过10mm，CT断面偶尔可以显示为点状影。胸腺位于胸廓入口的血管前间隙，青春期以前显示为软组织密度，类似三角形，以后逐渐萎缩变小，老年人可完全被脂肪组织取代。纵隔内的脂肪组织密度很低，可衬托纵隔内各结构；增强扫描利于血管、心腔的识别。

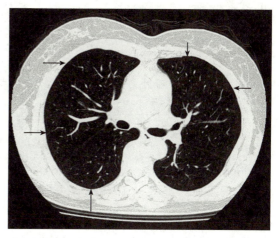

↑所示为增厚的肺小叶间隔，胸膜下呈与胸壁垂直的短小线状影或拱门状。

图3-6-2　肺间质增生病变的CT（高分辨率）图像

5. 膈　位于胸、腹腔之间的穹幕状隔膜，在横断层面根据层面水平的不同显示为或大或小的环形影，纵隔窗可见圆形区域内为腹腔内结构；在冠状、矢状层面重建图像，膈表现为凸面向上的弧线，下方为腹腔内结构。

6. 胸膜　壁胸膜和脏胸膜紧密相贴，在横断层面上为肺组织与胸壁之间的界限，不能单独显示。叶间胸膜在周围肺内气体的衬托下，断面与走行方向垂直时，肺窗表现为软组织密度细线影；若断面与走行方向大致平行或偏斜时，可混有不同程度的肺组织密度，表现为2种密度不同比例的混在，有时甚至不能与肺组织区分，此种情况下，无纹理（细血管）带就是叶间胸膜的走行处，因为接近胸膜的血管是最末梢肺组织的血管，CT上无法识别。纵隔窗不能观察到叶间胸膜。

7. 胸壁　胸廓由骨、胸背部肌肉、肋间肌及其周围软组织构成，胸壁的最外层为皮肤和皮下组织，胸壁的前部女性可见乳房结构，腋窝内有丰富的脂肪组织、淋巴结。CT纵隔窗可显示上述结构，对骨骼的观察须用骨窗。骨骼密度最高，易于识别，肌肉为等密度影，脂肪组织为低密度。脂肪组织的低密度可衬托胸壁肌等软组织结构的外形。

第七节　胸部的横断层

一、隆椎椎体层面

该层面经过颈根部，中央为隆椎椎体。层面分为椎体前区、椎体侧区、椎体后区和肩胛区4部分（图3-7-1）。

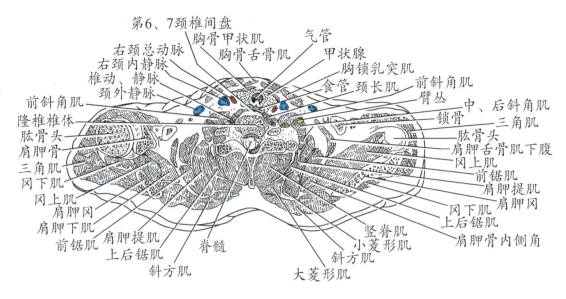

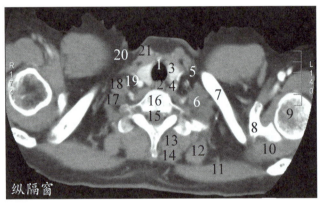

1. 气管；2. 食管；3. 甲状腺；4. 颈总动脉；5. 颈内静脉；6.椎动、静脉；7. 锁骨；8. 肩胛骨；9. 肱骨头；10. 冈上肌；11. 斜方肌；12. 小菱形肌；13. 竖脊肌；14. 大菱形肌；15.脊髓；16. 隆椎椎体；17. 中、后斜角肌；18.前斜角肌；19. 颈长肌；20. 胸骨甲状肌；21. 胸锁乳突肌。

图 3-7-1　经隆椎椎体的横断层面及 CT 图像

（一）椎体前区

该部以气管为中心。在气管两侧有甲状腺侧叶的断面,呈三角形。甲状腺侧叶的外侧有颈动脉鞘的断面,包绕颈总动脉、颈内静脉和迷走神经。在气管及甲状腺侧叶前方有胸骨甲状肌、胸骨舌骨肌和胸锁乳突肌。食管位于气管后方,紧贴气管膜部的后方。

（二）椎体侧区

椎体前外侧有颈长肌,该肌后外侧有椎动脉、椎静脉。颈长肌外侧有前斜角肌,其后方有中、后斜角肌。前、中斜角肌之间为斜角肌间隙,内有臂丛断面。斜角肌外侧是肩胛舌骨肌下腹。

（三）椎体后区

有椎管、椎板、棘突和横突。在横突与棘突之间有横突棘肌,横突外侧连接第1肋。横突棘肌后方、棘突末端两侧有横行的菱形肌,其外侧端有前后方向较宽的肌束为肩胛提肌及其外侧的前锯肌。菱形肌后方为横行的斜方肌。

（四）肩胛区

肱骨头前方有肱二头肌长头肌腱,外侧有三角肌包绕,内侧有肩胛骨喙突、关节盂及肩胛冈。肩胛冈前方有冈上肌,后方有冈下肌,内侧有斜方肌。喙突内侧近似三角形的骨断面为锁骨,与三角肌相连。前锯肌、冈上肌、锁骨及喙突围成一个三角形的区域,为腋窝顶,内有臂丛、腋血管的分支及脂肪组织。锁骨断面内侧的血管断面为颈外静脉。

二、第 1 胸椎椎体层面

层面中央为第 1 胸椎,两侧为肩关节。该层面也分为椎体前区、椎体侧区、椎体后区和肩胛区 4 部分（图 3-7-2）。

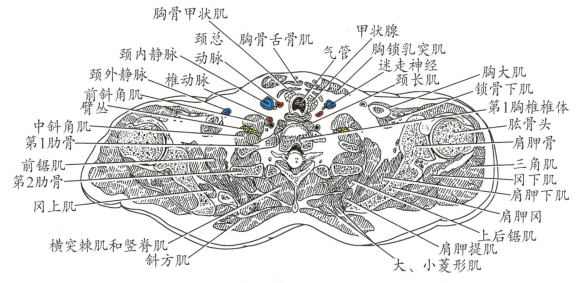

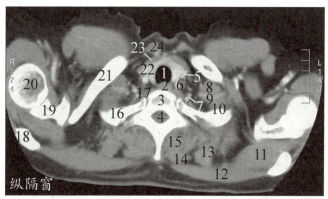

1.气管；2.食管；3.隆椎与第1胸椎间盘；4.脊髓；5.颈内静脉；6.颈总动脉；7.椎动、静脉；8.前斜角肌；9.臂丛；10.中斜角肌；11.冈上肌；12.斜方肌；13.小菱形肌；14.大菱形肌；15.竖脊肌；16.第1肋骨；17.颈长肌；18.肩胛冈；19.肩胛骨；20.肱骨头；21.锁骨；22.甲状腺；23.胸骨甲状肌；24.胸锁乳突肌。

图 3-7-2　经第 1 胸椎椎体的横断层面及 CT 图像

（一）椎体前区

气管仍位于该部的中央,其两侧、前方及后方的结构同上一层面。

（二）椎体侧区

椎体两侧有第1肋骨的肋头与椎体构成的肋头关节。椎体前半部有椎间盘,其前外侧有颈长肌和椎动脉、椎静脉,椎动脉和第1肋骨的肋颈之间有星状神经节(又称颈胸神经节)。椎动脉和第1肋的外前方有前、中斜角肌,外侧有后斜角肌。

（三）椎体后区

椎体后方有椎管,内有脊髓及其向两侧发出的脊神经,在脊髓后外侧有关节突关节。横突外侧有与第2肋构成的肋横突关节。棘突两侧有竖脊肌,该肌后方有小菱形肌和大菱形肌,小菱形肌外侧与肩胛骨上角之间有肩胛提肌、前锯肌。菱形肌后方有斜方肌。

（四）肩胛区

两侧肩关节已完全剖开,外侧为半球形的肱骨头,内侧有月牙形的关节盂和长条形的肩胛骨。肱骨头前方、结节间沟内有肱二头肌长头肌腱。肩关节前方、外侧和后方有三角肌包绕。肩胛骨后方有冈下肌,前方有肩胛下肌。肩胛下肌前方有前锯肌,位于第1~2肋外侧。肩胛下肌、前锯肌、锁骨和胸大肌之间的区域为腋窝,内有腋血管、臂丛、淋巴结及脂肪组织等。在锁骨断面的下后方有锁骨下肌,锁骨前外侧有胸大肌,锁骨前内侧有颈外静脉。

三、肺尖层面

此层面经过肺尖,以第1、2胸椎椎体及其间的椎间盘为中心,分为椎体前区、胸壁及胸膜肺区、椎体后区和肩胛区4部分(图3-7-3)。

（一）椎体前区

该部以气管为中心,气管前方及两侧有甲状腺峡部及侧叶。甲状腺前方的中线两侧有胸骨甲状肌、胸骨舌骨肌和胸锁乳突肌。气管外侧是颈动脉鞘,其中的颈总动脉、颈内静脉周围有颈外侧深淋巴结。气管后方有食管。第1胸椎椎体前外侧有颈长肌,该肌外侧有锁骨下动、静脉。锁骨下动脉和臂丛穿过斜角肌间隙,该间隙前界为前斜角肌,后界为中斜角肌。

（二）胸壁及胸膜肺区

胸腔已切开,胸膜肺区内有肺尖的断面,左、右侧分别为左肺的尖后段和右肺的尖段。第2胸椎椎体两侧为第2肋骨的肋头。胸腔外侧壁前部有第1肋骨断面,其后方有第2肋骨断面。胸壁外侧有前锯肌,呈弧形由前向后走行,止于肩胛骨内侧缘。

（三）椎体后区

有椎管和棘突。椎管内硬膜外隙和脊髓清晰可见。椎骨后方为第2胸椎椎弓板和棘突。棘突两侧为竖脊肌、大菱形肌和斜方肌等。

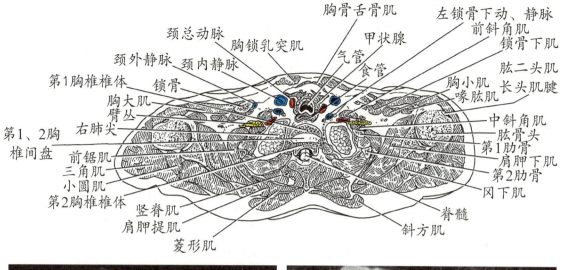

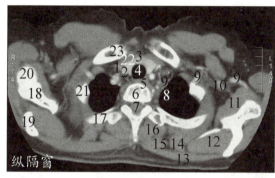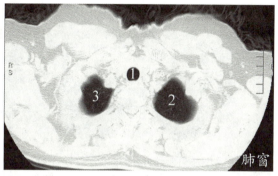

纵隔窗：1. 右颈内静脉；2. 右颈总动脉；3. 甲状腺；4. 气管；5. 食管；6. 第1胸椎椎体；7. 脊髓；8. 左椎动、静脉；9. 锁骨下动脉；10. 锁骨下静脉；11. 肩胛下肌；12. 冈下肌；13. 斜方肌；14. 小菱形肌；15. 大菱形肌；16. 竖脊肌；17. 第2肋骨；18. 肩胛骨；19. 肩胛冈；20. 肱骨头；21. 第1肋骨；22. 胸骨甲状肌；23. 锁骨。

肺窗：1. 气管；2. 左肺尖；3. 右肺尖。

图 3-7-3　经肺尖的横断层面及 CT 图像

（四）肩胛区

肱骨头呈较大的半球形，结节间沟内有肱二头肌长头肌腱。肱骨头的前方、外侧、后方有三角肌。关节盂很小，位于肩关节内侧，肩胛骨的其他部分断面呈长条形伸向后内侧。肩胛骨后方有冈下肌，后者与肱骨头之间有小圆肌的断面。肩胛骨前方长条形的肌肉为肩胛下肌，该肌前内侧为前锯肌。前锯肌和肩胛下肌的前方有胸大肌、胸小肌、喙肱肌、肱二头肌短头及锁骨下肌等，上述肌肉围成的三角形区为腋窝，内有臂丛、腋血管和脂肪组织等。锁骨后方有颈外静脉及腋静脉。

四、第 2 胸椎椎体层面

该层面以第 2 胸椎椎体为中心，分为椎体前区、胸壁及胸膜肺区、椎体后区和肩胛区 4 部分（图 3-7-4）。

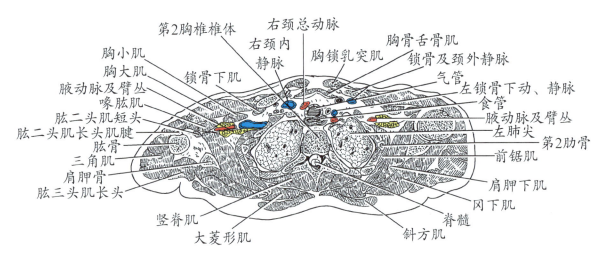

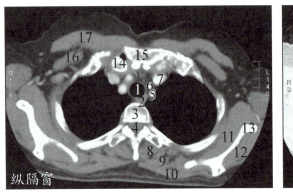
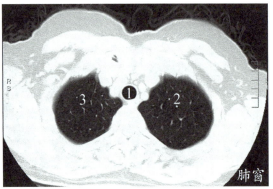

纵隔窗：1.气管；2.食管；3.第2胸椎椎体；4.脊髓；5.左锁骨下动脉；6.左颈总动脉；7.左头臂静脉；8.竖脊肌；9.大菱形肌；10.斜方肌；11.肩胛下肌；12.冈下肌；13.肩胛骨；14.锁骨；15.胸骨柄；16.胸小肌；17.胸大肌。

肺窗：1.气管；2.左肺尖；3.右肺尖。

图 3-7-4 经第 2 胸椎椎体的横断层面及 CT 图像

（一）椎体前区

该部仍以气管为中心。气管前方的舌骨下肌与上一层面相似。胸锁乳突肌外侧有锁骨和锁骨下肌的斜切面。左颈总动脉紧靠气管左侧，左颈内静脉在左颈总动脉的前外侧，迷走神经在动脉的外侧。右颈总动脉位于气管右前方，右迷走神经位于右颈总动脉和右颈内静脉的后方。食管左侧，左肺尖的内前方有锁骨下动、静脉。

（二）胸壁及胸膜肺区

胸膜肺区内右侧有尖段的断面；左侧有尖后段的断面。胸腔外侧壁有第 1~3 肋骨的断面，肋骨的外面有前锯肌包绕。第 1 肋断面的前外侧有前斜角肌、臂丛及腋动脉等的断面。

（三）椎体后区

第 2 胸椎椎体后方的椎管内有脊髓及其被膜。肋骨与椎体及横突形成肋头关节和肋横突关节。胸椎棘突两侧及后方有竖脊肌、大菱形肌和斜方肌。

（四）肩胛区

左侧肱骨头已缩小,右侧肱骨头消失,出现肱骨体,该区的肌肉和腋窝结构与上一层面相似。

五、颈静脉切迹层面

该层面以第3胸椎椎体上份和第2、3胸椎间盘为中心分为纵隔区、椎体及椎体后区、胸壁及胸膜肺区、肩胛区4部分(图3-7-5)。

（一）纵隔区

纵隔前方有锁骨胸骨端,两侧锁骨断面之间有胸骨舌骨肌和胸锁乳突肌。纵隔中间

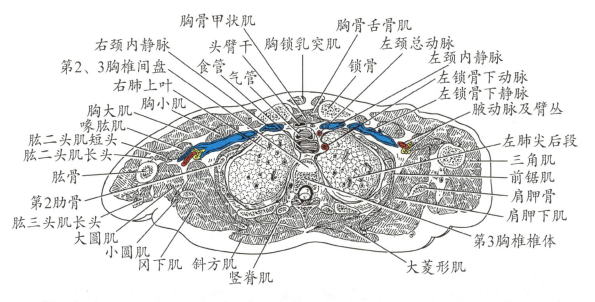

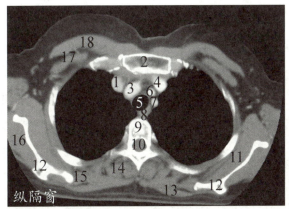
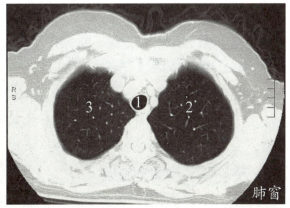

纵隔窗:1.右头臂静脉;2.胸骨柄;3.头臂干;4.左头臂静脉;5.气管;6.左颈总动脉;7.左锁骨下动脉;8.食道;9.第3胸椎椎体;10.脊髓;11.肩胛下肌;12.肩胛骨;13.斜方肌;14.竖脊肌;15.大菱形肌;16.冈下肌;17.胸小肌;18.胸大肌。

肺窗:1.气管;2.左肺上叶尖后段;3.右肺上叶尖段。

图 3-7-5　经颈静脉切迹的横断层面及 CT 图像

有气管的断面,呈扁圆形的管腔。气管右前方有管径粗大的头臂干。气管后方有食管,食管左侧有突入左胸膜肺区的左锁骨下动脉,使左肺上叶内前缘形成一个凹陷。气管左侧有左颈总动脉。在锁骨断面的后方有左、右头臂静脉。

（二）椎体及椎体后区

该层面的椎体断面为第3胸椎椎体上份的后部,其前方为第2、3胸椎间盘。椎体后区的结构与上一层面相似。

（三）胸壁及胸膜肺区

胸壁由第1~3肋骨的断面及肋间肌构成。胸壁外侧有前锯肌等。胸膜肺区位于纵隔及胸椎椎体两侧,其内分别有右肺和左肺上叶的断面。右肺的尖段位于右肺断面的中央,前段和后段较小,分别位于尖段的前方和后方。左肺的尖后段位于左肺断面的中央后部,其前方为较小的前段。

（四）肩胛区

肱骨前方有肱二头肌长头肌腱,其内侧有肱二头肌短头和喙肱肌。肱骨的前方、外侧和后方有三角肌包绕。后内侧有粗大的大圆肌和肱三头肌长头。肩胛骨断面呈细条形伸向后内侧,其后方有冈下肌、小圆肌,前方有肩胛下肌。腋窝断面呈三角形,内有臂丛、腋动脉和腋静脉,粗大的腋静脉向内侧延续为锁骨下静脉。

六、胸肋结合上缘层面

该层面以第4胸椎椎体为中心,分区与上一层面相同（图3-7-6）。

（一）纵隔区

前方是胸骨柄和胸锁关节,后方为第4胸椎椎体,两侧为纵隔胸膜。气管位于纵隔的中间,气管与胸椎间有食管。从气管的前方至气管和食管的左侧,依次有头臂干、左颈总动脉和左锁骨下动脉。头臂干前方有左头臂静脉,右胸锁关节后方有右头臂静脉。

（二）椎体及椎体后区

椎体前半部有第3、4胸椎间盘,后半部为第4胸椎椎体上部断面。椎体后外侧有肋头关节。椎管内有脊髓及其被膜。椎板后方和棘突两侧有竖脊肌、大菱形肌与斜方肌等。

（三）胸壁及胸膜肺区

胸壁由胸骨柄、胸锁关节、第1肋软骨、第1~4肋骨及肋间肌围成。胸壁的后外侧有前锯肌,前外侧有胸大肌和胸小肌。两侧胸膜肺区内为肺的断面。右肺断面内侧主要是尖段,后部为后段,前部为前段。左肺断面的后部为尖后段,前部为前段。

（四）肩胛区

腋窝断面呈三角形,可见臂丛位于腋动、静脉周围,肩胛骨和肱骨周围肌肉的配布基本同上一层面。

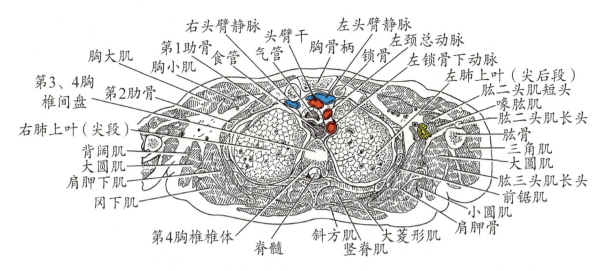

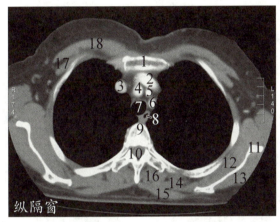 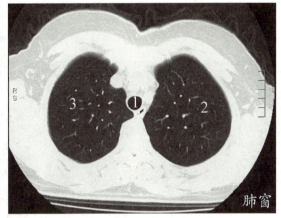

纵隔窗：1.胸骨柄；2.左头臂静脉；3.右头臂静脉；4.头臂干；5.左颈总动脉；6.左锁骨下动脉；7.气管；8.食管；9.第3胸椎椎体；10.脊髓；11.肩胛骨；12.肩胛下肌；13.冈下肌；14.大菱形肌；15.斜方肌；16.竖脊肌；17.胸小肌；18.胸大肌。
肺窗：1.气管；2.左肺上叶尖后段；3.右肺上叶尖段。

图 3-7-6　经胸肋结合上缘的横断层面及 CT 图像

七、主动脉弓层面

此层面通过第 4 胸椎椎体下部,恰经过主动脉弓(图 3-7-7)。

（一）纵隔区

前方为胸骨柄及第一胸肋结合,后方为第 4 胸椎椎体下部,两侧为纵隔胸膜。气管居于中间,其前方有左头臂静脉从左向右斜行,右前方有右头臂静脉。后方为食管,左侧为主动脉弓。气管前间隙位于气管与主动脉弓和左、右头臂静脉之间。气管后间隙位于气管与第 4 胸椎椎体之间。

（二）椎体及椎体后区

第 4 胸椎椎体两侧有肋头关节及肋横突关节,椎管内有脊髓及其被膜,椎弓后方及棘

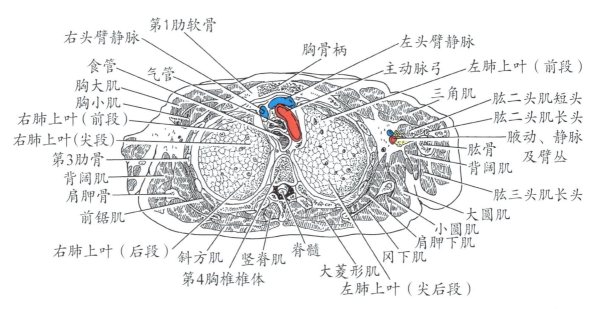

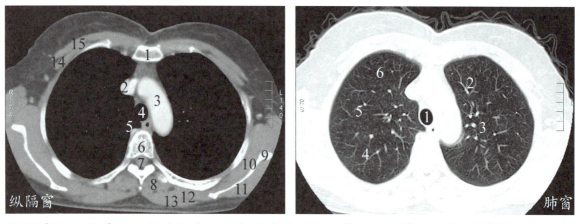

纵隔窗：1.胸骨；2.上腔静脉；3.主动脉弓；4.气管；5.食管；6.第4胸椎椎体；7.脊髓；8.竖脊肌；9.肩胛骨；10.肩胛下肌；11.冈下肌；12.大菱形肌；13.斜方肌；14.胸小肌；15.胸大肌。

肺窗：1.气管；2.左肺上叶前段；3.左肺上叶尖后段；4.右肺上叶后段；5.右肺上叶尖段；6.右肺上叶前段。

图 3-7-7　经主动脉弓的横断层面及 CT 图像

突两侧有竖脊肌、大菱形肌、斜方肌等。

（三）胸壁及胸膜肺区

胸壁由胸骨柄、第 1 肋软骨、第 1～4 肋骨及肋间肌等组成。胸膜肺区内有左、右肺的断面，肺断面的中央有尖段支气管或尖后段支气管，血管向前及向后走行，前方为前段，后方为后段或尖后段。肺下叶上段即将出现。

（四）肩胛区

与上一层面相比，该层面的大圆肌前外侧出现背阔肌。该层面经腋窝底，腋窝间隙较大，臂丛和腋动、静脉周围的脂肪组织增多。

八、主－肺动脉窗层面

该层面通过第5胸椎椎体上部及其上方的椎间盘（图3-7-8）。

（一）纵隔区

前方为胸骨角，后方为第4、5胸椎间盘及第5胸椎椎体，两侧为纵隔胸膜。在胸骨柄后方有胸腺的断面，胸腺的左后方为主动脉弓下缘的断面，右后方为上腔静脉的断面。

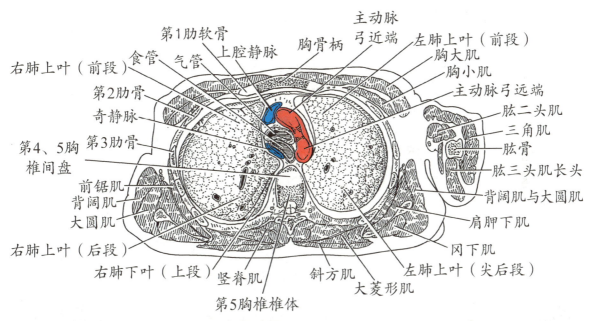

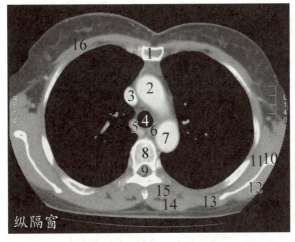
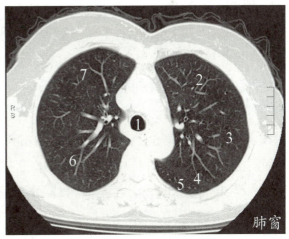

纵隔窗：1.胸骨；2.升主动脉；3.上腔静脉；4.气管；5.奇静脉弓；6.食管；7.胸主动脉；8.第5胸椎椎体；9.脊髓；10.肩胛骨；11.肩胛下肌；12.冈下肌；13.大菱形肌；14.斜方肌；15.竖脊肌；16.胸大肌。

肺窗：1.气管；2.左肺上叶前段；3.左肺上叶尖后段；4.左肺斜裂；5.左肺下叶上段；6.右肺上叶后段；7.右肺上叶前段。

图 3-7-8 经主－肺动脉窗的横断层面及CT图像

胸骨柄后方与大血管之间的空隙为血管前间隙。大血管后方与气管之间的空隙为气管前间隙,内有淋巴结;气管后方与胸椎椎体之间为气管后间隙,内有斜行的食管断面。此层面以下,升主动脉与胸主动脉之间至纵隔左缘,在 CT 图像上为一低密度区域,称为主－肺动脉窗,含有动脉韧带、主－肺动脉窗淋巴结和左喉返神经等。

（二）胸壁及胸膜肺区

胸壁由胸骨、第 1 肋软骨、第 2~4 肋骨及肋间肌组成。胸膜肺区内肺尖段已消失,肺断面的前部为前段,有血管向前走行;后部为后段,有血管向后走行。右肺下叶的上段显现一小部分。食管右侧有一扁的血管为奇静脉,位于纵隔右侧。其后方有一凹窝为奇静脉食管隐窝(奇食隐窝)。右肺向该窝突入形成肺嵴。

（三）椎体及其后区

椎体区由第 5 胸椎椎体上部及其上方的椎间盘组成,椎管内有脊髓及其被膜。椎弓后方和棘突两侧有竖脊肌、菱形肌和斜方肌。

（四）肩胛区

上肢断面已和胸部分离。胸部后外侧可见斜行条状的肩胛骨,其外侧有大圆肌和背阔肌,前方有肩胛下肌,后方有冈下肌。

九、气管杈层面

此层面通过第 5 胸椎椎体下部,恰经过气管杈(图 3-7-9)。

（一）纵隔区

该层面平气管杈,气管分成左、右主支气管,分叉处可见气管隆嵴。左主支气管前方有粗大的升主动脉断面;右主支气管前方,升主动脉的右侧为上腔静脉,与升主动脉紧密相贴。若此层面稍向上切割则可见奇静脉弓在右主支气管右侧注入上腔静脉。主支气管与大血管之间为气管前间隙的一部分,内有淋巴结和结缔组织。大血管与胸骨之间为血管前间隙,内有四边形的胸腺。左主支气管的左前方,升主动脉的左后方有肺动脉。主－肺动脉窗内有动脉韧带、主－肺动脉窗淋巴结和左喉返神经。气管杈后方有食管,右后方有斜而扁的奇静脉。食管左侧、椎体的左前方有大而圆的胸主动脉。奇静脉、胸主动脉、食管与椎体之间有胸导管。奇食隐窝内有肺嵴。

（二）胸壁及胸膜肺区

胸壁由胸骨、第 2~5 肋骨及肋间肌组成。胸前壁的肋骨与肋间肌的前方有胸大肌、胸小肌。肺区可见左、右肺斜裂位置前移,呈开口向前外侧的弧形,分隔前方的上叶与后方的下叶。两肺上叶的前部为前段,其后方大部分为后段或尖后段,段内有支气管走行。斜裂后方的下叶上段断面明显扩大。

（三）椎体及椎体后区

该层面的椎体为第 5 胸椎椎体下部,其后外侧可见肋头关节和肋横突关节。

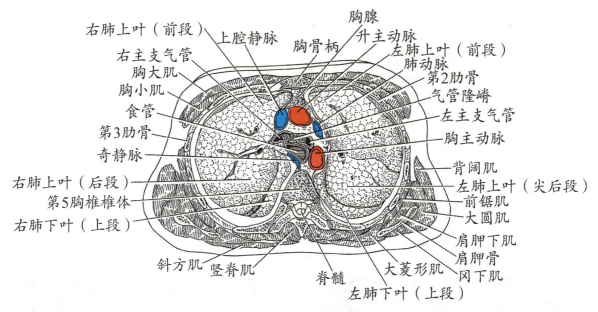

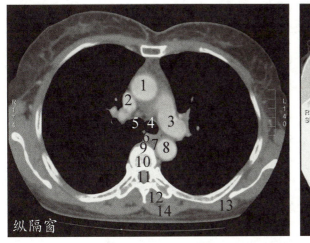
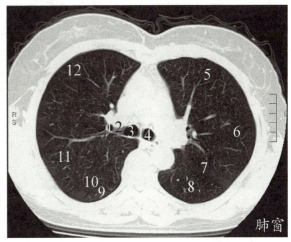

纵隔窗：1.升主动脉；2.上腔静脉；3.左肺动脉；4.左主支气管；5.右主支气管；
6.奇静脉；7.食管；8.胸主动脉；9.第5胸椎椎体；10.第5、6胸椎间盘；11.脊髓；
12.竖脊肌；13.大菱形肌；14.斜方肌。

肺窗：1.右肺上叶尖段支气管；2.右肺上叶支气管；3.右主支气管；4.左主支气管；
5.左肺上叶前段；6.左肺上叶尖后段；7.左肺斜裂；8.左肺下叶上段；9.右肺下叶上
段；10.右肺斜裂；11.右肺上叶后段；12.右肺上叶前段。

图 3-7-9　经气管杈的横断层面及 CT 图像

（四）肩胛区

肩胛骨外前方有大圆肌和背阔肌，后方有冈下肌，前方有肩胛下肌。

十、肺动脉杈层面

此层面通过第 6 胸椎椎体上部及其上方的椎间盘，恰经过肺动脉杈（图 3-7-10）。

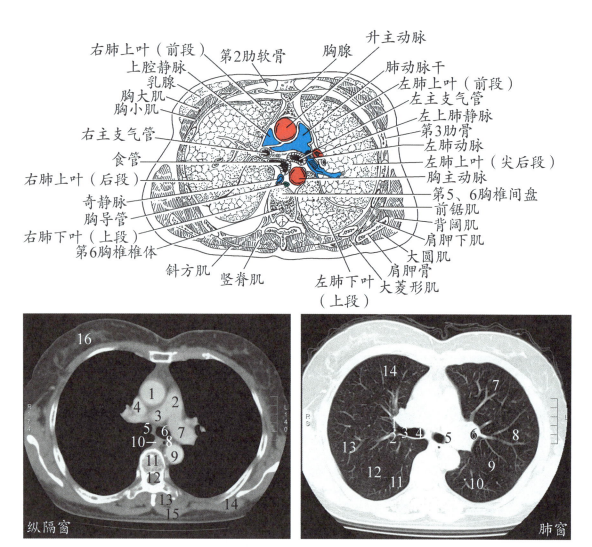

右肺上叶（前段）　第2肋软骨　胸腺　升主动脉
上腔静脉　　　　　　　　　　　肺动脉干
乳腺　　　　　　　　　　　　　左肺上叶（前段）
胸大肌　　　　　　　　　　　　左主支气管
胸小肌　　　　　　　　　　　　左上肺静脉
右主支气管　　　　　　　　　　第3肋骨
食管　　　　　　　　　　　　　左肺动脉
右肺上叶（后段）　　　　　　　左肺上叶（尖后段）
奇静脉　　　　　　　　　　　　胸主动脉
胸导管　　　　　　　　　　　　第5、6胸椎间盘
右肺下叶（上段）　　　　　　　前锯肌
第6胸椎椎体　　　　　　　　　背阔肌
　　　　　　　　　　　　　　　肩胛下肌
斜方肌　竖脊肌　　　　　　　　大圆肌
　　　　　　　　左肺下叶　　　肩胛骨
　　　　　　　　（上段）　　　大菱形肌

纵隔窗：1. 升主动脉；2. 肺动脉干；3. 右肺动脉；4. 上腔静脉；5. 右主支气管；
6. 左主支气管；7. 左肺动脉；8. 食管；9. 胸主动脉；10. 奇静脉；11. 第6胸椎椎体；
12. 脊髓；13. 竖脊肌；14. 大菱形肌；15. 斜方肌；16. 乳腺。
肺窗：1. 右肺上叶前段支气管；2. 右肺上叶后段支气管；3. 右肺上叶支气管；
4. 右主支气管；5. 左主支气管；6. 左肺上叶尖后段支气管；7. 左肺上叶前段；
8. 左肺上叶尖后段；9. 左肺斜裂；10. 左肺下叶上段；11. 右肺下叶上段；12. 右肺
斜裂；13. 右肺上叶后段；14. 右肺上叶前段。

图 3-7-10　经肺动脉杈的横断层面及 CT 图像

（一）纵隔区

前方为胸骨，后方为第 6 胸椎椎体上部及其上方的椎间盘，两侧有纵隔胸膜。胸骨后方与升主动脉之间为血管前间隙，内有三角形的胸腺。升主动脉右侧有上腔静脉，左后方是肺动脉干分叉处。在右肺动脉后方有左、右主支气管的断面。左主支气管左侧有左肺动脉，伸入左肺上叶，其左前方有左上肺静脉。在左、右主支气管后方，左侧有胸主动脉，右侧有食管。食管与胸椎椎体之间，自右向左有奇静脉、胸导管和胸主动脉。奇食隐窝内有肺嵴。

（二）胸壁及胸膜肺区

胸壁由胸骨、第2肋软骨、第3~6肋骨及肋间肌构成。右肺区可见上叶支气管断面,其后方可见无支气管伴行的两条肺静脉的段间部,可作为上叶前、后段的分界标志。斜裂后方为上段,斜裂的内前方、右肺上叶支气管后方有右上肺静脉的断面。左肺区显示在左肺动脉的外侧,肺门处可见有左上肺静脉及其后方的尖后段支气管和前段支气管。

（三）椎体及其后区

层面上有第6胸椎椎体上部及其上方的椎间盘。椎管内有脊髓及其被膜。椎弓后方、棘突两侧有竖脊肌、斜方肌。肩胛骨脊柱缘的内侧是与其相连的大菱形肌,位于斜方肌的深面。

（四）肩胛区

肩胛骨越来越小,内侧有大菱形肌,外侧有大圆肌和背阔肌,后方有冈下肌,前方有肩胛下肌,该肌与前锯肌紧密相贴。

十一、左肺上叶支气管层面

此层面通过第6胸椎椎体下部及其下方的椎间盘,恰经过左肺上叶支气管和右肺动脉（图3-7-11）。

（一）纵隔区

肺动脉干和右肺动脉的断面呈弧形于左后方包绕升主动脉,右肺动脉由左向右横行入右肺门。右主支气管在肺门处位于右肺动脉的后方。左主支气管分为左肺上、下叶支气管,分叉处的前方有左上肺静脉自肺门走出。食管与胸椎椎体之间有奇静脉、胸导管和胸主动脉,其位置关系同上一层面。

（二）胸壁及胸膜肺区

胸壁由胸骨体、第3肋软骨、第3~7肋骨及肋间肌构成。右胸膜肺区可见右肺上叶的前段、中叶和下叶的上段。前段与中叶的分界线,是一个乏血管区;中叶与下叶上段借斜裂分开。中叶内还有一横行的肺静脉段间部,将中叶区分为外侧段和内侧段。右肺门处可见右肺上静脉。斜裂向前推移,上段面积逐渐扩大。左胸膜肺区可见左主支气管分叉的前方有左上肺静脉横行,在上叶支气管外侧可见自前内向后外斜行的肺段静脉的段间部,分隔前段和尖后段。斜裂向前推移,上段逐渐扩大。

（三）椎体及其后区

可见第6胸椎椎体下部及其下方的椎间盘。肌肉的配布同上一层面。

（四）肩胛区

肩胛骨已很小,呈长圆形骨板,内侧有大菱形肌,外侧有背阔肌,前方有肩胛下肌,前锯肌紧贴背阔肌和肩胛下肌的深面。

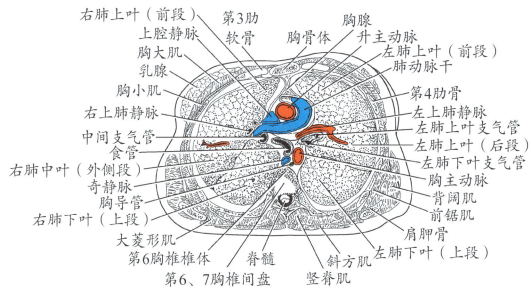

右肺上叶（前段）　第3肋　　　胸腺
上腔静脉　　软骨　胸骨体　升主动脉
胸大肌　　　　　　　　　　左肺上叶（前段）
乳腺　　　　　　　　　　　肺动脉干
胸小肌　　　　　　　　　　第4肋骨
右上肺静脉　　　　　　　　左上肺静脉
中间支气管　　　　　　　　左肺上叶支气管
食管　　　　　　　　　　　左肺上叶（后段）
右肺中叶（外侧段）　　　　左肺下叶支气管
奇静脉　　　　　　　　　　胸主动脉
胸导管　　　　　　　　　　背阔肌
右肺下叶（上段）　　　　　前锯肌
大菱形肌　　　　　　　　　肩胛骨
第6胸椎椎体　　脊髓　斜方肌　左肺下叶（上段）
第6、7胸椎间盘　　　竖脊肌

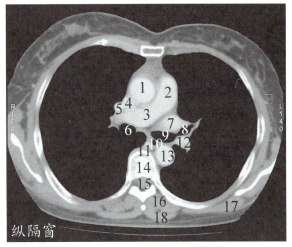
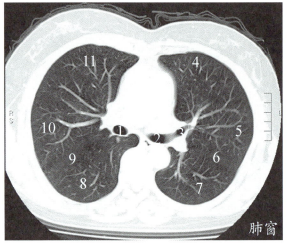

纵隔窗：1.升主动脉；2.肺动脉干；3.右肺动脉；4.上腔静脉；5.右上肺静脉；6.中间支气管；7.左上肺静脉；8.左肺上叶支气管；9.左主支气管；10.食管；11.奇静脉；12.左肺下叶动脉；13.胸主动脉；14.第6胸椎椎体；15.脊髓；16.竖脊肌；17.大菱形肌；18.斜方肌；19.乳腺。

肺窗：1.中间支气管；2.左主支气管；3.左肺上叶支气管；4.左肺上叶前段；5.左肺上叶尖后段；6.左肺斜裂；7.左肺下叶上段；8.右肺下叶上段；9.右肺斜裂；10.右肺上叶后段；11.右肺上叶前段。

图 3-7-11　经左肺上叶支气管的横断层面及 CT 图像

十二、主动脉窦层面

此层面经过主动脉窦，肩胛骨已消失（图 3-7-12）。

（一）纵隔区

该层面为下纵隔部分，以心包为界又分为前、中、后纵隔，前纵隔位于心包与胸骨体之

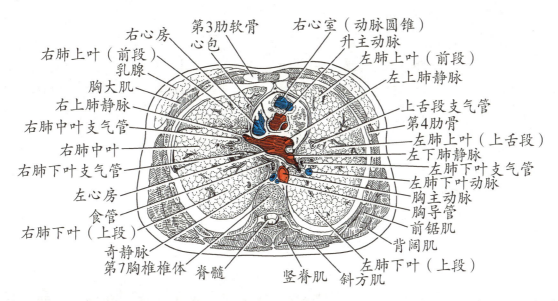

右心房　第3肋软骨　右心室（动脉圆锥）
右肺上叶（前段）　心包　升主动脉
乳腺　　　　　　　　　　　　左肺上叶（前段）
胸大肌　　　　　　　　　　　左上肺静脉
右上肺静脉　　　　　　　　　上舌段支气管
右肺中叶支气管　　　　　　　第4肋骨
右肺中叶　　　　　　　　　　左肺上叶（上舌段）
右肺下叶支气管　　　　　　　左下肺静脉
左心房　　　　　　　　　　　左肺下叶支气管
食管　　　　　　　　　　　　左肺下叶动脉
右肺下叶（上段）　　　　　　胸主动脉
奇静脉　　　　　　　　　　　胸导管
第7胸椎椎体　　　　　　　　前锯肌
脊髓　　　　　　　　　　　　背阔肌
　　竖脊肌　斜方肌　　　　　左肺下叶（上段）

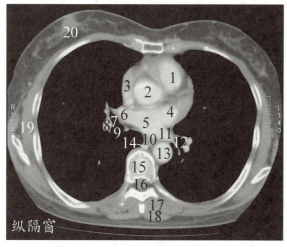
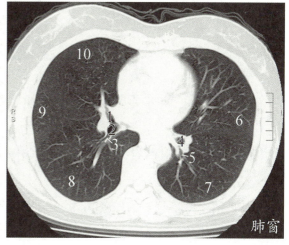

纵隔窗：1.右心室（动脉圆锥）；2.升主动脉；3.右心房；4.左上肺静脉；5.左心房；6.右上肺静脉；7.右肺中叶支气管；8.右肺下叶动脉；9.右肺下叶支气管；10.食管；11.左下肺静脉；12.左肺下叶支气管；13.胸主动脉；14.奇静脉；15.第7胸椎椎体；16.脊髓；17.竖脊肌；18.斜方肌；19.前锯肌；20.乳腺。

肺窗：1.右肺中叶支气管；2.右肺下叶支气管；3.右肺下叶上段支气管；4.左肺下叶支气管；5.左肺下叶上段支气管；6.左肺上叶上舌段；7.左肺下叶上段；8.右肺下叶上段；9.右肺中叶外侧段；10.右肺上叶前段。

图3-7-12　经主动脉窦的横断层面及CT图像

间。心包和心占据中纵隔。心前部为右心室（动脉圆锥部），后部的横行腔隙为左心房，位于食管的前方，其间为心包斜窦。左心房右侧有右上肺静脉注入，左侧有左上肺静脉和左下肺静脉注入。左心房与右心室之间有升主动脉根部，可见主动脉窦的断面，为中纵隔的结构中心，内有3个半月形的主动脉瓣。主动脉窦右侧为右心房。后纵隔位于左心房与胸椎椎体之间，食管和奇静脉位于后纵隔右半，左半部由胸主动脉占据，奇静脉、胸椎椎体和胸主动脉之间有胸导管。

（二）胸壁及胸膜肺区

胸壁由胸骨体、第3肋软骨、第3~7肋骨及肋间肌构成。胸壁前部有胸大肌,其前方的浅筋膜内女性可见乳腺组织,后外侧壁有前锯肌和背阔肌。右肺断面上可见上、中、下3叶,彼此之间以水平裂和斜裂为界线,在CT图像上为乏血管区。前部为上叶的前段,中部为中叶的内、外侧段,后部主要为下叶的上段。在中叶断面内,可见外、内侧段支气管。在下叶上段的断面上可见上段支气管和上段动脉,分别发自下叶支气管和右肺动脉,向后走行。肺嵴突入奇食隐窝内。左肺断面的前半部为前段和上舌段,后半部为上段。在斜裂前方有舌叶支气管和左上肺静脉舌段静脉的段间部,该静脉分隔前段与上舌段,斜裂后方为下叶各段支气管的根部,可见上段支气管和上段动脉向后走行,上段即将消失。

（三）椎体及其后区

为第7胸椎椎体上部,椎管内有脊髓及其被膜,椎弓板与棘突后方有竖脊肌和斜方肌。

十三、左、右下肺静脉层面

该层面显示心脏水平长轴（又称四腔心）上份（图3-7-13）。

（一）纵隔区

中纵隔内心包围绕四腔心。右心房和右心室位于右前方,二者借右房室口相通;左心房与左心室位于左后方,其间为左房室口。左、右心房之间为房间隔,左心房两侧可见左、右下肺静脉;左、右心室之间为室间隔,分为膜部和肌部。左心室壁明显肥厚,心房与心室交界处的表面有左、右冠状动脉的断面。心包斜窦位于左心房后方。后纵隔内的食管、奇静脉、胸主动脉和胸导管的关系与上一层面基本相同。在食管前缘与右肺下叶之间有双层胸膜形成的右肺韧带,在胸主动脉前方与左肺下叶之间有双层胸膜形成的左肺韧带。肺韧带内有淋巴结,肺癌可转移至此处。

（二）胸壁及胸膜肺区

胸壁由胸骨体、第4肋软骨、第4~8肋骨及肋间肌构成。右肺断面的前部为前段,呈尖向前内的三角形,与中叶之间有水平裂相隔,在CT图像上该处为乏血管区。中叶呈楔形,外大内小,有一横行的肺段静脉段间部,将中叶分成两部分,后外的部分为外侧段,前内的部分为内侧段。下叶与中叶之间有横行的斜裂分隔,下叶可见基底段支气管,外侧部为外侧底段,后部为后底段,斜裂后方为前底段,进入奇食隐窝的肺嵴为内侧底段。左肺断面前份的小部分为前段,与斜裂之间的大部分为舌叶,舌叶靠近纵隔处有一向外侧横行的静脉,为舌段静脉的段间部。段间部以前为上舌段,以后为下舌段。斜裂后方为下叶断面,可见4个基底段支气管断面,自左肺韧带外侧端向外侧横行的1条静脉,将内侧前底段与外侧底段、后底段分开。前底段位于心旁、斜裂后方,后底段位于支气管断面后方,外侧底段位于后底段的外侧。

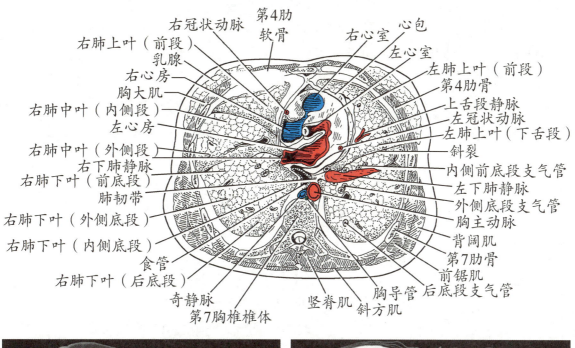

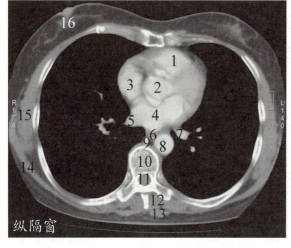
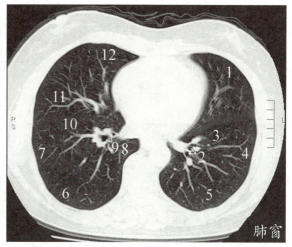

纵隔窗：1. 右心室；2. 升主动脉；3. 右心房；4. 左心房；5. 右下肺静脉；6. 食管；7. 左下肺静脉；8. 胸主动脉；9. 奇静脉；10. 第8胸椎椎体；11. 脊髓；12. 竖脊肌；13. 斜方肌；14. 背阔肌；15. 前锯肌；16. 乳腺。

肺窗：1. 左肺上叶上舌段；2. 左肺下叶基底段支气管；3. 左肺下叶内侧前底段；4. 左肺下叶外侧底段；5. 左肺下叶后底段；6. 右肺下叶后底段；7. 右肺下叶外侧底段；8. 右肺下叶内侧底段；9. 右肺下叶基底段支气管；10. 右肺下叶前底段；11. 右肺中叶外侧段；12. 右肺中叶内侧段。

图 3-7-13　经左、右下肺静脉的横断层面及 CT 图像

（三）椎体及其后区

椎体区椎管内有脊髓及其被膜。椎管两侧有肋头关节及肋横突关节。在椎弓板后方及棘突两侧有竖脊肌和斜方肌。

十四、心脏水平长轴层面

此层面经心脏水平长轴（又称四腔心）的下份（图 3-7-14）。

（一）纵隔区

前纵隔内有淋巴结。中纵隔内四腔心更明显。右房室口处可见三尖瓣；左房室口处可见二尖瓣。左心室壁和室间隔肌部明显肥厚。后纵隔内的食管、奇静脉、胸主动脉和胸

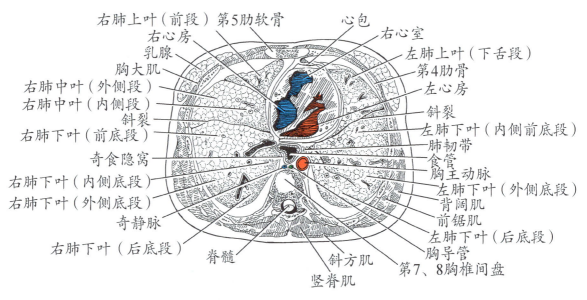

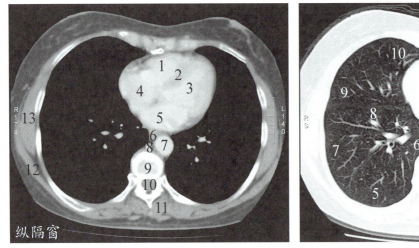
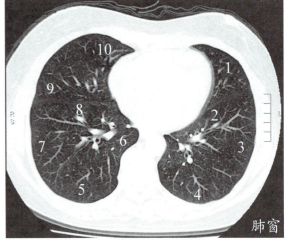

纵隔窗：1.右心室；2.室间隔；3.左心室；4.右心房；5.左心房；6.食管；7.胸主动脉；8.奇静脉；9.第8、9胸椎间盘；10.脊髓；11.竖脊肌；12.背阔肌；13.前锯肌。
肺窗：1.左肺上叶下舌段；2.左肺下叶内侧前底段；3.左肺下叶外侧底段；4.左肺下叶后底段；5.右肺下叶后底段；6.右肺下叶内侧底段；7.右肺下叶外侧底段；8.右肺下叶前底段；9.右肺中叶外侧段；10.右肺中叶内侧段。

图 3-7-14　经四腔心的横断层面及 CT 图像

导管的关系与上一层面基本相似,但食管与胸主动脉由左、右关系逐渐变为右前、左后关系。奇食隐窝变小。

（二）胸壁及胸膜肺区

胸壁由胸骨、第 5 肋软骨、第 5~8 肋骨和肋间肌构成。在胸壁前部有胸大肌、乳房和腹直肌,外后方有前锯肌和背阔肌包绕。右肺断面上的斜裂逐渐前移,右肺下叶面积逐层增大。肺嵴及其周围的肺组织为内侧底段,下叶后部为后底段,外侧为外侧底段,斜裂后方的外侧部为前底段。中叶的外侧段和内侧段逐层增大。左肺断面各基底段逐层扩大。左肺下叶断面的后内侧部为后底段,外侧部为外侧底段,斜裂后方、左心室左侧的部分为内侧前底段。在基底段的断面上可见肺段支气管及动、静脉的断面,呈扇形由内向外分布。后底段出现后,舌叶仅剩下舌段,其面积越来越小。左肺前底段与下舌段紧贴左心房和左心室。

（三）椎体及其后区

断面可见椎体两侧的后方有肋头关节,椎管内有脊髓及其被膜,椎弓板后方有竖脊肌和斜方肌。

十五、左心室流出道层面

此层面经第 8 胸椎椎体中部（图 3-7-15）。

（一）纵隔区

前纵隔内组织较少。中纵隔心包内为三腔心,可见右心房（右后方）、右心室、右房室口及三尖瓣。左心室腔增大,左心房消失。后纵隔内有食管、奇静脉、胸主动脉和胸导管,胸主动脉后方有半奇静脉。

（二）胸壁及胸膜肺区

胸壁由胸骨体、第 5 肋软骨、第 6 肋软骨、第 5~8 肋骨和肋间肌构成。右肺断面上的斜裂进一步前移,水平裂移至右肺断面前份,右肺上叶（前段）呈三角形,已经很小。中叶外侧段和内侧段增大。下叶各肺段位置与上一层面基本相同,但面积有所扩大。左肺下叶的后底段、外侧底段、内侧前底段均有所扩大。各肺段支气管及动、静脉的断面更加清晰。舌叶仅为下舌段,其面积越来越小。

（三）椎体及其后区

椎体后区的结构同上一层面。

十六、膈肌腔静脉孔层面

此层面通过第 9 胸椎椎体的上部,恰经过膈的腔静脉孔（图 3-7-16）。

（一）纵隔区

前纵隔内组织更少。中纵隔心包仍为三腔心,右心房变小,其右后方为下腔静脉口。

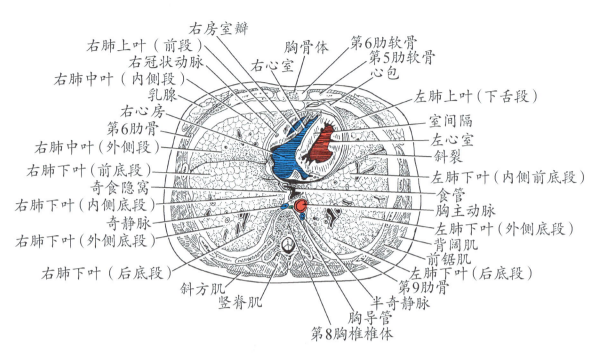

右房室瓣　胸骨体　第6肋软骨
右肺上叶（前段）　右心室　第5肋软骨
右冠状动脉　　　　心包
右肺中叶（内侧段）　　　　　左肺上叶（下舌段）
乳腺　　　　　　　　　　　室间隔
右心房　　　　　　　　　　左心室
第6肋骨　　　　　　　　　斜裂
右肺中叶（外侧段）　　　　左肺下叶（内侧前底段）
右肺下叶（前底段）　　　　食管
奇食隐窝　　　　　　　　　胸主动脉
右肺下叶（内侧底段）　　　左肺下叶（外侧底段）
奇静脉　　　　　　　　　　背阔肌
右肺下叶（外侧底段）　　　前锯肌
右肺下叶（后底段）　　　　左肺下叶（后底段）
斜方肌　　　　　　　　　　第9肋骨
竖脊肌　　　　　　　　　　半奇静脉
　　　　胸导管
　　　　第8胸椎椎体

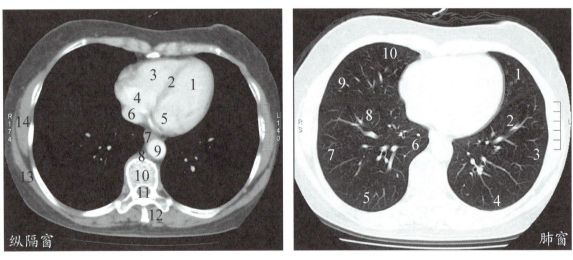

纵隔窗：1.左心室；2.室间隔；3.右心室；4.右心房；5.左心房；6.下腔静脉；7.食管；8.奇静脉；9.胸主动脉；10.第9胸椎椎体；11.脊髓；12.竖脊肌；13.背阔肌；14.前锯肌。

肺窗：1.左肺上叶下舌段；2.左肺下叶内侧前底段；3.左肺下叶外侧底段；4.左肺下叶后底段；5.右肺下叶后底段；6.右肺下叶内侧底段；7.右肺下叶外侧底段；8.右肺下叶前底段；9.右肺中叶外侧段；10.右肺中叶内侧段。

图 3-7-15　经左心室流出道的横断层面及 CT 图像

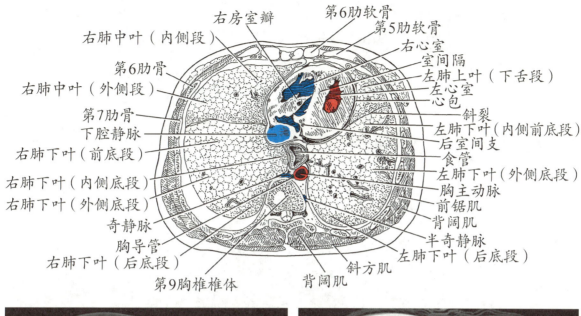

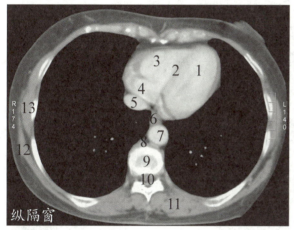
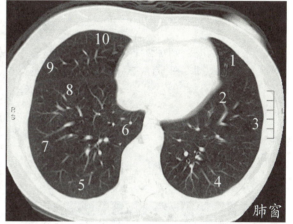

纵隔窗：1. 左心室；2. 室间隔；3. 右心室；4. 右心房；5. 下腔静脉；6. 食管；7. 胸主动脉；8. 奇静脉；9. 第9、10胸椎间盘；10. 脊髓；11. 竖脊肌；12. 背阔肌；13. 前锯肌。
肺窗：1. 左肺上叶下舌段；2. 左肺下叶内侧前底段；3. 左肺下叶外侧底段；4. 左肺下叶后底段；5. 右肺下叶后底段；6. 右肺下叶内侧底段；7. 右肺下叶外侧底段；8. 右肺下叶前底段；9. 右肺中叶外侧段；10. 右肺中叶内侧段。

图 3-7-16　经膈肌腔静脉孔的横断层面及 CT 图像

右心室增大，三尖瓣明显突入右心室，左心室腔小于上一层面。后纵隔内食管、奇静脉、胸主动脉和胸导管的位置关系有一定的变化，胸主动脉与食管的位置关系由左、右排列变为食管在前，主动脉在后。食管右前方为下腔静脉。

（二）胸壁及胸膜肺区

胸壁由第 5 肋软骨、第 6 肋软骨、第 5~9 肋骨及肋间肌构成。右肺断面上的右肺上叶消失；中叶的外侧段和内侧段面积增大；下叶各肺段的位置与上一层面基本相同，但面积有所扩大。左肺下叶的后底段、外侧底段、内侧前底段断面位置不变。舌叶仅为下舌段，其面积已很小。

（三）椎体及其后区

断面可见第9胸椎椎体上部和部分椎间盘,椎体后区的结构同上一层面。

十七、膈肌食管裂孔层面

此层面通过第9、10胸椎间的椎间盘,恰经过膈的食管裂孔（图3-7-17）。

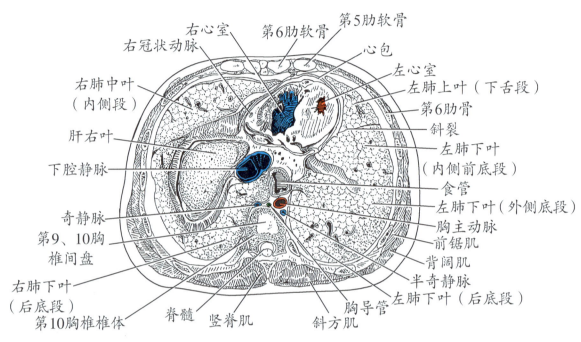

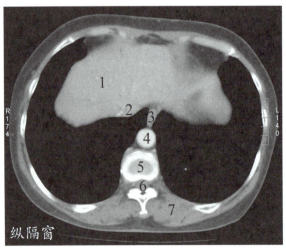
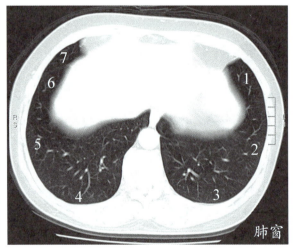

纵隔窗:1.肝;2.下腔静脉;3.食管;4.胸主动脉;5.第10、11胸椎间盘;6.脊髓;7.竖脊肌。

肺窗:1.左肺下叶前底段;2.左肺下叶外侧底段;3.左肺下叶后底段;4.右肺下叶后底段;5.右肺下叶外侧底段;6.右肺下叶前底段;7.右肺中叶内侧段。

图3-7-17　经膈肌食管裂孔的横断层面及CT图像

（一）纵隔区

中纵隔的左、右心房均消失，层面上仅有右心室及左心室下部的断面。下腔静脉与心分离，进入肝的腔静脉沟。后纵隔内食管、奇静脉、胸主动脉和胸导管的关系有所变化，胸主动脉与食管完全呈前、后位关系，位于脊柱左前方。奇静脉、胸导管和胸主动脉自右向左平行排列于脊柱前方。胸主动脉后方有半奇静脉。食管周围有膈围绕，此处为膈的食管裂孔。

（二）胸壁及胸膜肺区

胸壁主要由第5肋软骨、第6肋软骨、第5~10肋骨及肋间肌构成。右肺断面中央出现了膈和肝右叶。下腔静脉扩大，已接近第二肝门区。右肺下叶的内侧底段、后底段、外侧底段从后外侧包绕膈和肝右叶的断面。左肺下叶的后底段、外侧底段、内侧前底段位置不变。舌叶的下舌段已很小。

（三）椎体及其后区

层面可见第9、10胸椎间盘，椎体后区结构同上一层面。

本章小结

胸部由胸壁、胸腔及胸腔脏器构成。胸壁和膈围成胸腔，胸腔的两侧部容纳肺和胸膜，中部为纵隔，有心及出入心的大血管、气管和食管等。纵隔向上经胸廓上口通颈部，向下借膈与腹腔相分隔，两侧的肺尖和胸膜顶经胸廓上口突向颈根部。

肺叶支气管及动、静脉出入处为第二肺门，肺段支气管及动、静脉出入处为第三肺门。右肺被斜裂和水平裂分为上、中、下叶，左肺被斜裂分为上、下叶。肺段为每一肺段支气管及其分支所分布区域肺组织的总称，通常右肺分为10段，左肺分为8~10段。

肺裂常通过其纵隔侧的标志性结构来辨别，一般左侧斜裂较右侧斜裂出现的层面稍高，上胸部自后外侧走向前内侧，中胸部则近似呈冠状位，下胸部自前外侧走行后内侧。段间静脉是肺段划分的标志。

在CT影像上，依据所检查的器官结构分为纵隔窗和肺窗两种图像。纵隔内的器官结构常采用纵隔窗图像观察，纵隔淋巴结为不超过10mm的软组织影，脂肪组织呈低CT值区域。气管、支气管因走行不同而显示为圆形、椭圆形或长管状影。肺窗利于观察肺野内的细小支气管；肺动脉与支气管相伴行，肺静脉位于肺间隔组织内，增强扫描时密度增高。

在横断层面上，纵隔以主－肺动脉窗和肺动脉口为界分为上、中、下部，上部为主－肺动脉窗以上的层面，以纵行管道为主，自前向后分为胸腺层、静脉层、动脉层、气管层和食管层，每层内除相应的器官结构外，还有淋巴结、神经等。中部为主－肺动脉窗与肺动脉口之间的层面，前纵隔内有胸腺等，上腔静脉、升主动脉和肺动脉干及其分支位于中纵隔前份，中纵隔后份的主要器官结构有左、右主支气管及其分支和左、右上肺静脉注入左心房处；后纵隔内的主要器官结构有食管、胸主动脉和奇静脉等。下部为肺动脉口以下的层面，前纵隔内仅有少量的脂肪组织，中纵隔内主要为心、心包及心包腔，后纵隔内有奇静脉、食管和胸主动脉等纵行结构。

　　肺以肺门为界分为上、中、下部，上部为肺门以上的层面，肺内的管道较少，主动脉弓以上的层面上仅有尖段（右侧）和尖后段（左侧），当主动脉弓出现后，左肺前段和右肺的前、后段也随之出现。中部为肺门所在的层面，肺门处的管道多且配布复杂，肺动脉及其以上层面的肺组织被斜裂分为右肺上、下叶和左肺上、下叶，肺动脉以下层面的右肺出现水平裂和右肺中叶，左肺则出现舌叶。下部为肺门以下的层面，肺下叶的管道相对较多，右肺中、下叶和左肺上、下叶同时存在。

（胡　哲）

思考题

1. 胸骨角横断层面的标志意义是什么？
2. 上纵隔的主要结构及其配布是怎样的？
3. 肺段的形态、结构及配布是怎样的？
4. 横断层面上肺段划分有哪些标志性结构？
5. 纵隔淋巴结的 ATS 图分区方法是怎样的？

第四章 腹 部

04章 数字资源

1. 掌握 腹部横断层中肝、胰、脾、肾、肾上腺等实质性器官的断层表现。
2. 熟悉 腹部的应用解剖;腹部的影像断层表现。
3. 了解 腹部的境界、标志性结构。
4. 学会在腹部断层标本上,准确观察各器官(或结构)的形态、位置及其毗邻的变化规律。
5. 能够观察正常腹部的 CT、MRI 的断层图像。

案例导入

病人女性,57 岁,腹胀、腹痛 6 个月,既往乙型肝炎病史 20 余年,未规律诊治。上腹部 CT 检查示肝内多发占位,考虑肝癌可能性大。

1. 肝是如何分叶的?
2. 如何准确定位肝的占位性病变?

第一节 概 述

一、腹部的境界

腹部向上以膈为界与胸邻,向下经骨盆上口通盆腔。故腹部结构与胸部、盆部的结构相互接续,通常将经膈穹隆平面定为腹部上界,下界为经第 5 腰椎间盘平面。

二、腹部的标志性结构

1. 剑突　为胸骨体下端突出的部分,其后方约平对第9胸椎。剑突与胸骨体结合处的水平面称剑胸结合平面,膈穹居于此平面。

2. 肋弓　由第8~10肋借软骨前端依次连于上一肋软骨形成。通过其最低点的水平面称肋下平面,约平对第3腰椎,为十二指肠水平部的标志平面。

3. 脐　于腹前正中线上,其后方平对第3、4腰椎间盘。经脐至剑胸结合连线中点的横断层面称为幽门平面,其后方平对第1腰椎椎体下缘,幽门常位于此平面。

4. 髂嵴　为髂骨翼向上隆起的边缘。经两侧髂嵴最高点的横断层面,称嵴间平面,约平对第4腰椎棘突,为腹主动脉分叉处的标志平面。

5. 髂结节　为髂前上棘后方5~7cm处的突起。经两侧髂结节的水平面称结节间平面,约平第5腰椎棘突,回盲瓣多位于此平面(图4-1-1)。

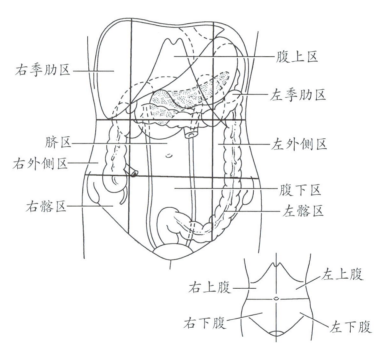

图4-1-1　腹部分区及腹腔主要脏器的体表投影

第二节　腹部的应用解剖

一、肝

(一)肝的外形

肝呈楔形,右端粗厚而钝圆,左端扁薄。肝右叶外形较为整齐,而肝左叶变化较大,呈波形弯曲,有明显切迹,或极度向后上卷翘。

1. 肝的膈面　肝的上面隆凸,与膈相贴,又称膈面,被矢状位双层腹膜形成的镰状韧带分为肝左叶和肝右叶(图4-2-1)。镰状韧带游离缘内有肝圆韧带,是脐静脉闭锁后的遗迹,一端连于脐,另一端嵌入肝的脐切迹。膈面后部有呈冠状位的冠状韧带,向两侧延续为左、右三角韧带,向前连于镰状韧带。冠状韧带前、后层之间没有腹膜覆盖的部分为肝裸区。

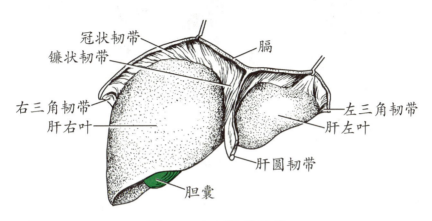

图 4-2-1　肝的膈面

2. 肝的脏面　有 H 形沟,右侧纵沟前部为胆囊窝,容纳胆囊,其前缘为胆囊切迹;后部为腔静脉沟,有下腔静脉通过,其上部有肝左、中、右静脉出肝,汇入下腔静脉,该处称为第二肝门。左侧纵沟前部为肝圆韧带裂,容纳肝圆韧带。后部为静脉韧带裂,容纳静脉韧带。横沟为第一肝门,有肝左、右管,肝固有动脉左、右支,肝门静脉,神经和淋巴管等出入。出入肝门各结构被结缔组织包绕形成肝蒂。H 形沟前部围成方叶,后部围成尾状叶,尾状叶位于肝门横沟的后上方。尾状叶变化较大,影像诊断时易将其误认为肿块(图4-2-2)。

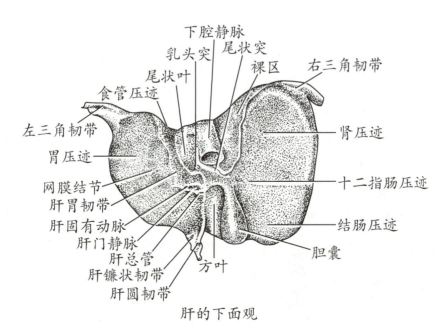

肝的下面观

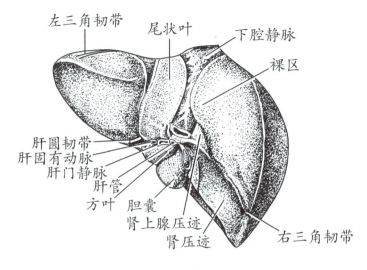

肝的后面观

图 4-2-2　肝的脏面

獭　尾　肝

胎儿期,脐静脉是肝供血的主要来源。出生后,脐静脉闭锁,肝的供血来源为肝门静脉和肝固有动脉,并以肝门静脉为主。因肝门静脉主干与左支的夹角较小,左半肝的供血不足,左外叶后部肝组织逐渐退化,残留的结构称为肝纤维附件或肝纤维垂,若其内仍有完整的肝组织,肝的此部位被称为獭尾肝。獭尾肝与脾紧贴。5% 以上的成年人,会出现獭尾肝。正确认识獭尾肝,可减少临床误诊。

（二）肝裂及肝叶、肝段

肝依据其外形标志分为肝左叶、肝右叶、方叶和尾状叶。按格利森（Glisson）系统和肝静脉的走行,由正中裂分为几乎大小相等的左半肝和右半肝。随着肝门静脉的分支与分布又将肝分为 5 叶 6 段（图 4-2-3）。左半肝由左叶间裂分为左内叶和左外叶；左外叶由左段间裂分为左外叶上段和左外叶下段。右半肝由右叶间裂分为右前叶和右后叶；右后叶由右段间裂分为右后叶上段和右后叶下段。尾状叶由正中裂分为左、右段。在断层标本上,通常以下腔静脉左缘作为尾状叶左、右段的分界线,而下腔静脉的右缘可作为尾状叶与右后叶的分界线。

（三）肝门静脉及其分支

1. 肝门静脉　在第 2 腰椎椎体的右侧、胰颈的后方,由肠系膜上静脉和脾静脉汇合而成,或由肠系膜上、下静脉和脾静脉三者汇合而成。经胰颈和十二指肠上部的后面与下腔静脉前面之间上行进入肝十二指肠韧带,在肝固有动脉和胆总管的后方上行至肝门。

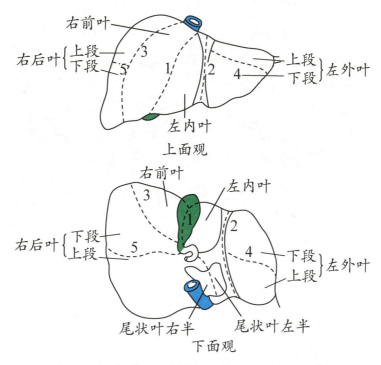

右前叶

右后叶{上段 下段

3

5   1   2

4

上段 下段}左外叶

左内叶

上面观

右前叶

左内叶

3

1

2

右后叶{下段 上段

5

4

下段 上段}左外叶

尾状叶右半

尾状叶左半

下面观

1. 正中裂；2. 左叶间裂；3. 右叶间裂；

4. 左段间裂；5. 右段间裂。

图 4-2-3 肝的分叶、分段

2. 肝门静脉的分支 肝门静脉一般分为左、右支入肝，在分支前其管径稍膨大，称为肝门静脉窦。在肝门静脉分叉点右侧的矢状断面上，一般仅能切到右支；在分叉点左侧的矢状断面上，能切到横沟内的左支横部和位于肝门下方斜行的肝门静脉（图 4-2-4）。

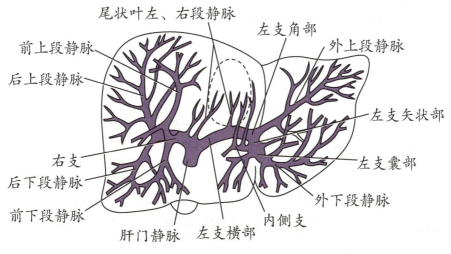

尾状叶左、右段静脉

左支角部

前上段静脉

外上段静脉

后上段静脉

左支矢状部

右支

左支囊部

后下段静脉

外下段静脉

前下段静脉

内侧支

肝门静脉

左支横部

图 4-2-4 肝门静脉的分支

（四）肝静脉及其属支

肝静脉分为肝大静脉和肝小静脉，均注入下腔静脉。肝大静脉有肝左静脉、肝中静脉和肝右静脉，肝小静脉有肝右后静脉和尾状叶静脉等（图 4-2-5）。

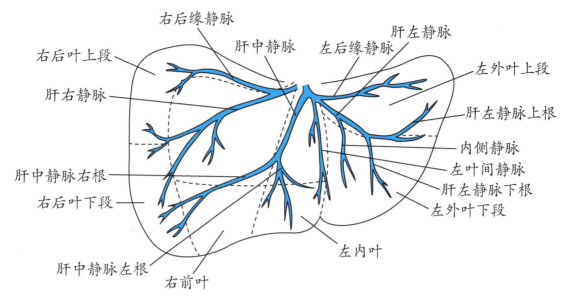

肝上面观

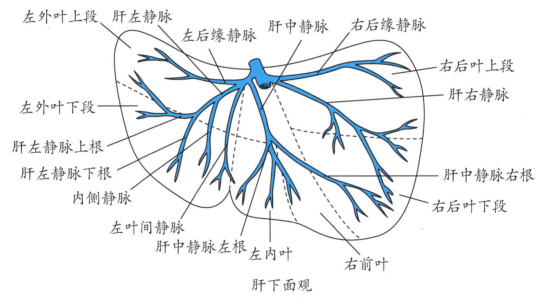

肝下面观

图 4-2-5　肝静脉及属支

1. 肝左静脉　收集左外叶和部分左内叶的静脉血。
2. 肝中静脉　收集左内叶大部分与右前叶左半的静脉血。
3. 肝右静脉　收集右前叶右半和右后叶的大部分静脉血。
4. 肝右后静脉　收集右后叶上段下部和下段的静脉血。

二、胰和肝外胆道

1. 胰　胰是人体的第二大消化腺,横卧于胃的后方,在第 1、2 腰椎水平,借结缔组织连于腹后壁。胰腺呈长三棱柱状,质地柔软,呈灰红色或淡红色,可分为头、颈、体、尾 4

部。胰头为右端膨大处,位于第2腰椎椎体的右前方,被十二指肠环抱,胰管的末端穿入十二指肠壁,汇合胆总管成为肝胰壶腹,开口于十二指肠大乳头(图4-2-6)。

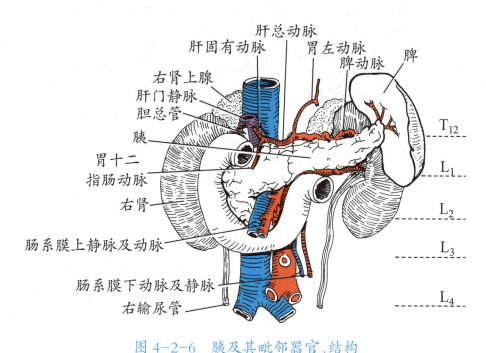

图4-2-6　胰及其毗邻器官、结构

2. 肝外胆道　肝外胆道包括肝左管、肝右管、肝总管、胆囊、胆总管。胆汁由肝细胞产生,经肝内各级胆管收集,出肝门后,再经肝外胆道输送到十二指肠(图4-2-7)。

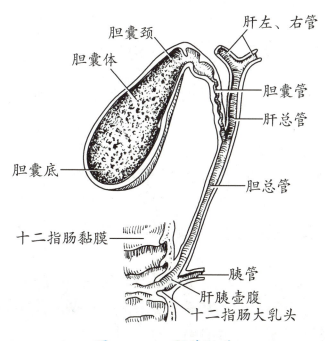

图4-2-7　肝外胆道

(1)肝总管:由肝左、右管汇合成,位于肝十二指肠韧带内,其下端与胆囊管汇合成胆总管。

（2）胆囊：呈长梨形,位于胆囊窝内,借疏松结缔组织与肝相连。分为胆囊底、体、颈、管4部分。胆囊底突向前下方,体表投影相当于右腹直肌外侧缘与右侧肋弓相交处。胆囊管为靠近胆囊颈的一段,其黏膜形成螺旋状的皱襞,称为螺旋襞,胆囊结石常嵌顿于此处。

（3）胆总管：由肝总管与胆囊管汇合而成,长4~8cm,管径6~8mm,向下与胰管会合。胆总管起始段位于肝十二指肠韧带内,然后经十二指肠上部后方,向下经胰头与十二指肠降部之间,或经胰头后方,或被胰实质所包埋,最后斜穿十二指肠降部后内侧壁与胰管汇合,形成肝胰壶腹[又称法特(Vater)壶腹],开口于十二指肠大乳头。肝胰壶腹括约肌[又称奥迪(Oddi)括约肌]包绕肝胰壶腹。

三、脾

脾位于腹腔的左上方,在左季肋区胃底与膈之间,与第9~11肋相对,其长轴与第10肋一致。呈扁椭圆形,暗红色、质软而脆,当局部受暴力打击易破裂出血。正常情况下,左肋弓下缘不能触及。脾分为内、外2面,上、下2缘,前、后2端（图4-2-8）。

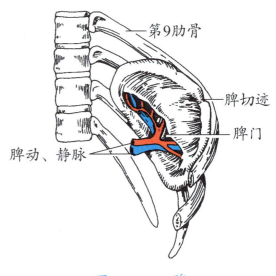

图 4-2-8　脾

（图中标注：第9肋骨、脾切迹、脾门、脾动、静脉）

四、肾和肾上腺

1. 肾脏　为成对的蚕豆状器官,红褐色,质软而脆,位于腹膜后脊柱两旁浅窝中。长10~12cm、宽5~6cm、厚3~4cm、重120~150g；左肾较右肾稍大,肾纵轴上端向内、下端向外,因此两肾上极相距较近,下极较远,肾纵轴与脊柱约成30°角。肾内侧有一凹陷,称肾门,它是肾静脉、肾动脉、肾盂等结构出入肾的部位（图4-2-9）。这些出入肾门的结构,被结缔组织包裹,合称肾蒂。由肾门凹向肾内,有一个较大的腔,称肾窦。肾窦由肾实质围成,窦内含有肾动脉、肾静脉、淋巴管、肾小盏、肾大盏、肾盂和脂肪组织等。

2. 肾上腺　左右各一,位于肾的上方,共同被肾筋膜和脂肪组织所包裹。左肾上腺呈半月形,右肾上腺为三角形,位于腹膜后间隙内,脊柱的两侧,平对第11胸椎高度,肾的内上方,与肾共同包裹于肾筋膜内,两侧肾上腺共重约30g。

肾上腺的毗邻：左肾上腺前面的上部借网膜囊与胃后壁相邻,下部与胰和脾血管相邻,内侧缘接近腹主动脉；右肾上腺的前方为肝,前面外上部无腹膜覆盖,直接与肝的裸区相邻,内侧缘紧邻下腔静脉。左、右肾上腺的后方均为膈。

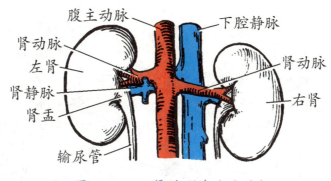

图 4-2-9　肾的形态（后面）

五、腹　膜

腹膜为全身面积最大、配布最复杂的浆膜，由间皮细胞及少量结缔组织构成，薄而光滑，呈半透明状。覆盖腹、盆腔壁表面的部分称为壁腹膜或腹膜壁层；覆盖腹、盆腔器官表面的部分称为脏腹膜或腹膜脏层。脏腹膜与壁腹膜互相延续、移行，共同围成不规则的潜在性腔隙，称为腹膜腔。腹膜腔内有少量浆液，在脏器活动时可减少摩擦。

1. 网膜　是连于胃小弯和胃大弯的双层腹膜皱襞，包括小网膜和大网膜。

（1）大网膜：是连于胃大弯与横结肠之间的 4 层腹膜结构，呈围裙状覆盖于横结肠和空、回肠前面，内有血管、淋巴管和脂肪。

（2）小网膜：是连于肝门和胃小弯、十二指肠上部之间的双层腹膜结构，左侧大部分为肝胃韧带，右侧小部分为肝十二指肠韧带，其内右前方为胆总管、左前方为肝固有动脉，两者后方为肝门静脉。

（3）网膜囊：是位于小网膜和胃后方的前后扁窄间隙（图 4-2-10），为一盲囊，其上壁是肝尾状叶及膈下面的腹膜；前方与胃后壁相邻；后方与横结肠、胰、左肾和左肾上腺等相邻；左侧与脾相邻；右侧有网膜孔。

2. 系膜　将肠管或其他器官连至腹后壁的双层腹膜结构（图 4-2-11），主要有肠系膜和横结肠系膜等。

3. 韧带　连于腹壁与脏器之间或相邻脏器之间的双层或单层腹膜结构（图 4-2-11）。包括肝胃韧带、肝十二指肠韧带、镰状韧带、冠状韧带、左三角韧带、右三角韧带、胃结肠韧带、胃脾韧带、脾肾韧带和脾膈韧带。

4. 腹膜隐窝和陷凹　在腹膜皱襞之间或皱襞与腹、盆壁之间的小凹陷称隐窝，较大且恒定的隐窝则称陷凹。

（1）腹后壁的隐窝：肝肾隐窝位于肝右叶后下方与右肾之间，仰卧时此隐窝为腹膜腔最低处，是液体易于存积的部位。十二指肠升部的左侧有十二指肠上、下隐窝，盲肠的后方有盲肠后隐窝，乙状结肠系膜与腹后壁之间有乙状结肠间隐窝（图 4-2-11）。

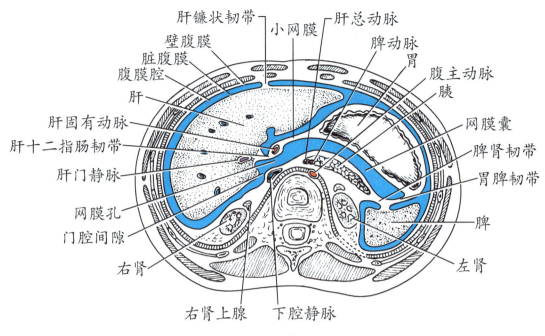

图 4-2-10　网膜囊与门腔间隙

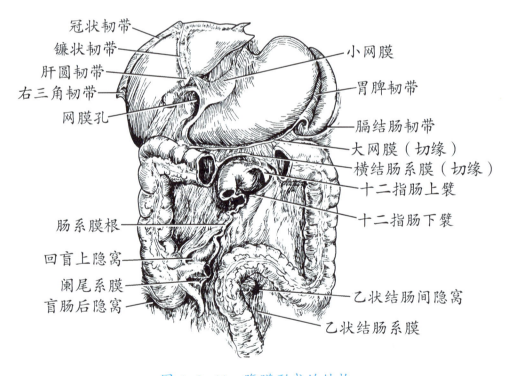

图 4-2-11　腹膜形成的结构

（2）盆腔的陷凹：直肠膀胱陷凹为男性盆腔内膀胱与直肠之间的腹膜凹陷，躯干直立时为腹膜腔的最低处。直肠子宫陷凹和膀胱子宫陷凹分别为女性盆腔内子宫与直肠、子宫与膀胱之间的腹膜凹陷。前者也称为道格拉斯（Douglas）腔，较深，与阴道后穹隆间仅隔薄层的阴道壁，为站立或半卧位时腹膜腔的最低处。

六、腹膜后间隙和门腔间隙

（一）腹膜后间隙

腹膜后间隙位于腹后壁腹膜与腹内筋膜和脊柱腰段之间，上起自膈，下达骶骨岬。间隙内的感染可向上蔓延至纵隔；同样，纵隔的感染可向下扩延造成腹膜后蜂窝织炎。

腹膜后间隙以肾筋膜为界可分为3个间隙：肾前间隙、肾周间隙和肾后间隙（图4-2-12）。

1. 肾前间隙　位于壁腹膜与肾前筋膜之间，内有十二指肠、胰、升结肠、降结肠、肠系膜血管、淋巴结以及脂肪组织。

2. 肾周间隙　位于肾前筋膜与肾后筋膜之间，内有肾、肾上腺、肾血管、输尿管和肾脂肪囊等（图4-2-13）。

3. 肾后间隙　位于肾后筋膜与腹内筋膜之间。间隙向外侧续腹膜外脂肪，内侧为腰大肌，向上续膈下脂肪，向下至盆腔。

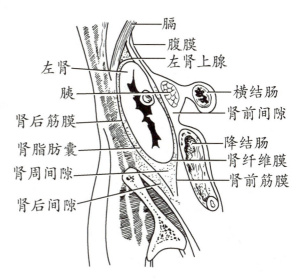

图 4-2-12　腹膜后间隙矢状断面

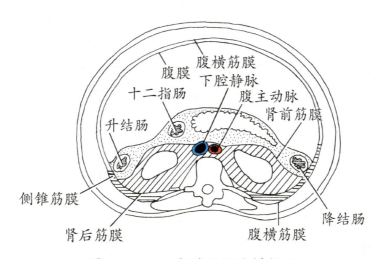

图 4-2-13　腹膜后间隙横断面

（二）门腔间隙

肝门静脉与下腔静脉之间的空隙称为门腔间隙（见图4-2-10），其上界为肝门静脉分叉处，下界为肝门静脉起始部。

1. 门腔间隙内的结构　门腔间隙内有较多解剖结构，自上而下依次为尾状突、网膜孔、门腔淋巴结和胰钩突等，结构多且常变异，是影像学诊断上的易误诊之处。

2. 门腔间隙的临床意义　门腔间隙内可有尾状突和乳头突，CT 和 MRI 图像上显示为孤立的卵圆形结节影,易误认为胰头、门腔淋巴结或肝外病变。在异常情况下,某些解剖结构的病变可引起门腔间隙改变,如尾状突肿瘤、网膜囊积液和门腔淋巴结肿大等,邻近脏器如肝、胰、右肾等的病变也可侵犯到门腔间隙。

第三节　腹部结构的解剖断层特点及其影像断层表现

一、肝的解剖断层特点和影像断层表现

（一）肝的解剖断层特点

1. 肝静脉与下腔静脉的方位关系　在肝的高位横断层面上,位于下腔静脉的周围,肝静脉的管径较粗,呈圆形或椭圆形。以下腔静脉为中心做相互垂直的冠状轴和矢状轴,以左、右方向的冠状轴为参照物,肝左静脉位于下腔静脉的左前方约45°角的位置。肝中静脉位于下腔静脉的右前方约60°角的位置,肝右静脉位于下腔静脉的右后方约15°角的位置。

2. 肝静脉与肝门静脉的识别　肝门静脉及其分支是肝进行分叶、分段的基础,肝静脉及其属支走行于肝裂内,是肝段划分的依据。肝左、肝中和肝右静脉越接近肝的膈面则管径越粗,肝门静脉越接近第一肝门处其管径越粗。肝门静脉越接近肝的上部分支越细;肝左、肝中和肝右静脉走行于相邻肝叶或肝段之间,肝门静脉分支则出现于肝叶和肝段内;肝左、肝中和肝右静脉及其属支与肝门静脉的分支在肝内呈十字交叉走行;肝左、肝中和肝右静脉及其属支较直,在横断层面上多呈圆形或椭圆形;而肝门静脉及其分支多呈弯曲状,故断面也常呈不规则形;肝静脉管壁薄,而肝门静脉的管壁较厚;在超声图像上,肝静脉看不到管壁回声影,而肝门静脉、胆管、肝固有动脉的分支由于有纤维膜包被在一起,使肝门静脉的管壁回声较强。

3. 肝裂在横断层面上的识别　肝裂内的肝静脉系统和肝门静脉左支矢状部是横断层面上识别肝裂的标志性结构(图4-3-1),而在肝的表面不存在肝裂标志,仅能借助其他结构予以确认。

（1）正中裂:在肝的上部横断层面上,相当于肝中静脉与下腔静脉左前壁的连线,该线分开左内叶（SⅣ）与右前叶上段（SⅧ),而在肝的下部横断层面上,则相当于下腔静脉左前壁与胆囊窝中点的连线,该线分开左内叶（SⅣ）与右前叶下段（SⅤ)。

（2）左叶间裂:在肝的上部横断层面上,该线分开左内叶与左外叶上段;在肝的中部横断层面上,相当于肝门静脉左支矢状部长轴的延长线,该线分开左内叶（SⅣ）与左外叶上段（SⅡ）、左外叶下段（SⅢ);在肝的下部横断层面上,则相当于肝圆韧带裂,该裂分开左外叶上段（SⅡ）与左外叶下段（SⅢ)。

（3）左段间裂:仅在肝的上部横断层面内出现,相当于肝左静脉长轴的延长线,该线分开左外叶上段（SⅡ）与左外叶下段（SⅢ)。

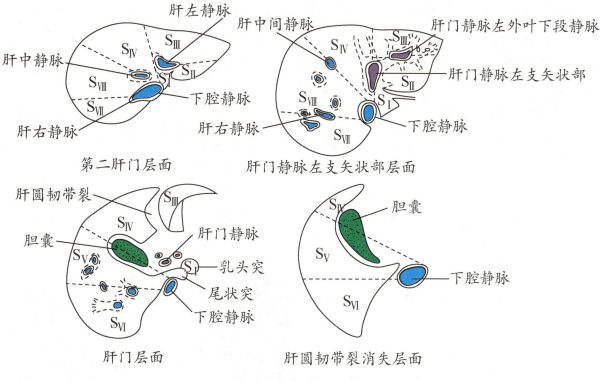

图 4-3-1　肝段在横断层面上的划分

（4）右叶间裂：在肝的横断层面上，相当于下腔静脉左前壁与肝右静脉的连线，该线分开上部层面的右后叶上段（SⅦ）与右前叶上段（SⅧ）和下部层面的右前叶下段（SⅤ）与右后叶下段（SⅥ）。

（5）右段间裂：以肝门静脉右支为标志，在肝门静脉右支出现及其以上的横断层面上，右半肝被分为右后叶上段（SⅦ）与右前叶上段（SⅧ）；而在此以下的横断层面上，则分开右前叶下段（SⅤ）与右后叶下段（SⅥ）。

（6）背裂：在肝的上部横断层面上，相当于肝左、中静脉注入下腔静脉处与静脉韧带裂右端的连线；中部层面上相当于下腔静脉右前壁与静脉韧带裂右端所做的弧形线；下部层面上相当于下腔静脉右壁与肝门静脉中点的连线，可分开尾状叶（SⅠ）与其他相邻肝段。

（7）左内叶亚段间裂：以肝门静脉左支矢状部为标志，此平面内有肝中静脉的属支。在肝门静脉左支矢状部出现及其以上横断层面上，左半肝被分为左内叶上段（SⅣa），左外叶上段（SⅡ）和左外叶下段（SⅢ），肝门静脉左支矢状部以下的横断层面则为左内叶下段（SⅣb）和左外叶下段（SⅢ）。

4. 肝门平面在腹部横断层面中的标志意义　肝门位于第11、12胸椎平面，肝门静脉在横沟的肝门处分为左、右支，因左支的位置略高于右支，故肝门静脉右支常呈向右横行的管状结构，肝门静脉左支仅显示其横部的起始端。肝门平面在腹部横断层中标志：①腹腔结构配布发生较大变化的转折平面，自右向左主要为肝、胃和脾；肝门平面以下的腹腔结构渐多且配布复杂。②紧邻该平面下方的是胆囊、左肾、胰体和网膜孔等首次出现的层面。③肝的断面逐渐缩小,肝内管道明显变细。④右段间裂出现的平面。⑤第三肝门的标志平面,肝右后静脉多于此平面或其上、下层面出肝注入下腔静脉。⑥识别肝左、右管的重要平面,肝门静脉分叉处的前方可见肝左、右管,常用来判断肝内胆道是否扩张。

(二)肝的影像断层表现

1. 肝的CT图像表现　肝的CT图像主要表现为:①平扫正常肝实质呈均匀的软组织密度,略高于脾、胰、肾等脏器。肝门静脉和肝静脉密度低于肝实质,表现为管道状或圆点状影。肝动脉因细小,在平扫图像上不能显示。②增强扫描肝实质和肝内血管均有强化,密度较平扫明显增高。在肝动脉期,肝动脉内充盈造影剂,呈显著高密度影,而肝实质和肝门静脉尚未强化或仅轻度强化,肝静脉仍呈低密度。在门静脉期,肝门静脉显著强化呈高密度,肝实质和肝静脉也开始强化,肝动脉呈等密度或稍高密度(图4-3-2);肝实质期或平衡期,肝动脉和肝门静脉密度快速降低,而肝实质强化达到峰值,此时肝静脉的密度与肝实质相当,也可稍高或稍低于后者。

2. 肝的MRI图像表现　肝的MRI主要表现为:①平扫正常肝实质在T_1WI呈均匀的中等信号,高于脾信号;在T_2WI上呈较低信号,明显低于脾信号(图4-3-3)。由于流空效应,肝内血管在T_1WI和T_2WI上均为低信号,但在一些特殊的成像序列,肝内血管呈高信号。②增强扫描肝实质和肝内血管信号增高,血管信号高于肝实质信号,增强的规律与CT增强一致。

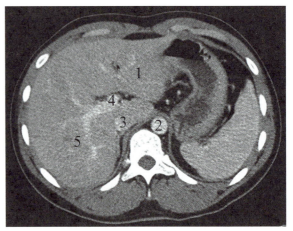

1.肝左叶;2.腹主动脉;3.下腔静脉;4.肝门静脉右支;5.肝右叶。

图4-3-2　经肝门上方的横断层面CT增强扫描(门静脉期)图像

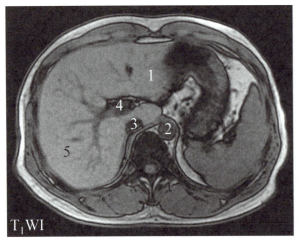 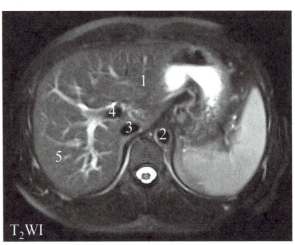

1.肝左叶;2.腹主动脉;3.下腔静脉;4.肝门静脉右支;5.肝右叶。

图4-3-3　经肝门上方的横断层面MRI图像

二、胰的解剖断层特点和影像断层表现

（一）胰的解剖断层特点

胰各部的横断面形态及识别标志在连续横断层面上，由上而下依次出现胰尾、胰体和胰颈，最后出现胰头。横断层面的优势是在一个层面上可同时显示胰头、颈、体、尾部，对钩突及其周围毗邻结构的显示较优越。肠系膜上血管可以作为左侧胰的超声和 CT 图像对胰的定位标志。

1. 胰头　胰头右侧的十二指肠降部及其后方的下腔静脉是确认胰头的标志。

2. 钩突　前方的肠系膜上动脉（左侧）、肠系膜上静脉（右侧）及其后方的下腔静脉是确认钩突的解剖标志（图 4-3-4）。

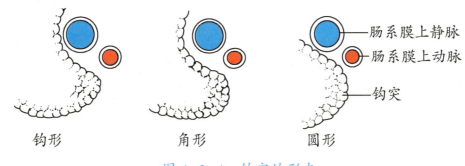

钩形　　　　　　　角形　　　　　　　圆形

图 4-3-4　钩突的形态

3. 胰颈　肝门静脉或肠系膜上静脉右侧壁是区分胰头和胰颈的标志，肝门静脉或肠系膜上静脉左侧壁是区分胰颈与胰体的标志。

4. 胰体　脾静脉或左肾前缘可作为胰体后界的标志，左肾血管有助于确定胰体的下界，胃后壁可作为胰体的前界。脾动脉位于胰体的上缘或后上方，脾静脉位于胰体后上方或后方。脾静脉的管径较粗且恒定，在 B 超和 CT 图像上是确认胰的重要标志。

5. 胰尾　位于左肾的前方或前外侧，邻近脾门，与脾静脉和左肾上腺可出现于同一层面内。

（二）胰的影像断层表现

1. 胰的 CT 图像表现　平扫胰呈不规则的条状软组织密度影，密度略低于脾，边缘较光整。当腺体萎缩或脂肪浸润时胰边缘可呈羽毛状或锯齿样改变。胰管正常情况下不易显示，薄层扫描时胰管表现为线状低密度影，直径不超过 2mm。胰毗邻的脾动、静脉平扫时不易与胰区分。增强扫描在动脉期即明显均匀强化，程度高于肝；在门静脉期和实质期强化逐渐减退。增强时脾血管与胰实质强化时相有差别，因此可以清楚地区分开。

2. 胰的 MRI 图像表现　平扫胰实质的信号和肝实质基本一致，在 T_1WI 上呈中等

信号,在 T_2WI 上呈中低信号。正常胰管可在薄层 T_2WI 和磁共振胆胰管成像(MRCP)上显示,表现为细管状高信号影。增强同 CT 一样,胰实质在动脉期即显著均匀强化,表现为高信号;门静脉期和实质期强化逐渐减退。

三、肝外胆道的解剖断层特点和影像断层表现

(一)肝外胆道的解剖断层特点

1. 胆囊 在 CT 图像上,胆囊呈卵圆形或圆形,密度均匀,横径 2.5~3.5cm,超过 4.5cm 为增大。胆囊壁光滑,薄厚均匀,厚度 1~2mm,超过 3mm 为增厚。

2. 胆总管 胆总管可分为十二指肠上段、十二指肠后段、胰段和十二指肠壁内段。①十二指肠上段位于肝门或其稍下方的层面上,居于肝门静脉右前方,呈扁圆形管道,管径为肝门静脉主干的 1/3 左右。②十二指肠后段位于肝门静脉的右侧,其前方为十二指肠上部,后方是下腔静脉,主要依据肝门静脉来识别。③胰段位于左肾静脉经腹主动脉与肠系膜上动脉之间汇入下腔静脉的层面上,走行于胰头与十二指肠降部之间和下腔静脉的前方。下腔静脉是识别胆总管的标志。④十二指肠壁内段表现为十二指肠降部下份左前或前壁的圆形管腔,其壁厚腔小,常可同时出现十二指肠大乳头。

(二)肝外胆道的影像断层表现

1. 胆囊的影像断层表现 ①CT 图像表现:胆囊呈卵圆形,囊壁光滑,平扫为软组织密度影,囊壁厚度不超过 3mm;增强扫描均匀强化,密度增高。胆汁的密度因其黏稠度和成分不同而有变化,通常为较低密度。②MRI 图像表现:胆囊壁在 T_1WI 和 T_2WI 上呈等信号,增强扫描均匀强化,信号增高。胆汁在 T_2WI 上呈高信号,在 T_1WI 上根据胆汁成分不同可表现为高信号、等信号或低信号,可出现胆汁信号分层现象。

2. 胆管的影像断层表现 ①CT 图像表现:一般情况下肝内胆道可以显示肝门部肝总管及肝左、右管,薄层 CT 可以显示肝左、右管的 1~2 级分支,肝内胆道呈圆点状或细条状低密度影,增强扫描后无强化。肝总管和胆总管管径相对较粗,表现为圆点状或管状低密度影,肝总管直径 4~6mm,胆总管直径 5~8mm,胆管壁通常不易显示。②MRI 图像表现:一般情况下肝内胆道可以显示肝门部肝总管及肝左、右管,在薄层 MRI 图像上显示肝左、右管的 1~2 级分支,而磁共振胆胰管造影可以显示 3~4 级分支;MRI 上胆管呈圆点状或长条状 T_1WI 低信号、T_2WI 高信号,MRCP 上呈树枝状高信号(图 4-3-5),用普通的造影剂增强扫描后胆管无强化,用肝细胞特异性造影剂增强扫描后在延迟期部分造影剂由胆道排出,此时亦可以显示出肝内胆道的 3~4 级分支。

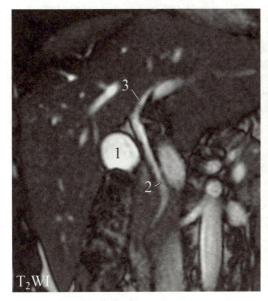
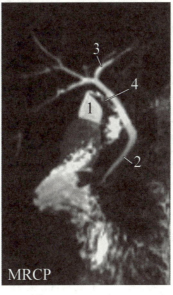

1.胆囊；2.胆总管；3.肝左管；4.胆囊管。

图 4-3-5　肝外胆道 MRI 图像

四、肾的解剖断层特点和影像断层表现

（一）肾的解剖断层特点

肾的横断层解剖以肾门为标志可分为肾门以上层面、肾门层面和肾门以下层面。

1. 肾门以上层面　多呈卵圆形（图 4-4-6），偶见近似三角形和圆形等，其前外侧可有切迹、局部隆凸或脾切迹。断面结构由周围的肾皮质和中间的 3~5 个肾锥体所组成。

2. 肾门层面　多呈卵圆形也可见圆形（图 4-4-7），其前外侧可有切迹、隆凸或脾切迹。断面结构由肾皮质、肾髓质、肾窦和肾门等组成，断面前外侧的裂口为肾门，内有肾动脉、肾静脉和肾盂。

3. 肾门以下层面　多呈卵圆形（图 4-4-8），也可以近似圆形。断面结构由周围的皮质和中央的髓质组成，其前内侧有呈卵圆形的输尿管断面。

（二）肾的影像断层表现

1. CT 图像表现　平扫肾呈圆形或椭圆形软组织密度影，边缘光滑，皮质和髓质不能区分，肾窦为脂肪密度，肾盂为水样密度。肾动、静脉呈条索状软组织密度影。正常情况下，肾包膜和肾周筋膜不易显示。输尿管在周围脂肪组织较多时可显示，表现为圆点状软组织密度影。CT 尿路造影可以显示出肾、输尿管及膀胱的铸型形态。肾动、静脉在增强扫描时可清晰显示。

2. MRI 图像表现　平扫肾皮质及髓质呈中等信号，皮质在 T_1WI 上信号略高于髓质，在 T_2WI 上等于或略低于髓质。肾窦脂肪在 T_1WI 和 T_2WI 上均呈高信号，肾盂呈

T_1WI 低信号、T_2WI 高信号,肾血管呈流空信号。正常情况下输尿管在 T_1WI 和 T_2WI 上均呈点状低信号。增强扫描强化特点类似于 CT 增强扫描。

五、肾上腺的解剖断层特点和影像断层表现

（一）肾上腺的解剖断层特点

肾上腺的形态各异、大小不一,即使是同一个体的不同横断层面也有差异,根据其分支的多少可分为 4 种类型（图 4-3-6）。单肢型,呈 I 形,其粗细、长短、曲直不等;双肢型,呈 V 形或 Λ 形;三肢型,多呈人字形,也可出现 Y 形、K 形和三角形等;环状型呈形状、大小不等的环状。

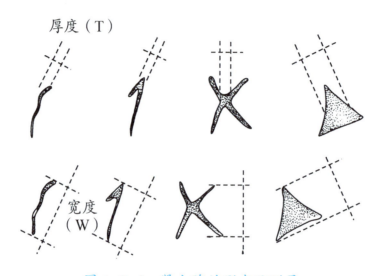

图 4-3-6　肾上腺的形态及测量

（二）肾上腺的影像断层表现

1. CT 图像表现　在周围呈低密度影的脂肪组织映衬下,肾上腺能够清晰显示。通常情况下,肾上腺侧支厚度小于 10mm,不超过同侧膈脚的厚度。肾上腺边缘均表现为平直或略凹,如外凸或呈圆形则有可能为异常。肾上腺平扫呈均匀一致软组织密度,增强后均匀强化,平扫和增强均不能区分皮质、髓质。

2. MRI 图像表现　正常肾上腺的信号强度与肝实质相似,呈中等信号,增强后均匀一致强化,MRI 上亦不能区分皮质、髓质。

六、脾的解剖断层特点和影像断层表现

（一）脾的解剖断层特点

1. 脾门以上层面　断面呈新月形,其外侧面沿腹壁形成一平滑的凸面;脏面明显凹陷,且与胃底相邻。

2. 脾门层面 特有的脾切迹和脾血管为其特征。脏面凹陷,近中央处的切迹或凹陷为脾门,在脾门附近可见数条脾静脉及其属支和脾动脉及其分支。脾门前上方与胃底相邻,后下方与左肾上腺和左肾上极相邻,仅脾门处有小部分与胰尾邻接。

3. 脾门以下层面 断面渐缩小,其内侧与左肾相邻。

(二)脾的影像断层表现

1. CT 图像表现 平扫呈均匀一致的软组织密度,略低于肝,脾内的动、静脉分支细小,而且密度和实质相差不大,不易显示。增强扫描动脉期即开始强化,但强化不均匀,周边皮质强化高于中央的髓质,呈现特有的豹纹状,称为花斑脾;在门静脉期和实质期,脾则呈均匀一致强化,其强化程度通常情况下要高于肝。实质内的脾动、静脉在增强扫描时也不易显示。

2. MRI 图像表现 平扫脾实质在 T_1WI 上表现为中低信号,信号强度低于肝,在 T_2WI 上呈中等信号,信号强度高于肝及周围的其他器官。增强扫描强化特点同增强 CT 相似。

第四节 腹部的横断层

一、第二肝门层面

此层面经第 10 胸椎椎体上份。由于膈穹隆是由下向上突,故膈的下方和内侧为腹腔,而胸腔则居其上方和外侧。食管进一步左移至胸主动脉前方。在腹腔内,肝占据右侧,肝左叶和胃底出现于膈穹隆的下内侧。第二肝门出现是本层面的重要特征。此层面上,可见肝右静脉开口于下腔静脉右壁,下腔静脉前方有自前外侧向后内侧走行的肝中静脉(图 4-4-1)。

二、剑 突 层 面

该层面经第 10 胸椎椎体下方的椎间盘。层面右侧被肝所占据,左侧被胃所充满,周边残留左、右肺下缘及膈的断面。胸壁仍然由第 5~10 肋骨断面、肋间肌、第 5~7 肋软骨和胸骨体下端断面所围成。椎间盘后方有椎管,内有脊髓及被膜,椎管后壁两侧有关节突关节的断面,显示窄而横行的关节腔。在椎板后方、棘突两侧有竖脊肌、斜方肌。胸壁外后方有背阔肌和前锯肌。肝的断面中部有由前外侧向后内侧斜行的肝中静脉,将肝分为左、右半肝。肝中静脉直径约 5mm,其后内侧有下腔静脉断面,直径约为 22mm,该静脉位于左、右半肝分界处的后缘。下腔静脉左缘与肝中静脉连线为正中裂的位置。下腔静脉左侧与静脉韧带裂之间的部分为尾状叶,静脉韧带裂与肝前缘的镰状韧带相连的线为

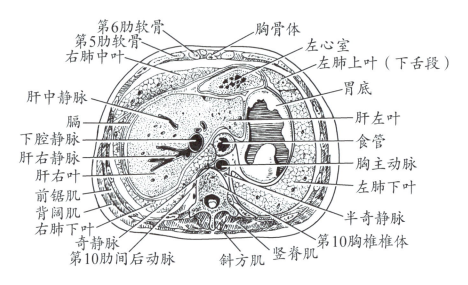

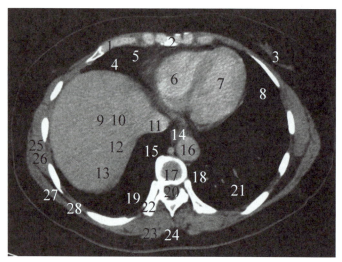

1.第5肋软骨；2.胸骨体下缘；3.左乳腺；4.右肺中叶；5.心包；6.右心室；7.左心室；8.左肺舌叶；9.肝右前叶上段；10.肝中静脉；11.下腔静脉；12.肝右静脉；13.肝右后叶上段；14.食管；15.奇静脉；16.胸主动脉；17.第9、10胸椎间盘；18.半奇静脉；19.右肺下叶；20.脊髓；21.左肺下叶；22.肋横突关节；23.斜方肌；24.竖脊肌；25.前锯肌；26.膈；27.背阔肌；28.肋间肌。

图 4-4-1　经第二肝门的横断层面及 CT（增强）图像

左叶间裂,将左半肝分为左内叶和左外叶。在右半肝内有肝右静脉末端注入下腔静脉的断面,直径约为 10mm。下腔静脉右缘与肝右静脉断面的连线为右叶间裂,将右半肝分为右前叶上段和右后叶上段。胃的断面位于该断面的左半部。在尾状叶左侧,胃断面向右突出的部分为贲门的断面。椎间盘左前方的大血管为胸主动脉,直径约为 15mm。在胸主动脉右侧,位于椎间盘前方的是奇静脉,直径约 5mm,胸主动脉与奇静脉之间有胸导管（图 4-4-2）。

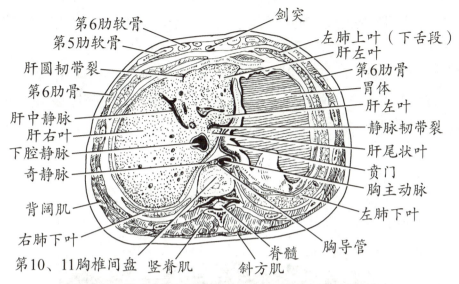

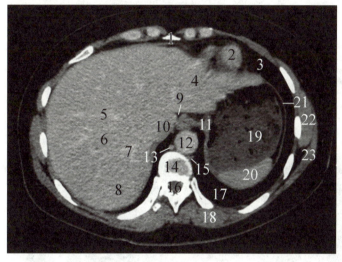

1.剑突；2.左心室；3.左肺舌叶；4.肝左外叶；5.肝中静脉；6.肝右前叶上段；7.肝右静脉；8.肝右后叶上段；9.静脉韧带裂；10.下腔静脉；11.贲门；12.胸主动脉；13.奇静脉；14.第10、11胸椎间盘；15.半奇静脉；16.脊髓；17.左肺下叶；18.竖脊肌；19.胃；20.脾；21.膈；22.前锯肌；23.背阔肌。

图 4-4-2 经剑突的横断层面及 CT（增强）图像

三、右肾上腺层面

该层面经第 11 胸椎椎体。层面的右侧为肝的断面，左侧为胃的断面。肝断面的左后缘、第 11 胸椎椎体的右前方有下腔静脉，在下腔静脉右前方，肝断面的中部，有肝中静脉主干的断面，直径约为 10mm。下腔静脉的左缘与肝中静脉的连线为正中裂。在下腔静脉的右侧有肝右静脉的主干断面。下腔静脉右缘与肝右静脉连线为肝叶间裂，将右半肝分为右前叶上段（位于肝正中裂与右叶间裂之间）和右后叶上段。肝右后叶与膈之间有一窄的白色条状断面,为右肾上腺的断面。下腔静脉左前方与静脉韧带裂之间的部分为肝的尾状叶。静脉韧带与左前方的肝门静脉左支矢状部连线为左叶间裂,将左半肝分为左内叶(左叶间裂与正中裂之间)和左外叶。

胃的断面较大,与肝左叶、尾状叶相邻。肝、胃断面周围为膈的断面,肺下缘的断面已消失。第11胸椎椎体前方左侧有胸主动脉断面。该动脉右侧有胸导管和奇静脉,在胸主动脉前方及两侧有膈脚向左、右后方延伸(图4-4-3)。

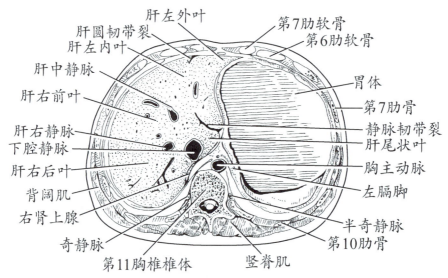

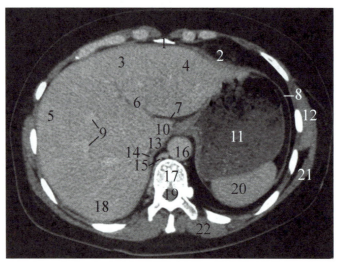

1.剑突;2.心包脂肪;3.肝左内叶;4.肝左外叶;5.肝右前叶;6.肝门静脉左支;7.静脉韧带裂;8.膈;9.肝中静脉;10.肝尾状叶;11.胃;12.前锯肌;13.下腔静脉;14.右肾上腺;15.半奇静脉;16.腹主动脉;17.第11胸椎椎体;18.肝右后叶;19.脊髓;20.脾;21.背阔肌;22.竖脊肌。

图 4-4-3 经右肾上腺的横断层面及 CT(增强)图像

四、肝门静脉左、右支层面

此断面经第12胸椎椎体。胸腔内，肺已完全消失，仅剩下肋膈隐窝。腹腔内的结构由右至左为肝、胃底和脾，脾首次出现于胃底左后方，呈新月状。肝门静脉右支是该层面的标志性结构，其出现标志着第一肝门的出现。在横断层上，由上而下，肝门静脉左支先出现角部，稍低水平可切及横部的起始部和矢状部，囊部可与矢状部同层或稍低一个层面出现。肝门静脉左支矢状部，在断层标本中易显示，是肝断层解剖中重要的标志性结构。它标志着：①肝门已经出现或在下一个断层内出现；②肝圆韧带裂的出现；③左叶间裂的出现，其左侧为肝左外叶，内为肝左内叶；④肝左管内支的出现及肝左管的合成，81%的肝左管内支经左支矢状部右侧上升，而肝左管在左支角部合成后，一般沿横部方叶侧往右行（图4-4-4）。

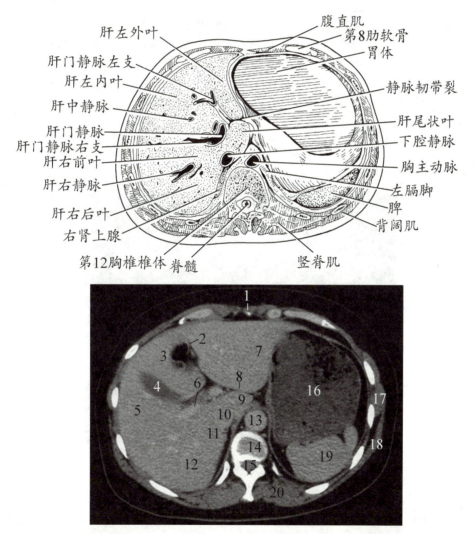

1. 剑突尖；2. 肝圆韧带裂；3. 肝左内叶；4. 胆囊；5. 肝右前叶；6. 肝门静脉右支；7. 肝左外叶；8. 静脉韧带裂；9. 肝尾状叶；10. 下腔静脉；11. 膈脚；12. 肝右后叶；13. 胸主动脉；14. 第11、12胸椎间盘；15. 脊髓；16. 胃；17. 前锯肌；18. 背阔肌；19. 脾；20. 竖脊肌。

图4-4-4　经肝门静脉左、右支的横断层面及CT（增强）图像

五、第一肝门下层面

此层面经第12胸椎椎体下方的椎间盘。该层面的右侧有肝、胆囊、胰头、十二指肠和右肾。左侧有胃、脾、胰、左肾及左肾上腺等（图4-4-5）。

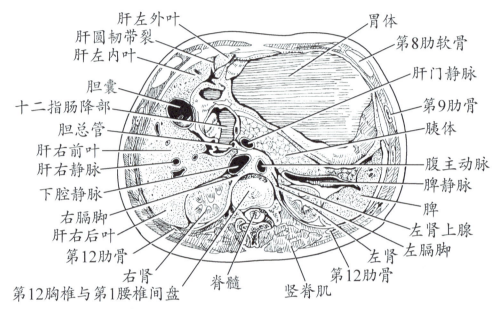

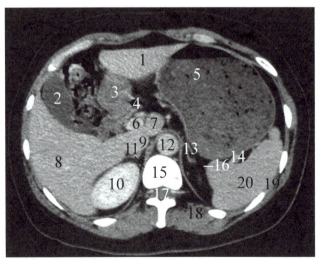

1.肝左叶；2.胆囊；3.胃窦；4.十二指肠上部；5.胃体；6.肝门静脉；7.肝尾状叶；8.肝右叶；9.下腔静脉；10.右肾；11.右肾上腺；12.腹主动脉；13.膈脚；14.脾静脉；15.第12胸椎椎体；16.左肾上腺；17.脊髓；18.竖脊肌；19.背阔肌；20.脾。

图4-4-5 经第一肝门下横断层面及CT（增强）图像

六、十二指肠空肠曲层面

此层面平第1腰椎椎体。该层面前部有横行的胃和胆囊,后部右侧有肝和右肾的断面,左侧有脾和左肾,中间夹有胰和十二指肠。该层面右侧有肝右叶,位于右肾和胆囊之间,在肝右叶内有肝右静脉。肝右静脉与下腔静脉右缘之间的连线,将肝分为右前叶下段和右后叶下段,右前叶前方有胆囊。右后叶后内侧有右肾,内侧缘有肾门通向肾窦。肾的周围有肾筋膜和脂肪囊。肾断面前方、肝断面内侧有十二指肠降部的断面,其与胆囊之间有胃的幽门,可见厚的幽门括约肌。层面后部左侧有左肾的断面,可见肾锥体被肾皮质包绕。左肾外侧为脾的断面。层面前部为胃的断面。位于胃后方、脾和十二指肠之间、左肾和大血管前方的为胰的断面。胰颈后方、钩突前方有肠系膜上血管,动脉在左,静脉居右。在肠系膜上动脉左侧,左肾的内前方有十二指肠空肠曲的断面,该断面外侧与脾之间有胰尾。第1腰椎椎体前方及两侧有膈脚。在膈脚前方,右侧有下腔静脉,左侧前方有腹主动脉。在第1腰椎椎体与横突之间有腰大肌出现,横突外侧有腰方肌出现。椎管内有脊髓圆锥和马尾。棘突两侧有竖脊肌,其后方有背阔肌。该层面周围自后向前有第10~12肋骨的断面,第9、10肋软骨的断面;腹前部有白线、腹直肌、腹外斜肌、腹内斜肌与腹横肌的断面(图4-4-6)。

七、肾门层面

此层面平第2腰椎椎体。第2腰椎椎体位于该断面中央,其右前方有下腔静脉;其左侧有腹主动脉。椎体两侧有腰大肌。在横突外侧有腰方肌。腰大肌外侧有左、右肾的断面。肾门与腹主动脉、下腔静脉之间有肾血管相连。右肾的右前方有呈三角形的肝右叶,前内侧为结肠右曲的断面。结肠右曲与结肠左曲之间为胃的断面,其面积变化较大,主要取决于胃内容物的量。结肠左曲后方的肠管为降结肠。右肾与胃之间的肠管为十二指肠降部,仅位于右肾的内侧缘。椎体前面的大血管与胃之间有胰头的断面,在钩突的左侧有肠系膜上动脉和肠系膜上静脉,而在肠系膜上动脉前方有脾静脉横过。左肾与胃之间有空肠的断面。椎体的后方为椎管,椎管内有马尾。椎管后方有关节突关节,关节腔呈斜位、在棘突两侧有竖脊肌,其外侧有背阔肌。在竖脊肌外侧有第11、12肋骨及肋软骨,其前方有第10肋软骨。腹前壁正中有白线,两侧有腹直肌、腹外斜肌、腹内斜肌及腹横肌(图4-4-7)。

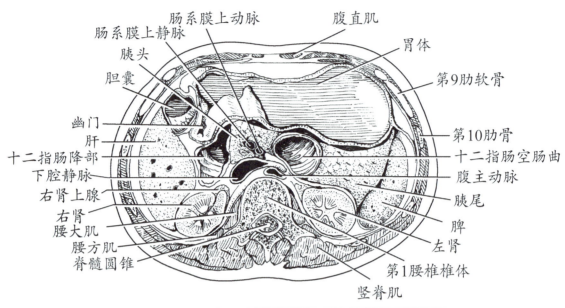

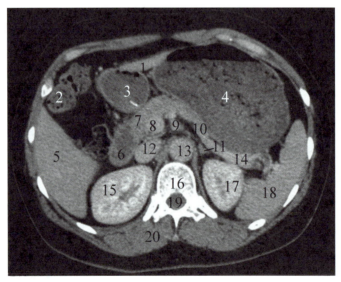

1.肝左叶；2.结肠右曲；3.胃窦；4.胃体；5.肝右叶；6.十二指肠降部；7.胰头；8.肝门静脉；9.肠系膜上静脉；10.胰体；11.左肾上腺；12.下腔静脉；13.腹主动脉；14.脾静脉；15.右肾；16.第12胸椎椎体；17.左肾；18.脾；19.脊髓；20.竖脊肌。

图 4-4-6　经十二指肠空肠曲的横断层面及 CT（增强）图像

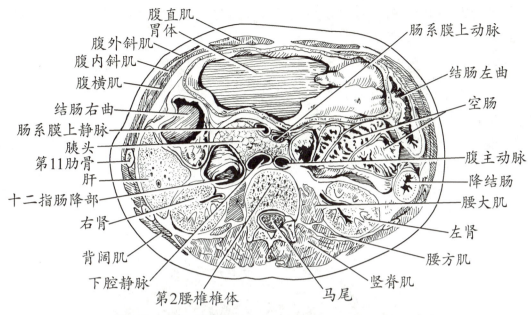

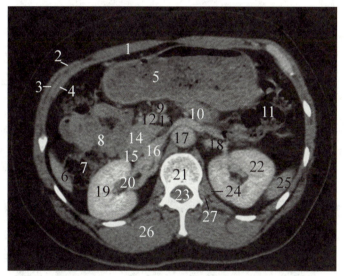

1.腹直肌；2.腹外斜肌；3.腹内斜肌；4.腹横肌；5.胃；6.肝下极；7.结肠右曲；8.空肠；9.肠系膜上静脉；10.胰体；11.结肠左曲；12.肝门静脉；13.肠系膜上动脉；14.胰头；15.十二指肠降部；16.下腔静脉；17.腹主动脉；18.左肾静脉；19.右肾；20.右肾门；21.第1腰椎椎体；22.左肾；23.脊髓；24.膈脚；25.脾下极；26.竖脊肌；27.腰大肌。

图 4-4-7　经肾门的横断层面及 CT（增强）图像

八、十二指肠水平部上份层面

此层面平第 2 腰椎下方的椎间盘。两侧有腰大肌，横突两侧有腰方肌，在该二肌外侧有左、右肾的断面。在腰大肌中部外缘与肾的前内缘相近处，有输尿管断面。右肾前外侧有肝右叶下端的断面，肝前方有横结肠断面。右肾前内侧有十二指肠降部和水平部连结处,贴附于腰大肌外侧缘。在右肾和横结肠之间有回肠断面,在肝内侧有升结肠断面(图4-4-8)。

椎体前方有下腔静脉和腹主动脉的断面,下腔静脉直径约15mm,腹主动脉的直径约10mm。十二指肠水平部横行在腹主动脉和下腔静脉前方,其前方有肠系膜,内有肠系膜上动、静脉及肠系膜淋巴结等。在肠系膜与腹前壁之间有胃的断面。左肾前方与胃之间有空肠的断面。在空肠外侧有降结肠的断面,降结肠的前方有横结肠的断面。椎管内有马尾的断面。棘突两侧有竖脊肌,其外侧有背阔肌。腹前壁由腹直肌、白线及两侧的腹外斜肌、腹内斜肌、腹横肌构成。

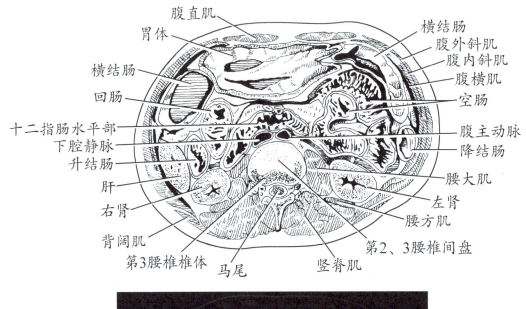

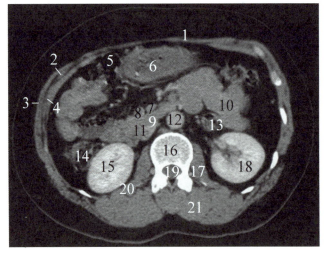

1.腹直肌;2.腹内斜肌;3.腹外斜肌;4.腹横肌;5.横结肠;6.胃;7.肠系膜上动脉;8.肠系膜上静脉;9.十二指肠水平部;10.空肠;11.下腔静脉;12.腹主动脉;13.降结肠;14.升结肠;15.右肾;16.第2腰椎椎体;17.腰大肌;18.左肾;19.马尾;20.腰方肌;21.竖脊肌。

图4-4-8 经十二指肠水平部上份的横断层面及CT(增强)图像

九、十二指肠水平部下份层面

此层面平第 3 腰椎椎体,椎体两侧有腰大肌,在腰大肌的前外侧有输尿管的断面。腰大肌与横突之间有第 2 腰神经。横突外侧有腰方肌,棘突两侧有竖脊肌,其外侧有背阔肌、腹外斜肌、腹内斜肌及腹横肌。椎管内有马尾。腹前壁有腹直肌和白线的断面。椎体前方有下腔静脉和腹主动脉,在这两条大血管前方有横行的十二指肠水平部的断面,该断面前方有肠系膜根,在其前方及两侧有空肠(左侧)及回肠(右前方)的断面。在腹前壁的后方与小肠之间有横结肠的断面,在该断面右侧、腰方肌前方有一圆形肠管断面,为升结肠的断面。在该层面的左侧半,呈浅绿色的肠管断面为空肠,其左侧与腹壁之间圆形的肠管断面为降结肠(图 4-4-9)。

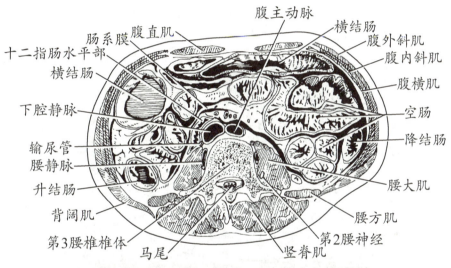

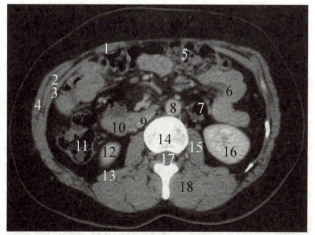

1.腹直肌;2.腹内斜肌;3.腹横肌;4.腹外斜肌;5.横结肠;6.空肠;7.降结肠;8.腹主动脉;9.下腔静脉;10.十二指肠水平部;11.升结肠;12.右肾下极;13.腰方肌;14.第3腰椎椎体;15.腰大肌;16.左肾;17.马尾;18.竖脊肌。

图 4-4-9 经十二指肠水平部下份的横断层面及 CT(增强)图像

十、肠系膜下动脉起始处层面

此层面平第 3 腰椎椎体下方的椎间盘,椎间盘前方有腹主动脉和下腔静脉,腹主动脉的直径约 10mm,下腔静脉直径约 15mm。在下腔静脉和腹主动脉的前方有肠系膜,其内有空肠动、静脉和肠系膜淋巴结。在下腔静脉的右后方有腰淋巴结,在腹主动脉的左侧有肠系膜下动脉等。

椎间盘两侧有腰大肌,该肌后内侧有第 3 腰神经。腰大肌外侧有腰方肌。腰大肌前外侧有输尿管的断面。椎管内有马尾。棘突两侧有竖脊肌。腰方肌后外侧有背阔肌一小部分。两侧腹壁由腹外斜肌、腹内斜肌及腹横肌构成,腹前壁由腹直肌和白线构成(图 4-4-10)。

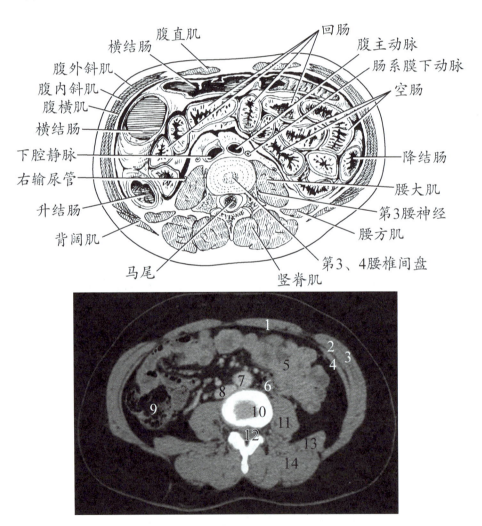

1.腹直肌;2.腹内斜肌;3.腹外斜肌;4.腹横肌;5.空肠;6.降结肠;7.腹主动脉;8.下腔静脉;9.升结肠;10.第 3、4 腰椎间盘;11.腰大肌;12.马尾;13.腰方肌;14.竖脊肌。

图 4-4-10　经肠系膜下动脉起始处的横断层面及 CT(增强)图像

十一、左、右髂总动脉起始处层面

此层面平第4腰椎椎体,在椎体前方有左、右髂总动脉和下腔静脉的断面,两侧有腰大肌的断面,腰大肌与横突之间有第2、3腰神经。腰大肌前方有输尿管断面。右侧腰大肌前面的筋膜连结肠系膜,并向前、向左横越下腔静脉前方。横突外侧有腰方肌,其外侧有腹外斜肌、腹内斜肌和腹横肌,腹前壁有腹直肌和白线。在椎管内有马尾,在棘突两侧有竖脊肌。

右侧腰方肌前方有升结肠断面,其前方有横结肠断面,左侧腰方肌前方有降结肠断面。在肠系膜与降结肠之间有空肠的断面(图4-4-11)。

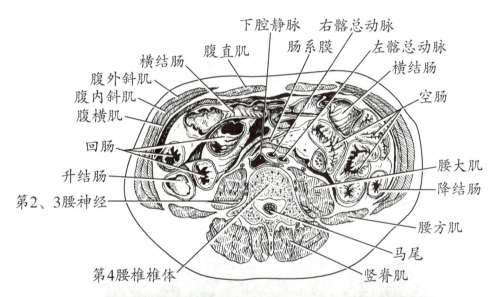

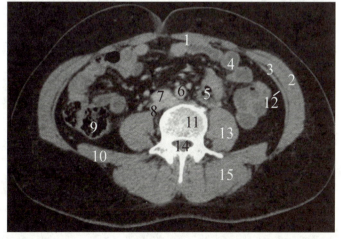

1.腹直肌;2.腹外斜肌;3.腹内斜肌;4.空肠;5.降结肠;6.左髂总动脉;7.右髂总动脉;8.下腔静脉;9.升结肠;10.腰方肌;11.第4腰椎椎体;12.腹横肌;13.腰大肌;14.马尾;15.竖脊肌。

图4-4-11 经左、右髂总动脉起始处的横断层面及CT(增强)图像

十二、左、右髂总静脉汇合处层面

此层面平第4、5腰椎间盘。椎间盘前方有左、右髂总静脉及其前方的髂总动脉。椎间盘两侧有腰大肌的断面,其前方有输尿管。腰大肌两侧有升结肠和降结肠,升结肠前方有横结肠。在腹部大血管和腰大肌前方有空、回肠的断面。在右侧腰大肌前方有肠系膜,自右向左前走行,连结空肠、回肠。在腰大肌与横突之间有第2、3腰神经。椎管呈尖朝后的三角形,内有马尾。椎管后外侧有关节突关节;横突外侧有髂嵴的断面;棘突两侧为竖脊肌(图4-4-12)。

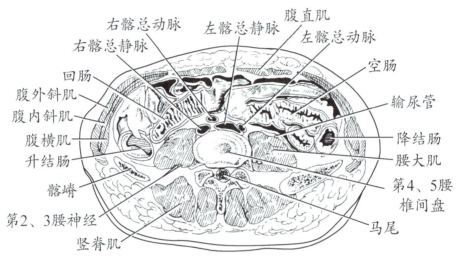

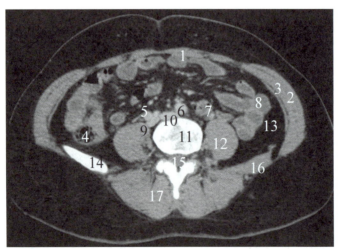

1.腹直肌;2.腹外斜肌;3.腹内斜肌;4.升结肠;5.右髂总动脉;6.左髂总动脉;7.降结肠;8.空肠;9.右髂总静脉;10.左髂总静脉;11.第4腰椎椎体下份;12.腰大肌;13.腹横肌;14.右髂嵴;15.马尾;16.腰方肌;17.竖脊肌。

图4-4-12　经左、右髂总静脉汇合处的横断层面及CT(增强)图像

十三、第5腰椎椎体中上份层面

第5腰椎椎体位于层面中央,其前方有左、右髂血管的断面。椎体两侧有腰大肌的断面。椎管内有马尾。横突两侧有髂骨翼。髂骨翼前方有髂肌,其后方有臀中肌。棘突两侧有竖脊肌。腰大肌前方有输尿管的断面。腹壁前外侧由腹外斜肌、腹内斜肌、腹横肌和腹直肌构成(图4-4-13)。

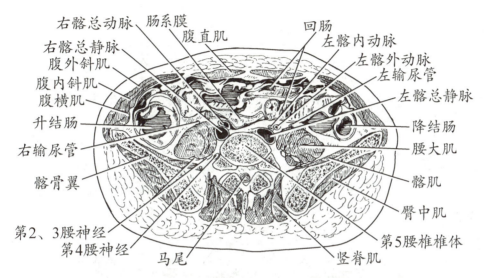

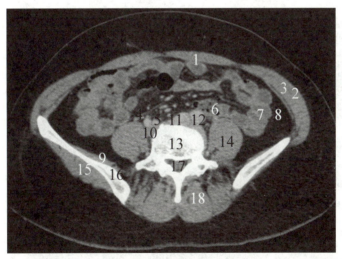

1.腹直肌;2.腹外斜肌;3.腹内斜肌;4.右髂外动脉;5.右髂内动脉;6.降结肠;7.空肠;8.腹横肌;9.髂肌;10.右髂总静脉;11.左髂总静脉;12.左髂总动脉;13.第5腰椎椎体;14.腰大肌;15.臀中肌;16.右髂骨;17.马尾;18.竖脊肌。

图4-4-13 经第5腰椎椎体中上份的横断层面及CT(增强)图像

十四、第5腰椎椎体下份层面

第5腰椎椎体位于中央,前方有左、右髂血管的断面。腰大肌前方有左、右输尿管断面,腰大肌断面的后方有第2~5腰神经,右侧腰大肌外前方有盲肠的断面,管腔较大,左侧有乙状结肠的断面。在两侧腰大肌和椎体前方有空、回肠的断面。盲肠内侧、右侧腰大肌前方,有阑尾的断面。椎管内有马尾,其外后方有关节突关节(图4-4-14)。

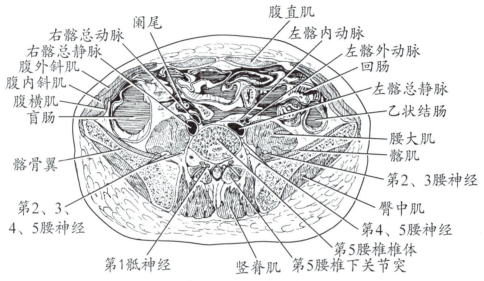

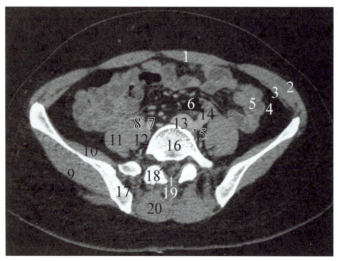

1.腹直肌；2.腹外斜肌；3.腹内斜肌；4.腹横肌；5.空肠；6.降结肠；7.右髂内动脉；8.右髂外动脉；9.臀中肌；10.髂肌；11.腰大肌；12.右髂总静脉；13.左髂总静脉；14.左髂外动脉；15.左髂内动脉；16.第5腰椎椎体下份；17.右髂骨；18.神经根；19.马尾；20.竖脊肌。

图4-4-14 经第5腰椎椎体下份的横断层面及CT(增强)图像

十五、腰、骶椎间盘层面

层面中央为第 5 腰椎与第 1 骶椎之间的椎间盘。椎间盘与腰大肌断面之间有髂总静脉,在该静脉前方有髂内动脉和髂外动脉。腰大肌断面的后方与髂肌之间有第 2~5 腰神经、腰动脉及腰静脉。右侧腰大肌右前方有盲肠和阑尾的断面。在左侧腰大肌外侧、髂肌的前方有乙状结肠的断面。阑尾断面前方及内侧有肠系膜及与其连结的小肠断面。在三角形的椎管内有马尾及硬膜外脂肪。椎管两侧有关节突关节,关节面呈内前及外后方向。横突外侧有髂骨翼,其前方有髂肌,后方有臀中肌,棘突两侧有竖脊肌(图 4-4-15)。

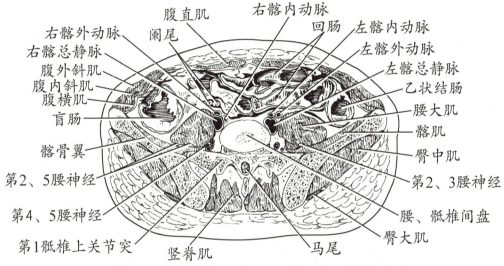

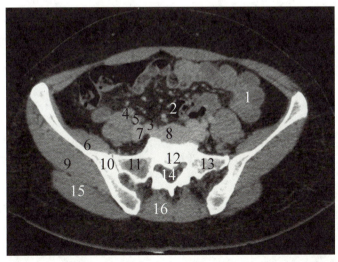

1. 空肠;2. 降结肠;3. 右髂内动脉;4. 右髂外静脉;5. 右髂外动脉;6. 髂肌;7. 右髂内静脉;8. 腰、骶椎间盘;9. 臀中肌;10. 右髂骨;11. 右骶髂关节;12. 第1骶椎椎体;13. 骶翼;14. 马尾;15. 臀大肌;16. 竖脊肌。

图 4-4-15　经腰、骶椎间盘的横断层面及 CT(增强)图像

　　在腹部的横断层解剖中,须先了解腹部的境界与标志性结构,在此基础上,熟悉腹腔脏器的形态、位置和毗邻关系,尤其是腹腔实质性器官如肝、胰、脾、肾、肾上腺等,腹腔实质性器官在横断层中的识别是学习的重点。掌握腹部的血管也非常重要,CT增强扫描成像后可作为识别其他结构的标志。在横断层中识别肝叶和肝段是学习的关键。

（王　琳　李相能）

思考题

1. 何为肝裂?
2. 在横断层中,肝叶是如何划分的?
3. 何为第二肝门?
4. 确定胰钩突的解剖结构有哪些?
5. 在腹部横断层中,第一肝门层面的标志意义有哪些?

第五章 | 盆部与会阴

05章 数字资源

 案例导入

病人女性,58 岁,绝经多年,近期有不规律的阴道出血。MRI 检查示子宫内膜癌。
1. 简述子宫的形态与位置。
2. 在横断层上,如何准确定位子宫?

第一节 概 述

一、盆部与会阴的境界

盆部与会阴位于躯干的下部,上接腹部,下连股部,其骨性基础主要为骨盆。其前面以耻骨联合上缘、耻骨结节、腹股沟和髂嵴前份的连线与腹部分界;后面以髂嵴后份和髂后上棘至尾骨尖的连线与腰区和骶尾区分界。骨盆的内腔为盆腔,向上续接腹腔,下方由会阴的软组织封闭。盆部和会阴含消化、泌尿和生殖系统的末端和外生殖器。在断层解剖中,男、女盆部的上界均为第5腰椎间盘平面,而盆部和会阴的下界,女性为女性外生殖器消失平面、男性为阴囊消失平面。

二、盆部与会阴的标志性结构

盆部和会阴部的主要标志性结构有耻骨联合、耻骨结节、髂前上棘、髂嵴、髂后上棘、髂结节、坐骨结节、骶正中嵴和尾骨尖等。耻骨联合位于腹前壁前正中线下端,是骨盆入口的标志之一。两侧髂嵴最高点的连线平第4腰椎棘突,常用于计数椎骨棘突,并且是腹主动脉分叉平面的体表标志。髂后上棘约与第2骶椎棘突平齐,为蛛网膜下隙终止的标志。人体直立时,尾骨尖与耻骨联合上缘在同一水平面上。

三、横断层中盆部和会阴结构的配布特点

1. 女性盆部和会阴结构的配布特点 女性盆部和会阴的横断层解剖,自上而下大致分为5段。

第一段,从第5腰椎间盘至第3骶椎平面,主要是腹部带有系膜的肠管、阑尾、回肠、乙状结肠。

第二段,从骶髂关节消失平面到髋臼上缘平面,此段腹、盆腔脏器共存,前部为消化道(回肠、乙状结肠),中部为内生殖器(卵巢、子宫),后部为直肠。

第三段,从髋臼上缘至耻骨联合上缘平面,由前向后为膀胱、子宫颈或阴道上部、直肠。

第四段,经耻骨联合和耻骨弓的层面,由前向后为尿道及前庭球、阴道、肛管。

第五段,耻骨弓以下层面,主要为女性外生殖器,包括大阴唇、小阴唇、阴蒂和阴道前庭。

2. 男性盆部和会阴结构的配布特点 男性盆部和会阴的横断层解剖,自上而下大致可分为3段。

第一段,从第5腰椎间盘至髋臼上缘,主要为下腹部的结构,包括腹膜腔下份、肠管、输尿管和髂血管等。

第二段,从髋臼上缘至耻骨联合下缘,主要为盆腔的结构,包括盆筋膜与筋膜间隙、泌尿器官、生殖器官和直肠等。

第三段,为耻骨联合下缘以下,主要为男性会阴部及大腿上段,包括阴茎、睾丸、尿道、肛管、股骨及周围肌群等。

第二节　盆部与会阴的应用解剖

一、盆　壁

骨盆由左、右两侧的髋骨及其后方的骶骨和尾骨围成。骨盆构成盆壁的基础。盆壁有闭孔内肌和梨状肌覆盖,盆底有肛提肌、尾骨肌及盆膈上、下筋膜构成的盆膈封闭。男性盆膈有尿道和肛管通过,女性还有阴道通过。

二、盆　腔　脏　器

盆腔主要容纳泌尿生殖器和消化道的末段。膀胱位于盆腔前部,在耻骨联合的后方,男性膀胱和盆底之间还有前列腺;直肠在正中线上,沿骶骨、尾骨的凹面下降,穿盆膈与肛管相延续;在盆腔外侧部,输尿管跨髂血管入盆腔。在女性,膀胱与直肠之间有子宫和阴道上部,子宫两侧有子宫阔韧带包裹卵巢和输卵管;在男性,膀胱和直肠之间有输精管壶腹、精囊、射精管等。

1. 膀胱　位于耻骨联合与直肠之间,居盆腔前部(图 5-2-1 和图 5-2-3)。空虚的膀胱似锥体形,分为膀胱尖、体、底和颈 4 部分。女性膀胱颈紧邻尿生殖膈,男性膀胱颈与尿生殖膈之间则有前列腺。

2. 子宫　成年未孕女性的子宫呈前后略扁、倒置的梨形,分为子宫底、体、颈 3 部分(图 5-2-2)。子宫颈又可分为子宫颈阴道部和子宫颈阴道上部。子宫位于盆腔的中央,膀胱与直肠之间,两侧与卵巢和输卵管相邻,下方邻接阴道。子宫前面借膀胱子宫陷凹与膀胱上面相邻,后面借直肠子宫陷凹及直肠阴道隔与直肠相邻。子宫颈阴道上部的前方借膀胱阴道隔与膀胱底部相邻,子宫颈阴道部则借尿道阴道隔与尿道相邻(图 5-2-1)。

3. 卵巢　卵巢为女性生殖腺,左右各一。正常成人的卵巢呈扁卵圆形,大小和形状随年龄而有差异,分为上、下两端,前、后两缘和内、外侧两面。卵巢外侧面紧贴盆腔侧壁的卵巢窝(相当于髂内、髂外动脉夹角处),内侧面朝向盆腔,其上端通过卵巢悬韧带固定于盆腔侧壁,其下端借卵巢固有韧带连于子宫,其前缘借系膜连于子宫阔韧带,其后缘游离(图 5-2-1 和图 5-2-2)。

4. 输卵管　位于子宫阔韧带的上缘内,长 8~12cm。输卵管由内侧向外侧可分为输卵管子宫部、输卵管峡、输卵管壶腹、输卵管漏斗 4 部分(图 5-2-2)。输卵管和卵巢均位于子宫侧后方,临床上常称为子宫附件。

5. 前列腺　前列腺位于膀胱颈和尿生殖膈之间,呈板栗状,可分为前列腺底、体、尖 3 部分。前列腺底上邻膀胱颈,前列腺尖下邻尿生殖膈;前列腺体的前面有连接前列腺鞘与耻骨盆面的耻骨前列腺韧带,其后面借直肠膀胱隔与直肠壶腹相邻(图 5-2-3)。前列腺的后面中间有一纵行的浅沟,为前列腺沟,直肠指诊可扪及前列腺、前列腺沟。

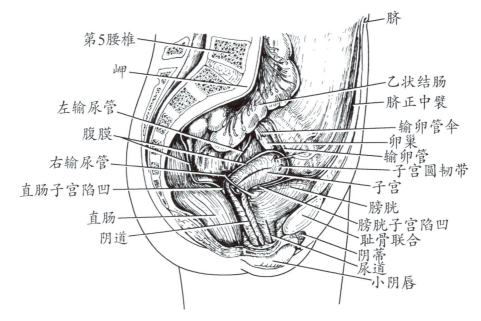

图 5-2-1　女性盆部的正中矢状断面

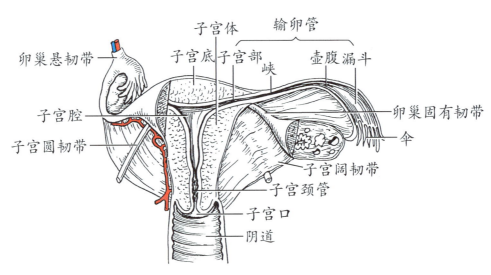

图 5-2-2　子宫的分部和输卵管

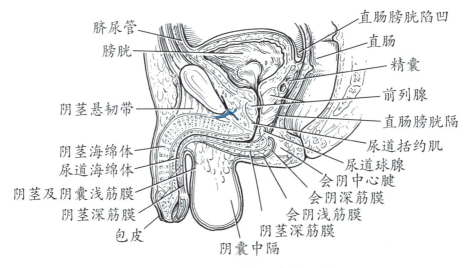

图 5-2-3　男性盆部正中矢状断面

170

三、会 阴

会阴是指封闭小骨盆下口的所有软组织,其境界与小骨盆下口一致,截石位时呈菱形,由盆膈封闭。会阴的前方为耻骨联合下缘,两侧为耻骨弓和坐骨结节,后方为尾骨尖。两侧坐骨结节之间的连线将会阴分为尿生殖区(又称尿生殖三角)和肛区(又称肛三角)2个区域。尿生殖区在女性有尿道和阴道通过,在男性有尿道通过。肛区内主要有肛管和坐骨肛门窝。

第三节　盆部与会阴结构的解剖断层特点及其影像断层表现

一、盆部与会阴的解剖断层特点

(一)子宫在横断层上的形态及结构

在横断层上,子宫可呈圆形、近似圆形或者纺锤形,其壁明显分为3层,从外向内依次为外膜、肌层和内膜。子宫前缘较短而稍平,其后缘较长而且光滑并明显后凸。子宫的两侧延伸为子宫阔韧带。

在横断层上,子宫未出现子宫内腔时,此部分即为子宫底;在髋关节平面以上的子宫层面中,出现狭窄的横行裂隙即为子宫腔,此部分的子宫为子宫体;在髋关节层面以下的子宫则明显变细,即子宫颈,其中央的狭小腔隙为子宫颈管。当子宫颈后方出现阴道后穹隆时,该层面的子宫颈为子宫颈阴道部,该层面以上的子宫颈,则为子宫颈阴道上部。

(二)前列腺在横断层上的形态及结构

前列腺位于膀胱颈与尿生殖膈之间,前列腺的底通常于耻骨联合上份层面出现,在耻骨弓以下层面消失。前列腺上、中份的层面呈半球形,其前外侧面略呈弧形,其后壁较为平坦,边界清晰,表面光滑,左右对称。尿道穿经前列腺的位置略微偏前。在中份层面,尿道前列腺部的后壁上可见突入腔内的尿道嵴,嵴后方有前列腺小囊,囊两侧可见射精管斜穿前列腺实质。前列腺的下份层面呈三角形或新月形,两侧稍凸,紧贴肛提肌,后面正中可见凹陷的后正中沟。前列腺的上份层面主要由前叶、中叶和左右两侧叶构成,其在中份层面主要由前叶、中叶、侧叶和后叶构成,其下份层面主要由侧叶构成。

(三)会阴结构在横断层上的识别

肛提肌为会阴结构的标志性结构。在横断层上,U形的肛提肌及其筋膜形成盆膈。

肛提肌与外侧的闭孔内肌、后方的臀大肌三者共同围成三角形的坐骨肛门窝，此三角形区域向下逐渐增大，至肛区皮肤出现时消失。两侧肛提肌的内侧为泌尿、生殖器官及消化道的末端，自前向后女性依次为尿道、阴道和肛管，男性为尿道和肛管。肛提肌消失后，依次出现尿生殖膈和会阴深隙、前庭球（女性）或尿道球（男性）、会阴浅隙。在肛门消失以下的层面上，男性仅有外生殖器、睾丸、附睾；女性仅有女性外生殖器结构。

二、盆部与会阴的影像断层表现

（一）膀胱

1. CT 图像表现　平扫检查，膀胱易于识别，其大小和形态与充盈程度相关，充盈较满的膀胱呈圆形、椭圆形或类方形。膀胱腔内尿液为均匀水样低密度影。膀胱壁在周围低密度脂肪组织及腔内尿液的对比下，显示为厚度一致的薄壁软组织影，内、外缘均光滑。行膀胱增强扫描时，强化表现因检查时间而异。注入造影剂后的早期，显示膀胱壁强化；稍迟扫描，可见含造影剂的尿液自输尿管口处喷入；30~60min 后检查，膀胱呈均匀高密度影，若造影剂与尿液混合不均，则出现液 - 液平面。

2. MRI 图像表现　横断层上，充盈的膀胱呈圆形、横置的椭圆形或四角圆钝的类方形。膀胱内尿液富含游离水，呈均匀长 T_1 低信号和长 T_2 高信号；膀胱周围脂肪组织在 T_1WI 上呈高信号，T_2WI 上为中等信号；膀胱壁在周围组织和腔内尿液的对比下，能够清楚的显示，表现为厚度一致的薄壁环状影，其与肌肉信号类似，在 T_1WI 上高于腔内尿液信号，而 T_2WI 上则低于尿液信号。行 T_1WI 增强扫描时，膀胱腔内尿液含造影剂而发生强化，表现为信号增高。然而，当造影剂浓度较高并达到一定程度时，可呈低信号改变，这是由于其缩短 T_2 作用超过缩短 T_1 作用所致。

（二）子宫

1. CT 图像表现　通过平扫 CT，即可识别子宫。子宫体呈横置梭形或椭圆形的软组织密度影，边缘光滑。中心较小的类圆形或 T 形低密度区代表子宫腔。子宫颈显示在子宫体下方层面，呈圆形或椭圆形的软组织密度影，外缘光滑，横径小于 3cm。宫旁组织位于子宫体、子宫颈和阴道上部的两侧，为脂肪性低密度区，内含细小点状或条状的软组织密度影，代表血管、神经和纤维组织。其中可见条带状自子宫底向前外侧走行的子宫圆韧带。增强扫描时，子宫肌层呈明显的均匀强化，中心低密度的子宫腔显示更为清楚。

2. MRI 图像表现　平扫时，T_1WI 上子宫体、子宫颈皆呈均匀的低信号，周围是高信号的脂肪组织；T_2WI 上子宫体、子宫颈呈分层表现。行增强扫描时，子宫体、子宫颈各层的强化表现随时间而异（图 5-3-1）。

（三）卵巢

1. CT 图像表现　在育龄期，CT 扫描在部分个体上可识别正常卵巢，位于子宫侧壁

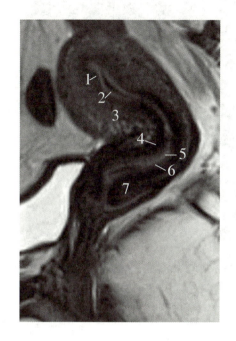

1. 结合带；2. 子宫内膜及腔内分泌物；3. 子宫肌层；
4. 子宫颈纤维基质；5. 子宫颈管黏液；6. 子宫颈管皱
襞；7. 子宫颈肌层。

图 5-3-1　子宫正中矢状位高分辨 MRI（T$_2$WI）图像

与髋臼内壁之间，呈软组织密度，行增强检查时强化不明显。育龄期女性卵巢有滤泡形成，于排卵期最明显，卵巢密度不均。

2. MRI 图像表现　MRI 上多可识别出正常卵巢：T$_1$WI 上，呈卵圆形均匀的低信号结构，和周围的高信号脂肪组织形成了明显对比，与邻近的肠管影不易区分；T$_2$WI 上，其周边的卵泡呈高信号，而内部的中央基质呈低信号。MRI 检查时，卵巢的识别与否和绝经有关，其中绝经期前女性 96% 可识别出正常卵巢。而绝经后女性，由于卵巢萎缩与缺乏卵泡，卵巢多难以识别。

（四）输卵管

输卵管在 CT 及 MRI 上均不易显示。

（五）阴道

1. CT 图像表现　横断层面上阴道为类圆形的软组织密度影，其内偶可见低密度影，为阴道腔隙和分泌液。

2. MRI 图像表现　阴道在平扫 T$_1$WI 上呈均匀的低信号，与周围高信号的脂肪组织可区分，T$_2$WI 上阴道亦呈分层表现。增强扫描时，阴道均匀强化，强化程度弱于子宫体。

（六）前列腺

1. CT 图像表现　前列腺周围有低密度脂肪组织围绕，能够清楚的显示。增强扫描时呈中等强化。不论平扫或者增强扫描，均不能明确分辨出前列腺各解剖带，也不能识别出前列腺被膜。

2. MRI 图像表现　T$_1$WI 上，前列腺呈均匀的低信号，不能识别各解剖带。T$_2$WI 上，前列腺各解剖带由于组织结构和含水量的差异而呈现不同信号强度（图 5-3-2）。

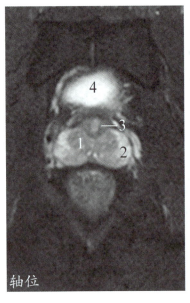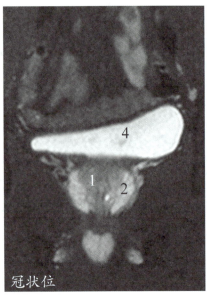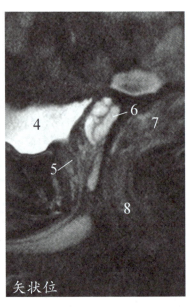

轴位　　　　　　　　冠状位　　　　　　　　矢状位

1.中央带及移行带；2.周围带；3.前列腺前括约肌；4.膀胱；
5.移行带；6.精囊；7.直肠；8.肛管。

图 5-3-2　前列腺高分辨 MRI（T$_2$WI）压脂序列图像

　知识拓展

MRI 检查在生殖系统疾病诊断中的优势

MRI 检查能明确分辨子宫的各解剖层，因而对子宫内膜癌和宫颈癌的分期及子宫先天性畸形的诊断具有很高价值；此外 MRI 检查的多方位、多参数、多序列的成像也有利于盆腔肿块的发现、起源的判断及组织成分的确定，从而有助于肿块的定性诊断。所以，MRI 是检查女性生殖系统最佳的影像学方法。另外，MRI 检查能清楚分辨前列腺各区，对于早期限于被膜内的前列腺癌，可为首选的检查方法。MRI 对于前列腺癌范围的评价也很准确，有助于临床分期。

第四节　盆部与会阴的横断层

一、女性盆部与会阴的横断层

1. 骶骨岬层面　该层面中第 1 骶椎椎体的上份居盆部后壁中央，其前缘向前突出为骶骨岬。椎体后方为骶管，其内可见骶神经。腹前外侧壁由位于中线两侧的腹直肌和其外侧的 3 层扁肌构成。盆腔内，右侧可见盲肠，其内侧为阑尾断面；左侧为乙状结肠，两者之间有回肠及系膜。腰大肌位于骶椎椎体的前外侧，两者之间由前向后依次可见髂外动脉、髂内动脉、髂总静脉。输尿管位于髂血管的前方。髂肌和腰大肌之间有股神经，其内侧有闭孔神经和腰骶干。骶椎的外侧为髂骨翼，其前方为髂肌，后方为臀中肌和臀大肌。髂骨和骶骨的耳状面形成骶髂关节。骶正中嵴两侧为竖脊肌（图5-4-1）。

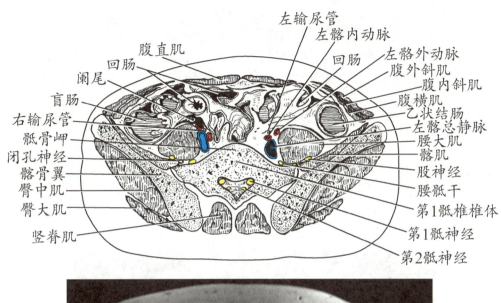

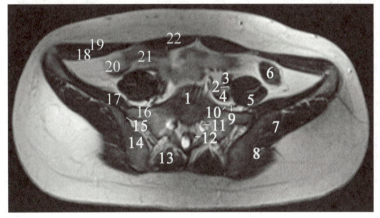

1. 第1骶椎椎体；2. 左输尿管；3. 左髂总动脉；4. 左髂总静脉；5. 腰大肌；6. 乙状结肠；7. 臀中肌；8. 臀大肌；9. 左闭孔神经；10. 左腰骶干；11. 第1骶神经；12. 第2骶神经；13. 竖脊肌；14. 髂骨翼；15. 右骶髂关节；16. 股神经；17. 髂肌；18. 腹横肌；19. 腹外斜肌和腹内斜肌；20. 盲肠；21. 回肠；22. 腹直肌。

图 5-4-1　女性经骶骨岬的横断层面及 MRI（T$_2$WI）图像

2. 骶髂关节上份层面　该层面中骶骨两侧与髂骨形成骶髂关节，关节断面较小。腹前外侧壁仍由腹直肌和其外侧3层扁肌构成。右髂窝处有盲肠，其内侧壁处可见阑尾。左髂窝处有乙状结肠。盲肠和乙状结肠之间可见回肠及肠系膜。髂骨翼前方有髂肌，后外侧有臀中肌、臀大肌。第1~2骶椎之间有椎间盘，其两侧有骶前孔。椎体后方为骶管。髂肌和腰大肌之间有股神经，腰大肌内侧可见髂外血管、输尿管、髂内血管、闭孔神经及腰骶干（图5-4-2）。

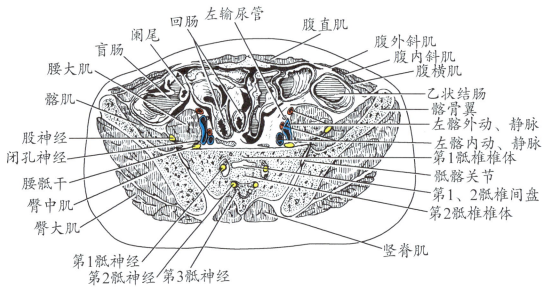

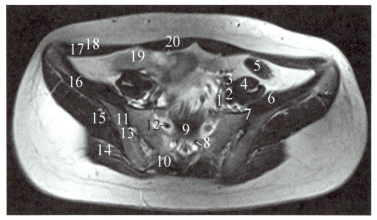

1. 左髂内静脉；2. 左髂外静脉；3. 左髂外动脉；4. 腰大肌；5. 乙状结肠；6. 髂肌；7. 左腰骶干；8. 第2骶神经；9. 第2骶椎椎体；10. 竖脊肌；11. 右骶髂关节；12. 第1骶神经；13. 髂骨翼；14. 臀大肌；15. 臀中肌；16. 臀小肌；17. 腹横肌；18. 腹外斜肌和腹内斜肌；19. 回肠；20. 腹直肌。

图 5-4-2　女性经骶髂关节上份的横断层面及 MRI（T_2WI）图像

　　3. 骶髂关节中份层面　该层面中骶髂关节断面明显增大。腹前外侧壁仍由腹直肌及其外侧 3 层扁肌构成。右髂窝处为盲肠，左髂窝处为乙状结肠及其系膜，其余主要为回肠袢。在盲肠内侧可见右侧卵巢断面，在左髂内、外动脉之间有左侧卵巢断面。髂骨翼前方可见髂肌和腰大肌，二肌之间的外侧有股神经，内侧有闭孔神经。腰大肌内侧从前向后依次有髂外血管、输尿管和髂内血管。髂骨翼的后方有臀小肌、臀中肌和臀大肌。第 2 骶椎椎体前外侧为腰骶干，后方为骶管（图 5-4-3）。

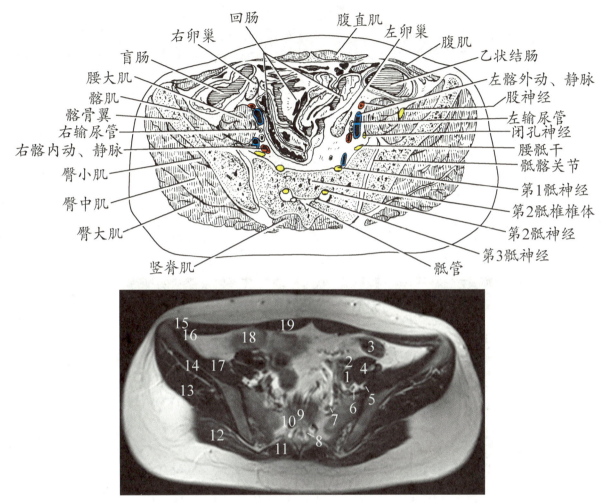

图中标注：
回肠　腹直肌　左卵巢　腹肌
右卵巢　　　　　　　　乙状结肠
盲肠　　　　　　　　　左髂外动、静脉
腰大肌　　　　　　　　股神经
髂肌　　　　　　　　　左输尿管
髂骨翼　　　　　　　　闭孔神经
右输尿管　　　　　　　腰骶干
右髂内动、静脉　　　　骶髂关节
臀小肌　　　　　　　　第1骶神经
臀中肌　　　　　　　　第2骶椎椎体
臀大肌　　　　　　　　第2骶神经
竖脊肌　　　　　　　　第3骶神经
　　　　　　　　骶管

1. 左髂外静脉；2. 左髂外动脉；3. 乙状结肠；4. 腰大肌；5. 左闭孔神经；6. 左腰骶干；7. 第1骶神经；8. 第3骶神经；9. 第2骶椎椎体；10. 第2骶神经；11. 竖脊肌；12. 臀大肌；13. 臀中肌；14. 臀小肌；15. 腹内斜肌；16. 腹横肌；17. 髂肌；18. 回肠；19. 腹直肌。

图 5-4-3 女性经骶髂关节中份的横断层及 MRI（T_2WI）图像

4. 骶髂关节下份层面　此层面中骶髂关节断面较上一层面明显缩小。盆腔的前壁主要由腹直肌构成。右髂窝处为盲肠，乙状结肠被切为两个断面，其余肠管为回肠。髂肌和腰大肌出现了部分融合，其交界的外侧有股神经。髂肌的后内侧可见闭孔神经。腰大肌的内侧有髂外血管，两侧髂外静脉的内侧有卵巢的断面。骶髂关节前方的结构从前外向后内依次有髂内血管，腰骶干，第 1、2 骶神经和交感干。输尿管位于髂内、髂外静脉之间。第 3 骶椎前方出现梨状肌。髂骨翼后方有臀小肌、臀中肌、臀大肌（图 5-4-4）。

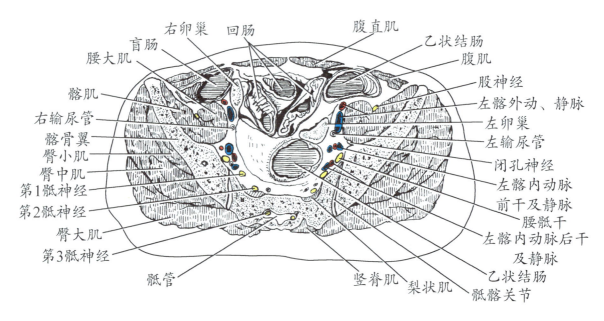

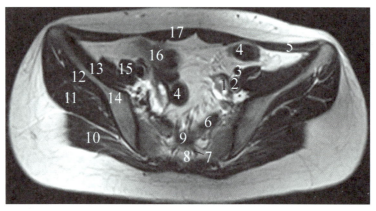

1. 左卵巢；2. 左髂外静脉；3. 左髂外动脉；4. 乙状结肠；5. 腹内斜肌和腹横肌；6. 梨状肌；7. 第3骶神经；8. 骶管；9. 第3骶椎椎体；10. 臀大肌；11. 臀中肌；12. 臀小肌；13. 髂肌；14. 髂骨翼；15. 腰大肌；16. 回肠；17. 腹直肌。

图 5-4-4　女性经骶髂关节下份的横断层面及 MRI（T₂WI）图像

5. 坐骨大孔上份层面　此层面中显示骶骨和髂骨翼之间为坐骨大孔，其内有梨状肌通过。盆腔右侧仍可见盲肠，乙状结肠被切为前、后两个断面，并与直肠相延续，其余肠管为回肠。髂肌和腰大肌已融合为髂腰肌，其内侧有髂外血管和闭孔神经。髂骨翼内侧有输尿管、髂内血管和腰骶干，其后方有臀小肌、臀中肌、臀大肌。梨状肌和髂骨之间为梨状肌上孔，内有臀上血管、神经通过（图 5-4-5）。

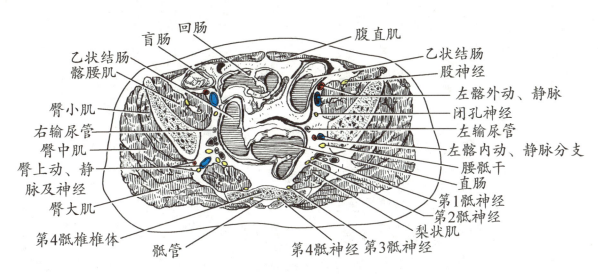

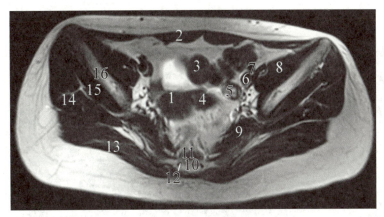

1. 子宫；2. 腹直肌；3. 回肠；4. 乙状结肠；5. 左卵巢；6. 左髂外静脉；7. 左髂外动脉；8. 髂腰肌；9. 梨状肌；10. 骶管；11. 第4骶椎椎体；12. 第4骶神经；13. 臀大肌；14. 臀中肌；15. 臀小肌；16. 髂骨翼。

图 5-4-5　女性经坐骨大孔上份的横断层面及 MRI（T₂WI）图像

　　6. 髂骨体层面　该层面中髂骨体呈宽厚的三角形，其和骶椎椎体之间为坐骨大孔，梨状肌已穿出坐骨大孔。盆腔内器官：前方为膀胱尖、回肠和乙状结肠，中间为子宫底，后方为直肠。髂骨体前方为髂腰肌，后外侧有臀小肌、臀中肌、臀大肌，内侧有闭孔内肌。髂腰肌内前方为髂外血管和股神经，外侧有缝匠肌，后外侧有阔筋膜张肌。闭孔内肌内侧有闭孔神经、闭孔血管和输尿管。梨状肌位于臀大肌和髂骨体之间，其前方有臀下血管（图 5-4-6）。

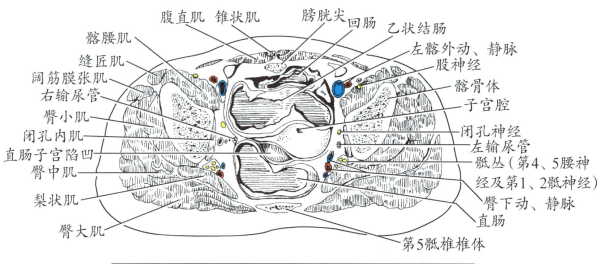

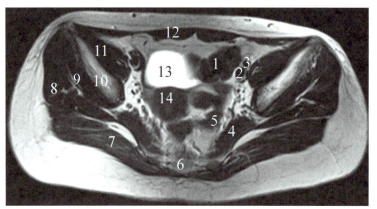

1. 回肠；2. 左髂外静脉；3. 左髂外动脉；4. 梨状肌；5. 乙状结肠；6. 第5骶椎椎体；
7. 臀大肌；8. 臀中肌；9. 臀小肌；10. 髂骨体；11. 髂腰肌；12. 腹直肌；13. 膀胱；
14. 子宫。

图 5-4-6　女性经髂骨体的横断层面及 MRI（T₂WI）图像

　　7. 髋关节上份层面　该层面显示髋关节上份，故关节断面较小。盆腔内从前向后依次可见膀胱、乙状结肠、子宫体、直肠，膀胱和子宫之间有膀胱子宫陷凹，子宫和直肠之间为直肠子宫陷凹。髋臼内侧有闭孔内肌，该肌内侧可见闭孔神经和闭孔血管。髂腰肌前方可见髂外血管和股神经。坐骨体和臀大肌之间可见坐骨神经，其内侧伴阴部血管和阴部神经。尾骨两侧可见尾骨肌，该肌与臀大肌之间有臀下血管（图 5-4-7）。

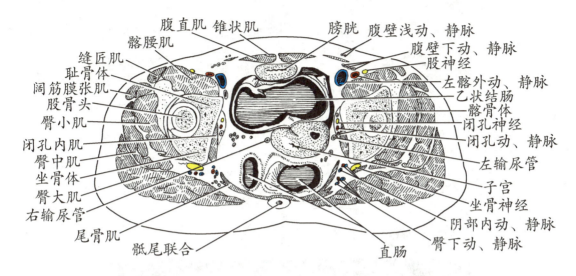

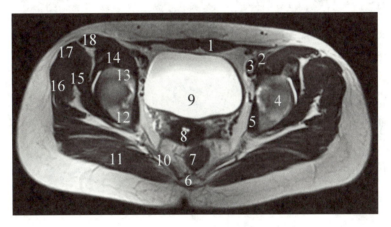

1. 腹直肌；2. 左髂外动脉；3. 左髂外静脉；4. 股骨头上缘；5. 闭孔内肌；6. 骶尾联合；7. 直肠；8. 子宫；9. 膀胱；10. 尾骨肌；11. 臀大肌；12. 坐骨体；13. 髂骨体；14. 髂腰肌；15. 臀小肌；16. 臀中肌；17. 阔筋膜张肌；18. 缝匠肌。

图 5-4-7　女性经髋关节上份的横断层面及 MRI（T₂WI）图像

8. 髋关节中上份层面　该层面显示的髋关节断面较上一层面明显增大。盆腔内从前向后可见膀胱、子宫颈和直肠,膀胱和子宫颈之间仍可见乙状结肠的断面。子宫颈两侧数目众多的小血管为子宫静脉丛,左、右输尿管也位于其侧方。闭孔内肌和直肠之间为充满脂肪的坐骨肛门窝。闭孔内肌前方有闭孔血管和闭孔神经。耻骨体前方为髂腰肌,髂腰肌前方为股神经以及由髂外血管更名的股动脉和股静脉。坐骨体后方有一横行肌为上孖肌,其和臀大肌之间有臀下血管和粗大的坐骨神经（图 5-4-8）。

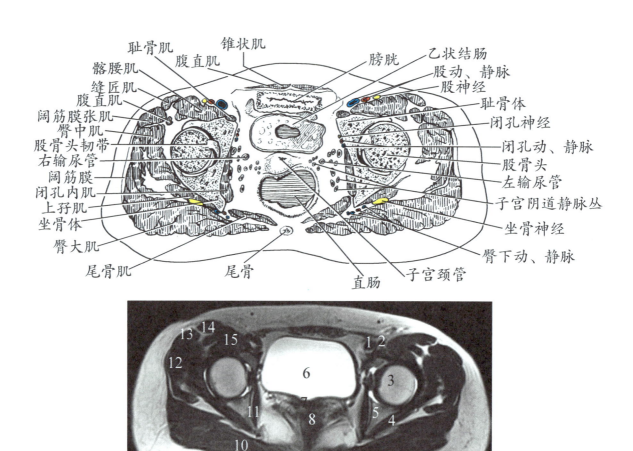

图 5-4-8　女性经髋关节中上份的横断层面及 MRI（T_2WI）图像

1. 左股静脉；2. 左股动脉；3. 股骨头；4. 上孖肌；5. 坐骨体；6. 膀胱；7. 阴道；8. 直肠；9. 尾骨；10. 臀大肌；11. 闭孔内肌；12. 臀中肌；13. 阔筋膜张肌；14. 缝匠肌；15. 髂腰肌。

9. 髋关节中下份层面　该层面显示的髋关节断面仍较大。髋臼由前方的耻骨体和后方的坐骨体构成。断面中部由前向后依次为膀胱、阴道、直肠。阴道周围可见丰富的静脉丛。尾骨前方直肠两侧可见条带状的肛提肌，该肌与臀大肌、闭孔内肌围成三角形的坐骨肛门窝，内面填充脂肪组织及阴部血管、神经（图 5-4-9）。

10. 髋关节下份层面　该层面显示的髋关节断面较上一层面明显缩小。尾骨消失，耻骨上支出现。盆腔内由前向后为膀胱颈、阴道和直肠。臀大肌前方为坐骨肛门窝，臀大肌与下孖肌之间可见坐骨神经。髂腰肌内前方可见股神经、股动脉和股静脉（图 5-4-10）。

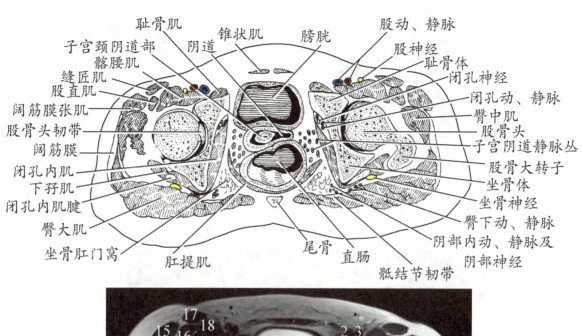

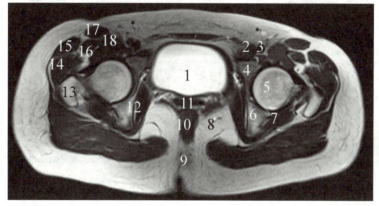

1. 膀胱；2. 左股静脉；3. 左股动脉；4. 耻骨体；5. 股骨头；6. 坐骨体；7. 下孖肌；8. 坐骨肛门窝；9. 尾骨；10. 直肠；11. 阴道；12. 闭孔内肌；13. 股骨大转子；14. 臀中肌；15. 阔筋膜张肌；16. 股直肌；17. 缝匠肌；18. 髂腰肌。

图 5-4-9 女性经髋关节中下份的横断层面及 MRI（T$_2$WI）图像

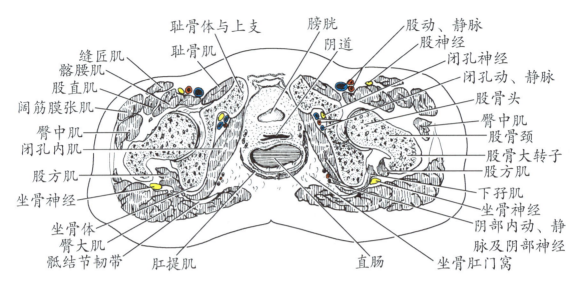

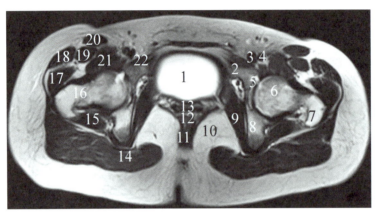

1.膀胱；2.耻骨上支；3.左股静脉；4.左股动脉；5.左闭孔动、静脉；6.股骨头；7.股骨大转子；8.坐骨体；9.闭孔内肌；10.坐骨肛门窝；11.肛提肌；12.肛管；13.阴道；14.臀大肌；15.股方肌；16.股骨颈；17.臀中肌；18.阔筋膜张肌；19.股直肌；20.缝匠肌；21.髂腰肌；22.耻骨肌。

图 5-4-10　女性经髋关节下份的横断层面及 MRI（T₂WI）图像

　　11. 耻骨联合上份层面　该层面中左、右耻骨联合面及其间的耻骨间盘构成耻骨联合（上份）。耻骨上支的前外侧，髂腰肌和耻骨肌之间为股神经、股动脉、股静脉。耻骨与其后外方的坐骨结节之间为闭孔（上部），该孔为闭孔膜所封闭，其内侧、外侧分别为闭孔内肌、闭孔外肌附着。耻骨联合后方从前向后依次有尿道、阴道和直肠。直肠后方及两侧为肛提肌。肛提肌、臀大肌、闭孔内肌围成坐骨肛门窝，其外侧壁上可见阴部血管和阴部神经（图 5-4-11）。

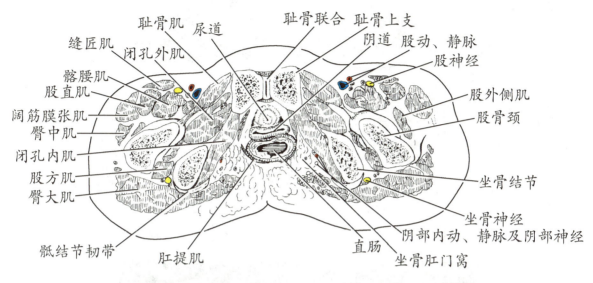

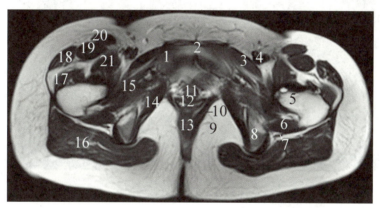

1.耻骨上支；2.耻骨联合；3.耻骨肌；4.左股动、静脉；5.股骨颈；6.股方肌；7.坐骨神经；8.坐骨结节；9.坐骨肛门窝；10.肛提肌；11.尿道；12.阴道；13.肛管；14.闭孔内肌；15.闭孔外肌；16.臀大肌；17.臀中肌；18.阔筋膜张肌；19.股直肌；20.缝匠肌；21.髂腰肌。

图 5-4-11　女性经耻骨联合上份的横断层及 MRI（T_2WI）图像

12. 耻骨联合下份层面　该层面中间主要显示耻骨联合（下份）的断面。两侧耻骨下支呈八字形伸向后外方，其后方依次排列有尿道、阴道、肛管。肛提肌、臀大肌、闭孔内肌之间围成坐骨肛门窝，其内有阴部血管和神经。臀大肌深面可见坐骨神经的断面（图 5-4-12）。

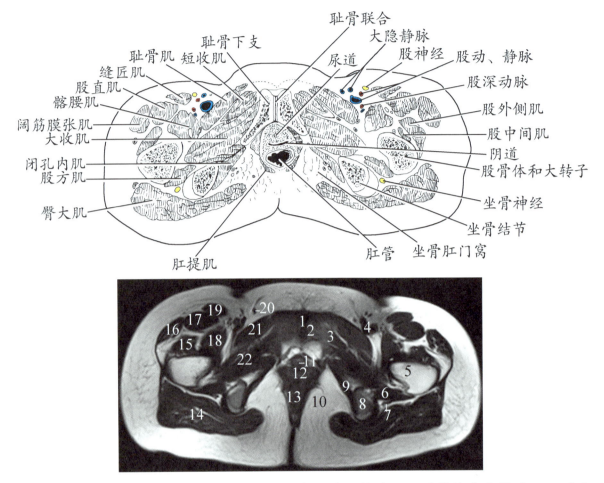

1. 耻骨联合；2. 耻骨下支；3. 短收肌；4. 左股动、静脉；5. 股骨体和大转子；6. 股方肌；7. 坐骨神经；8. 坐骨结节；9. 闭孔内肌；10. 坐骨肛门窝；11. 尿道；12. 阴道；13. 肛管；14. 臀大肌；15. 股外侧肌和股中间肌；16. 阔筋膜张肌；17. 股直肌；18. 髂腰肌；19. 缝匠肌；20. 大隐静脉；21. 耻骨肌；22. 闭孔外肌。

图 5-4-12　女性经耻骨联合下份的横断层面及 MRI（T_2WI）图像

13. 坐骨支层面　该层面显示的骨性结构主要为坐骨支和股骨。层面前部可见大阴唇和阴蒂，中央区从前向后依次为尿道、阴道和肛管，外侧部主要显示以股骨为中心的大腿肌群及臀大肌。肛管两侧可见坐骨肛门窝（图 5-4-13）。

14. 阴道前庭层面　该层面中央部主要显示为阴道前庭。阴道前庭前方可见阴蒂和大阴唇，后方为肛门。该断面两侧部主要为股部结构（图 5-4-14）。

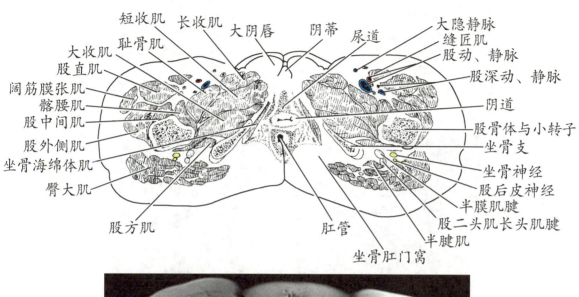

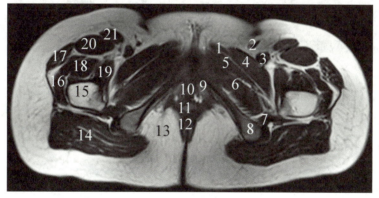

1. 长收肌；2. 大隐静脉；3. 左股动、静脉；4. 耻骨肌；5. 短收肌；6. 大收肌；7. 股方肌；8. 坐骨结节；9. 坐骨海绵体肌；10. 尿道；11. 阴道；12. 肛门；13. 坐骨肛门窝；14. 臀大肌；15. 股骨体和小转子；16. 股外侧肌；17. 阔筋膜张肌；18. 股中间肌；19. 髂腰肌；20. 股直肌；21. 缝匠肌。

图 5-4-13 女性经坐骨支的横断层面及 MRI（T₂WI）图像

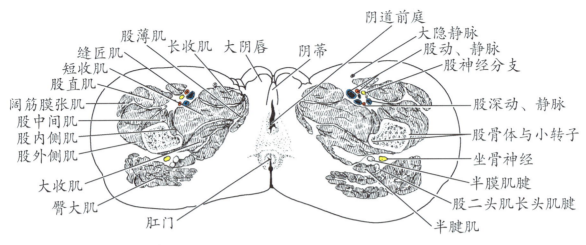

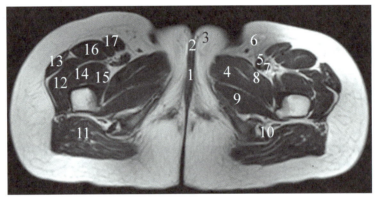

1.阴道；2.阴蒂；3.大阴唇；4.短收肌；5.左股动、静脉；6.大隐静脉；7.左股深动、静脉；8.长收肌；9.大收肌；10.半腱肌；11.臀大肌；12.股外侧肌；13.阔筋膜张肌；14.股中间肌；15.股内侧肌；16.股直肌；17.缝匠肌。

图 5-4-14　女性经阴道前庭的横断层面及 MRI（T_2WI）图像

二、男性盆部与会阴的横断层

男性盆部髋关节以上各层面的结构和髋关节以下各层面外侧部的结构与女性相似，不再赘述。本部分主要对几个典型层面中间部的结构进行简要描述。

1. 髋关节上份层面　该层面经髋关节的上份。髋臼由髂骨、坐骨、耻骨 3 者结合构成，与股骨头形成髋关节。膀胱位于盆腔前部，其前方两侧为肠管，后方两侧显示为输尿管和输精管断面。尾骨前方为直肠。直肠和膀胱之间为直肠膀胱陷凹（图 5-4-15）。

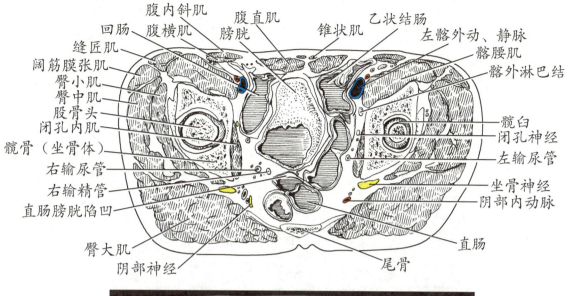

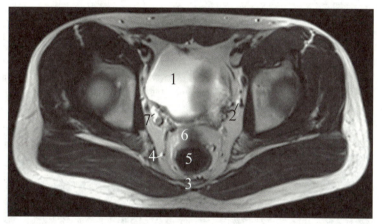

1. 膀胱；2. 左输尿管；3. 尾骨；4. 阴部神经；5. 直肠；
6. 直肠膀胱陷凹；7. 右输尿管。

图 5-4-15　男性经髋关节上份的横断层面及 MRI（T_2WI）图像

2. 髋关节中份层面　该层面所显示的髋关节断面最大，为经过髋关节中部的层面。前壁主要由腹直肌构成，其两侧皮下显示为精索的断面。盆腔大部分为膀胱占据，膀胱后方有输尿管及输精管壶腹的断面。尾骨前方为直肠（图 5-4-16）。

3. 髋关节下份层面　该层面经髋关节下份，所显示的关节断面较上一层面明显缩小。膀胱占据盆腔前部，其前外侧可见精索断面，后方可见精囊及其内侧的输精管壶腹。精囊内侧与输精管汇合处的脂肪组织将其与膀胱后壁分隔开，使之与膀胱后壁之间形成夹角，即膀胱精囊角。该角在膀胱、精囊和前列腺肿瘤的诊断中具有十分重要的价值。肛提肌、臀大肌、闭孔内肌 3 者围成坐骨肛门窝（图 5-4-17）。

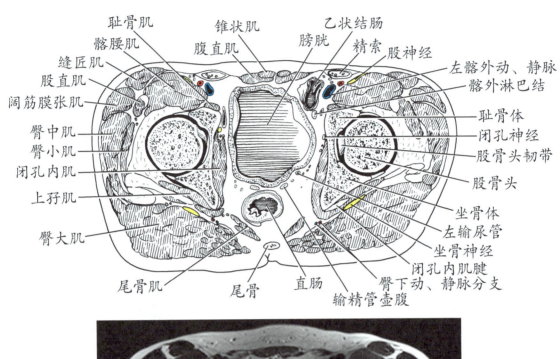

耻骨肌　　　　　锥状肌　　　乙状结肠
髂腰肌　　　腹直肌　膀胱　精索　股神经
缝匠肌　　　　　　　　　　　　左髂外动、静脉
股直肌　　　　　　　　　　　　髂外淋巴结
阔筋膜张肌　　　　　　　　　　耻骨体
臀中肌　　　　　　　　　　　　闭孔神经
臀小肌　　　　　　　　　　　　股骨头韧带
闭孔内肌　　　　　　　　　　　股骨头
上孖肌　　　　　　　　　　　　坐骨体
　　　　　　　　　　　　　　　左输尿管
臀大肌　　　　　　　　　　　　坐骨神经
　　　　　　　　　　　　　　　闭孔内肌腱
尾骨肌　　　　　　　　　　　　臀下动、静脉分支
　　　尾骨　　直肠　输精管壶腹

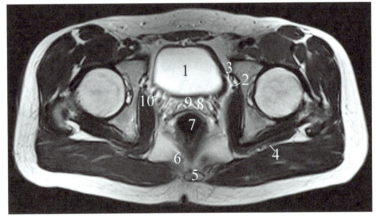

1.膀胱；2.闭孔神经；3.左输尿管；4.坐骨神经；5.尾骨；
6.尾骨肌；7.直肠；8.精囊；9.输精管壶腹；10.右输尿管。

图 5-4-16　男性经髋关节中份的横断层面及 MRI（T_2WI）图像

190

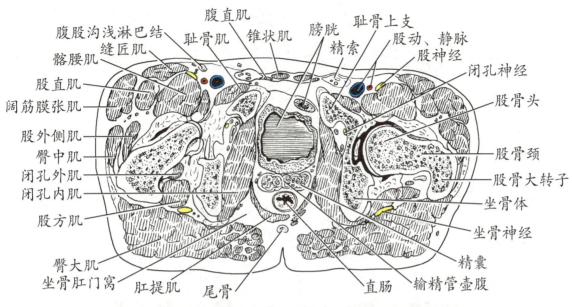

腹直肌
腹股沟浅淋巴结　耻骨肌　锥状肌　膀胱　耻骨上支
髂腰肌　缝匠肌　　　　　　　精索　股动、静脉
　　　　　　　　　　　　　　　　　　股神经
股直肌　　　　　　　　　　　　　　　　　　　闭孔神经
阔筋膜张肌　　　　　　　　　　　　　　　　股骨头
股外侧肌　　　　　　　　　　　　　　　　　股骨颈
臀中肌　　　　　　　　　　　　　　　　　股骨大转子
闭孔外肌　　　　　　　　　　　　　　　　坐骨体
闭孔内肌　　　　　　　　　　　　　　　　坐骨神经
股方肌
　　　　　　　　　　　　　　　　　　　　精囊
臀大肌　　　　　　　　　　　　　　　　输精管壶腹
坐骨肛门窝　肛提肌　尾骨　　　直肠

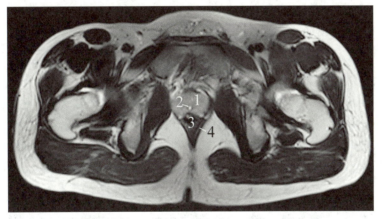

1. 前列腺；2. 射精管；3. 直肠；4. 肛提肌。

图 5-4-17　男性经髋关节下份的横断层面及 MRI（T_2WI）图像

4. 耻骨联合上份层面　左、右两侧耻骨联合面及其间的耻骨间盘构成耻骨联合（上份），其前方皮下组织内可见精索。耻骨联合后方从前向后依次为膀胱、前列腺底部和直肠。前列腺中央偏前的位置有尿道的断面，偏后的位置有射精管的断面。直肠后方及两侧可见肛提肌，肛提肌外侧为坐骨肛门窝（图 5-4-18）。

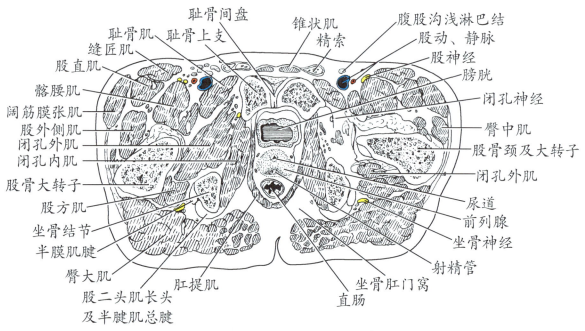

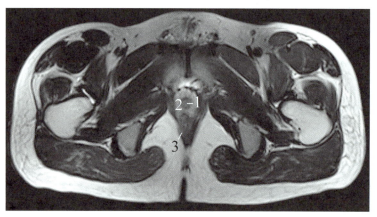

1.尿道；2.前列腺；3.肛提肌。

图 5-4-18　男性经耻骨联合上份的横断层面及 MRI（T₂WI）图像

5.耻骨联合下份层面　该层面中部显示耻骨联合（下份）的断面,两侧为耻骨下支。耻骨联合后方膀胱断面消失,可见前列腺尖的断面,其中央有尿道穿行。耻骨联合与前列腺之间的空隙为耻骨后间隙。耻骨后间隙内有静脉丛通行。前列腺后方为肛管。肛管后方及两侧有肛提肌,肛提肌外侧为坐骨肛门窝(图 5-4-19)。

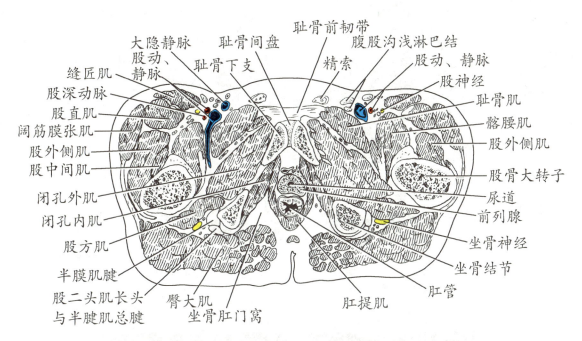

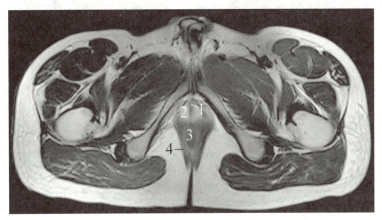

1. 尿道；2. 前列腺；3. 肛管；4. 肛提肌。

图 5-4-19　男性经耻骨联合下份的横断层面及 MRI（T$_2$WI）图像

6. 坐骨支层面　该层面显示的骨性结构主要为坐骨支和股骨。中间部位最前方可见阴茎及左、右睾丸的断面，其后为尿道球及穿行的尿道，再后方为肛管及其周围的肛门外括约肌。肛门外括约肌两侧为坐骨肛门窝（图 5-4-20）。

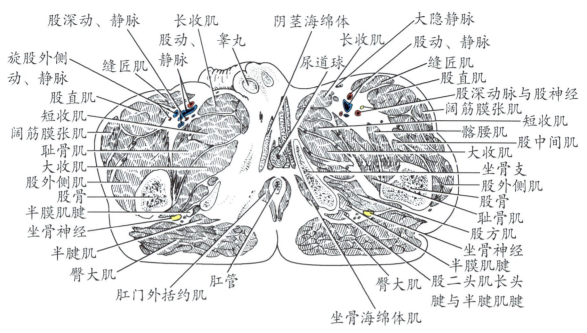

股深动、静脉　长收肌　阴茎海绵体　大隐静脉
旋股外侧　缝匠肌　股动、静脉　睾丸　长收肌　股动、静脉
动、静脉　　　　　　　　　尿道球　缝匠肌
股直肌　　　　　　　　　　　　　股直肌
短收肌　　　　　　　　　　　　　股深动脉与股神经
阔筋膜张肌　　　　　　　　　　　阔筋膜张肌
耻骨肌　　　　　　　　　　　　　短收肌
大收肌　　　　　　　　　　　　　髂腰肌
股外侧肌　　　　　　　　　　　　股中间肌
股骨　　　　　　　　　　　　　　大收肌
半膜肌腱　　　　　　　　　　　　坐骨支
坐骨神经　　　　　　　　　　　　股外侧肌
半腱肌　　　　　　　　　　　　　股骨
臀大肌　　　　　　　　　　　　　耻骨肌
肛门外括约肌　肛管　　　　　　　股方肌
　　　　　　　　　　　　　　　　坐骨神经
　　　　　　坐骨海绵体肌　　　　半膜肌腱
　　　　　　　　　　　臀大肌　　股二头肌长头
　　　　　　　　　　　　　　　　腱与半腱肌腱

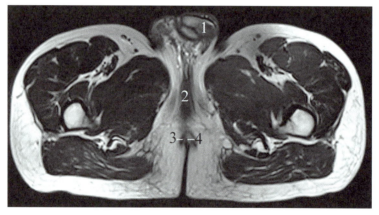

1.睾丸；2.阴茎海绵体；3.肛门外括约肌；4.肛管。

图 5-4-20　男性经坐骨支的横断层面及 MRI（T_2WI）图像

本章小结

　　掌握盆部与会阴的横断层解剖，须先熟练掌握盆部与会阴的境界与标志性结构，在此基础上，复习巩固盆腔脏器的形态、位置和毗邻关系，尤其是膀胱、子宫、卵巢、前列腺等。女性盆部与会阴的横断层结构比男性复杂，因此，选取典型层面掌握女性盆部与会阴的结构，找出其规律性，加以理解和掌握是本章的关键。

（刘东方）

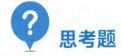
思考题

1. 横断层中盆部和会阴结构的配布特点如何?
2. 试述子宫的位置、毗邻如何?
3. 在横断层上子宫的形态及结构是如何变化的?
4. 女性盆部与会阴的横断层结构是如何配布的?
5. 男性盆部与会阴的横断层结构是如何配布的?

第六章 | 脊 柱 区

06章 数字资源

学习目标

1. 掌握 脊柱区横断层中椎骨、椎间孔、椎间盘、椎管及椎管内容物等结构的形态表现。
2. 熟悉 脊柱区的应用解剖、解剖断层特点和影像断层表现。
3. 了解 脊柱区的境界与分区、标志性结构、结构的配布特点。
4. 学会在脊柱断层标本上,准确识别各结构的形态、位置及毗邻关系。
5. 能够识别脊柱的正常 CT、MRI 等断层图像。

 案例导入

病人女性,62 岁,腰部疼痛伴双下肢麻木、放射痛多年加重 10d。MRI 示 $L_{4\sim5}$ 椎间盘向后突出。

1. 椎间盘有哪些结构?
2. 在横断层上,椎间盘的 CT、MRI 影像断层表现有哪些?

第一节　概　　述

一、脊柱区的境界与分区

脊柱区是指脊柱及其后方和两侧软组织所组成的区域,上界为枕外隆凸和上项线,下至尾骨尖,两侧为斜方肌前缘、三角肌后缘上份、腋后襞与胸壁交界处、腋后线、髂嵴后份、髂后上棘至尾骨尖的连线。脊柱区分为颈段、胸段、腰段和骶尾段 4 部分。

二、脊柱区的标志性结构

1. 棘突 位于后正中线上,枢椎棘突是第 1 个被触及的突起,第 7 颈椎(又称隆椎)棘突较长,常作为辨认椎骨序数的标志。

2. 骶管裂孔和骶角 骶管裂孔为骶管的下口,由第 4~5 骶椎背面的切迹与尾骨围成的孔。裂孔的两侧向下突起为骶角,在体表易于触及,是行骶管裂孔麻醉的进针标志。

3. 尾骨 由 4 块退化的尾椎融合而成,位于骶骨下方,肛门后方,有肛尾韧带附着,其尖与耻骨联合上缘位于同一水平面上。

4. 髂嵴和髂后上棘 髂嵴为髂骨翼的上缘,是计数椎骨的标志。两侧髂嵴最高点的连线平对第 4 腰椎棘突。髂后上棘是髂嵴后端的突起,两侧髂后上棘的连线平第 2 骶椎棘突。

5. 肩胛冈和肩胛下角 上肢自然下垂时,第 3 胸椎棘突位于肩胛冈水平,第 7 胸椎棘突平肩胛下角。

6. 竖脊肌 在棘突两侧可触及的纵行隆起。该肌外侧缘与第 12 肋的交角,称为脊肋角,为肾门的体表投影。

三、脊柱区结构的配布特点

脊柱区不仅承载体重,保护脊髓和胸、腹及盆腔脏器,其结构可分为脊柱和椎旁软组织两部分。脊柱位于中轴部位,是脊柱区的主体部分,可分为脊柱前部、脊柱后部和两者间的椎管及其内容物等。椎旁软组织主要为脊柱周围肌,其附于脊柱的棘突和横突,控制脊柱运动和增强脊柱稳定性。

第二节 脊柱区的应用解剖

一、脊　　柱

(一)椎骨

幼年时,椎骨为 33 个:颈椎 7 个、胸椎 12 个、腰椎 5 个、骶椎 5 个和尾椎 4 个,各椎骨相互分开。成年后,因骶椎融合及尾椎融合,脊柱由 24 块椎骨、1 块骶骨和 1 块尾骨借椎间盘、椎间关节及韧带等连接构成。

椎骨的一般形态:椎骨由前面的椎体和后面的椎弓组成,两者围成椎孔。

1. 椎体 除寰椎无椎体以外,其他椎骨的椎体呈短圆柱形(图 6-2-1)。椎体表面的骨密质较薄,是负重的主要部分,内部主要由骨松质构成。在未成年时,椎体的骨松质间隙内主要由红骨髓填充,以后黄骨髓增多,故在 MRI 图像上,随年龄增长椎体信号强度有相应改变。

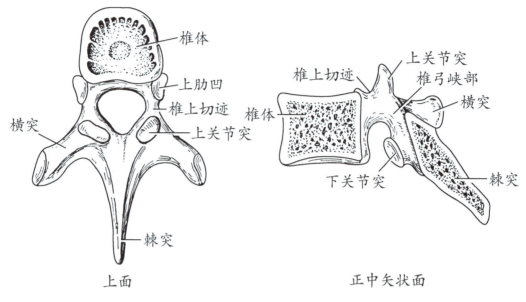

图 6-2-1　椎体一般形态（胸椎）

2. 椎弓　由椎弓根和椎弓板构成（图 6-2-1）。椎弓根是椎弓连接椎体狭窄部分,主要为骨密质,其上、下缘分别为椎上、下切迹。相邻的椎上、下切迹形成椎间孔,共 24 对。椎间孔因有一定的长度,故也称为椎间管,其内有一段脊神经及其鞘、2~4 条脊神经脊膜支（又称窦椎神经）、脊髓的节段性动脉支、椎间静脉通过,脂肪组织填充其间。椎弓板呈垂直扁平状,向后内侧弯曲。椎弓板后面正中发出棘突,伸向后方或后下方;由椎弓根与椎弓板连接处向两侧伸出 1 对横突;椎弓根和椎弓板连接处向上、下各发出 1 对关节突。椎弓峡部为椎弓根与椎弓板移行部,由于位于上、下关节突之间,故又称为关节突间部。

（二）椎骨的连接

各椎骨之间借椎间盘、韧带、软骨和滑膜关节相连,可分为椎体连结和椎弓连结。

1. 椎体间连结　椎体借前纵韧带、后纵韧带和椎间盘相连。

（1）椎间盘:除第 1、2 颈椎之间无椎间盘以外,其他椎骨的椎体之间均有椎间盘,共 23 个。椎间盘由髓核、纤维环、软骨板和纤维环构成（图 6-2-2）。髓核是柔软而富有弹性的胶状质,由软骨基质和胶原纤维构成,位于椎间盘的中心偏后。出生时髓核含水量80%~90%,纤维环含水量约 80%,随年龄增长,髓核含水量逐渐减少,并逐渐为纤维软骨样物质所代替。纤维环由纤维软骨组成,围绕髓核呈同心圆排列,形成并不十分完整的环,因其前份较厚,后份较薄,故髓核易向后方或后外侧突出,突入椎管或椎间孔,压迫脊髓或脊神经而出现相应的症状,称为椎间盘突出症,以第 4、5 腰椎间的椎间盘突出症多见。

沙比纤维围绕在椎间盘最外层,主要由胶原纤维构成,无软骨基质。软骨板即透明软骨终板,紧贴于椎体上、下面,构成髓核上、下界。在CT图像上,椎间盘密度低于椎体,难以区别髓核和纤维环。在MRI T_1 加权像上,胶原纤维和纤维软骨板可以区分。不同区域椎间盘的厚度不同,颈部较厚,椎间盘高度与相邻椎体高度比约为1:3;胸部最薄,尤其是上胸部,椎间盘高度与相邻的椎体高度比约为1:5,腰部最厚,椎间盘高度与相邻椎体高度比约为1:2。因脊柱的生理性弯曲存在,故颈、腰段椎间盘前缘厚,后缘薄,而胸段则相反。此外,椎间盘厚薄及大小可随年龄和性别而有差异。

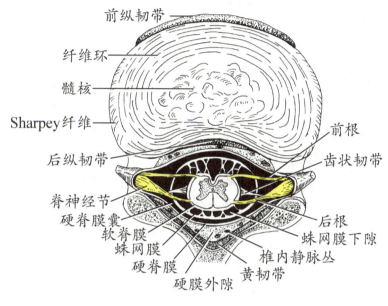

图 6-2-2　椎间盘及椎管内容物

（2）前纵韧带:上起第1颈椎或枕骨的咽结节,向下经寰椎前结节及各椎体和椎间盘的前面(见图6-2-2),止于第1或第2骶椎的前面。

（3）后纵韧带:细而坚韧,位于椎管前面(见图6-2-2),起于枢椎锥体终于骶管。与前纵韧带相比,后纵韧带骨化较迟,骨化以第5颈椎最常见,通常无症状。

2. 椎弓间的连结　包括椎弓板间、棘突间和横突间的韧带及上、下关节突间的滑膜关节。

（1）韧带:黄韧带由弹性纤维构成,起自上位椎弓板的下前面,止于下位椎骨椎弓板的后面和上缘,并构成椎间孔后壁的一部分,呈节段性(见图6-2-2)。正常厚度2~4mm,超过5mm为异常。在横断面上,黄韧带位于椎板内侧,呈V形(见图6-2-2),CT值与骨骼肌相似,MRI图像上其信号强度与周围脂肪的信号易于区别。随年龄增长,黄韧带可出现增生肥厚,以腰段为多见,常导致腰椎管狭窄,压迫脊神经,引起腰腿痛。棘间韧带连接相邻棘突。棘上韧带连接各棘突尖,在颈部该韧带于矢状位扩展成三角形板为项韧带。横突间韧带连接相邻横突。

（2）关节突关节:为相邻关节突构成的滑膜关节,其大小、形态和方位随着脊柱的不同水平而异。

二、椎管及内容物

（一）椎管

椎管由各椎骨的椎孔连接而成，起自枕骨大孔，止于骶管裂孔，其弯曲度与脊柱的弯曲一致，内有脊髓、脊髓被膜、神经根、血管和结缔组织等结构。

1. 椎管壁的构成　椎管其前壁由椎体、椎间盘和后纵韧带构成，两侧壁为椎弓根和椎间孔，后壁为椎板和黄韧带。构成椎管壁的任何结构发生变化，如椎骨骨质增生、椎间盘突出及黄韧带肥厚等因素，均可以使椎管腔变形或狭窄。

2. 椎管腔的形态　在横断面上，椎管各段的形状及大小存在差异，这些差异与脊髓的直径及膨大相适应。颈椎椎孔多呈三角形，若前后径小于 12mm 应考虑椎管狭窄症。胸段椎管横断面呈圆形，较窄，前后径为 14~15mm，其中以第 4~6 胸椎处最为狭窄，此处的结核性脓肿或椎管内肿物比较容易压迫邻近的脊髓及脊神经根。腰椎椎管形态不一。第 1、2 腰椎处多呈圆形或卵圆形；第 3、4 腰椎处呈三角形；第 5 腰椎处多呈三叶形（图 6-2-3）。CT 测量腰椎椎管前后径的正常范围为 15~25mm。腰椎处的椎管和椎体的比值范围在 1∶（2~5），任何比值小于 1∶5 时将构成腰椎处的椎管狭窄。骶管的横断面呈三角形，管径自上而下逐渐变小，但骶管常有变异，约近半数人的骶管后壁存在裂隙或开放。

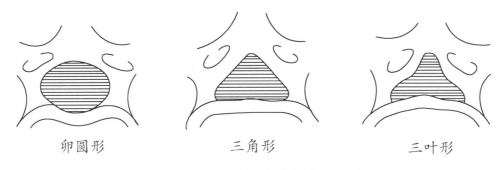

卵圆形　　　　　　　三角形　　　　　　　三叶形

图 6-2-3　腰段椎管的横断面形态

椎管可分为中央椎管和侧椎管两部分，中央椎管主要是硬脊膜囊占据的部位，侧椎管为神经根的通道。腰神经根从离开硬脊膜囊至椎间管外口须经过一条骨性纤维管道，称为腰神经通道（图 6-2-4）。腰神经通道分为神经根管和椎间管，此通道任何部位病变均可导致腰腿痛。神经根管虽然不长，但有几处比较狭窄：①盘黄间隙（位于椎间盘与黄韧带之间）；②上关节突旁沟（为上关节突内侧缘的浅沟）；③侧隐窝（位于椎弓根内侧，是椎管最狭窄的部分，其前壁为椎体后外侧部，外侧壁为椎弓根内面，后壁是上关节突和黄韧带，窝内有神经根）；④椎弓根下沟（位于椎弓根内下缘与椎间盘之间）。这些结构的异常可以压迫神经，在第 5 腰椎和第 1 骶椎之间最明显。椎体后缘到上关节突前缘的距离称为侧隐窝的前后径，正常值为 3~5mm，若小于 3mm 则认为狭窄。侧隐窝在椎弓根上缘较下缘处更狭窄。腰神经斜行穿过椎间管,越向下越倾斜,腰段椎间管上部有腰神经根、腰动脉椎管内支和椎间静脉上支通过,下部有椎间静脉下支通过,故椎间管下半狭窄并不压迫腰神经。

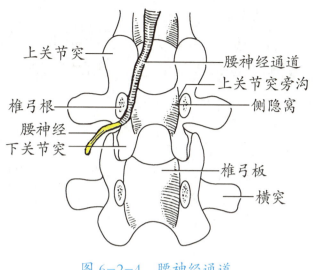

图 6-2-4　腰神经通道

（二）脊髓

脊髓位于硬脊膜囊内,为前后稍扁的圆柱形,其各段大小和外形不同（图 6-2-5）。与 CT 相比,MRI 在显示脊髓的内部结构方面具有明显的优势,MRI 图像可识别锥体交叉、薄束、楔束及脊髓灰质。脊髓上端在平枕骨大孔处与延髓相连,末端变细,为脊髓圆锥,于第 1 腰椎椎体下缘（小儿平第 3 腰椎）处续为无神经组织的终丝。

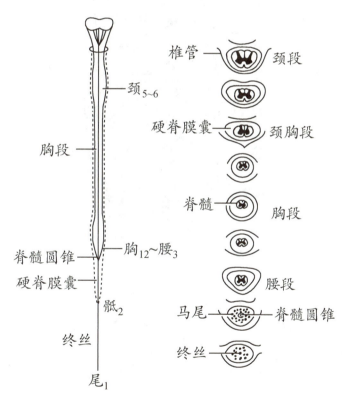

图 6-2-5　脊髓及其各部横断面形态

（三）脊髓被膜及被膜间隙

脊髓被膜自外向内依次为硬脊膜、蛛网膜和软脊膜,对脊髓起保护、支持和营养等作用。软脊膜与蛛网膜之间为蛛网膜下隙,其内充满脑脊液。此间隙下部终池内有马尾,在断面上马尾呈分散的小圆形结构。在 CT、MRI 和脊髓造影上,蛛网膜与硬脊膜之间的硬膜下隙不能显影。硬脊膜由致密结缔组织构成,形成一长筒状的硬脊膜囊,在 CT、MRI

和脊髓造影上,能够显示。

硬脊膜与椎管骨膜之间为硬膜外隙,含有椎内静脉丛、窦椎神经、淋巴管、脊神经根及伴行的根动、静脉等,其间填充有脂肪组织。

三、脊 柱 静 脉

脊柱静脉沿整个脊柱在椎管的内、外形成复杂的静脉丛,该组静脉缺乏静脉瓣,向上与颅内的静脉相通,向下与盆腔的静脉广泛吻合,是上、下腔静脉交通途径之一。故腹、盆腔的感染,寄生虫或肿瘤细胞可不经肺循环而直接转移或扩散到颅内(图6-2-6)。

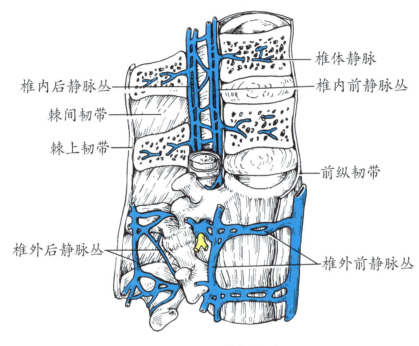

图 6-2-6 脊柱静脉

1. 椎外静脉丛 位于脊柱外面,分为椎外前静脉丛和椎外后静脉丛(见图6-2-6)。

2. 椎内静脉丛 位于硬膜外隙内,收集脊髓和椎体静脉血液,分为椎内前静脉丛和椎内后静脉丛(见图6-2-6)。在CT扫描图像上,椎内前静脉丛可显影,每侧一对,但常出现在腰骶段,其密度近似椎间盘,易误认为椎间盘突出;在MRI图像上,椎内前静脉丛在横断面上表现为高强信号。

3. 椎间静脉 与脊神经根伴行通过椎间孔,引流脊髓和椎内、外静脉丛的静脉血,在颈部注入椎静脉,在胸部注入奇静脉和半奇静脉,在腰部注入腰静脉,在骶部注入骶外侧静脉(见图6-2-6)。

4. 椎体静脉 位于椎体的骨松质内(见图6-2-6)。在CT上该静脉表现为穿过处的皮质不连续,并与骨松质内呈Y形的低密度条状影相连,易误认为骨折。

5. 脊髓静脉 分布于软脊膜,由许多弯曲的静脉互相连接成丛,分别为前、后正中纵静脉和前、后外侧纵静脉。

四、椎旁软组织

脊柱周围的软组织主要位于脊柱的两侧和后方,由浅入深依次为皮肤、浅筋膜、深筋膜、肌层、血管、神经等软组织。①浅层结构含有丰富的脂肪组织。②深层结构:深筋膜分为浅、深两层;肌层包括颈深肌群、背部肌群和腰椎旁肌群等。③背部的血管:背部的动脉,主要为节段动脉,有椎动脉、肋间后动脉及腰动脉的背侧支。

第三节　脊柱区结构的解剖断层特点
及其影像断层表现

一、脊柱区结构的解剖断层特点

(一)椎弓根的横断层面
该层面椎管为完整性骨环,由椎体、椎弓根和椎弓板构成。该层面能良好地显示椎管、椎体、椎弓根、椎弓峡、椎弓板、横突等结构。

(二)椎体下部的横断层面
该层面其主要特征是椎管为不完整的骨性环,其断开处为椎间孔上部。椎管内的结构与椎弓根层面基本相似。

(三)椎间盘的横断层面
该层面为显示椎间盘和椎间孔下部的最佳层面,椎管呈不完整的骨性环。椎管内的结构与椎弓根和椎体下部的层面基本相似。

 知识拓展

移　行　椎

脊椎有 5 个移行带,包括枕颈带、颈胸带、胸腰带、腰骶带、骶尾带,若椎骨在移行带移行成另一椎骨的形态,导致相应节段的椎骨数目出现异常,称为移行椎或过渡脊椎,系先天性发育变异。

移行椎发生原因不明。可分为颅侧移行和尾侧移行两种类型,如胸椎腰化、腰椎骶化、骶椎腰化、骶尾椎融合等。

二、脊柱区结构的影像断层表现

（一）CT图像表现

脊柱区CT检查以横断层扫描为主，显示的主要解剖结构包括椎体及其附件、椎间盘、脊髓及神经根、椎间孔、椎管、韧带及脊柱周围软组织等。各种结构在CT图像上表现不一。CT扫描典型层面包括椎弓根、椎体下部（椎间孔）和椎间盘层面。

1. 椎骨及关节突关节　骨皮质表现为致密、连续的线状或带状影；骨松质表现为细密的网格状影，边缘清楚。骨髓组织表现为软组织密度影。关节突关节间隙宽度为2~4mm。

2. 椎管及内容物　硬脊膜囊呈圆形或椭圆形软组织密度影，囊内含有蛛网膜下隙内的脑脊液和脊髓，CT平扫三者不能清晰区分。CT脊髓造影（CTM）可以显示脊髓的形态与大小。

3. 椎间孔　呈裂隙状位于椎管前外侧，前方为椎体和椎间盘，后方为关节突关节，上、下方为椎弓根，内侧与侧隐窝相连。其内的脊神经根呈软组织密度，周围脂肪组织呈低密度。

4. 椎间盘　呈软组织密度影，CT值为（70±5）Hu，不能区分髓核和纤维环，其外缘连续、光滑，不超出椎体的外缘（图6-3-1）。

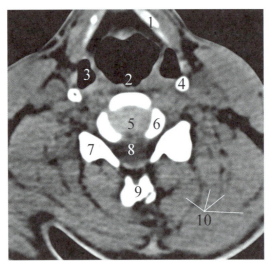

1.甲状软骨；2.咽腔；3.梨状隐窝；4.舌骨大角；5.椎间盘；6.第5颈椎椎体钩；7.第4、5颈椎间关节突关节；8.脊髓；9.棘突；10.椎旁肌群。

图6-3-1　第4、5颈椎间盘的横断层面CT图像

5. 脊椎韧带　前、后纵韧带均较薄，CT上不能单独显示。黄韧带较厚（正常时≤3mm），位于椎板和关节突的内侧面，显示较清晰。棘上和棘间韧带也呈细条状软组织密度影。

6. 椎旁软组织　脊柱各段椎旁软组织CT上均表现为软组织密度结构，CT值

40~50Hu（图 6-3-1）。

（二）MRI 图像表现

1. 脊椎与附件　MRI 成像方法主要包括自旋回波序列 T_1 加权成像（SE T_1WI）和有/无脂肪抑制的快速自旋回波序列 T_2 加权成像（FSE T_2WI）。骨皮质和骨小梁在 T_1WI 和 T_2WI 上均呈低信号。椎体及附件内骨髓在 T_1WI 上呈高信号，T_2WI 上呈中高信号。

2. 椎管及内容物　在 T_1WI 或 T_2WI 上，脊髓呈中等信号影，蛛网膜下隙内的脑脊液在 T_1WI 上呈低信号，T_2WI 上呈高信号影。脊神经根呈中等信号条状或圆点状影。硬膜外脂肪组织在 T_1WI 上呈连续条状或带状高信号，T_2WI 上呈中高信号，其内的椎内静脉丛呈网状略低信号影。硬脊膜囊呈略低信号影，但 T_1WI 上显示不清（图 6-3-2）。

3. 椎间孔　以横轴位和旁正中矢状位影像显示最佳。椎间孔大部分被脂肪组织充填而呈高信号，走行于其中的脊神经根呈圆形、长圆形低或等信号影。

4. 椎间盘　髓核在矢状位 T_2WI 上呈较高信号，但中心区常可见水平状低信号线，为退行性纤维化。椎间盘周边纤维环 Sharpey 纤维、上及下缘透明软骨板在 T_1WI 和 T_2WI 上均显示为低信号（图 6-3-2）。

5. 脊椎韧带　韧带含水量较少，在 T_1WI 和 T_2WI 上均呈低信号。前、后纵韧带较薄，均呈线样低信号。黄韧带较厚，横轴位上容易显示。棘上、棘间韧带在周围脂肪组织衬托下呈分散束状低信号。

6. 椎旁软组织　椎旁肌在 T_1WI 和 T_2WI 上分别呈低信号和中低信号。脂肪间隔在 T_1WI 和 T_2WI 上呈中-高信号，肌束间间隔使每块肌肉断面呈花纹样外观。

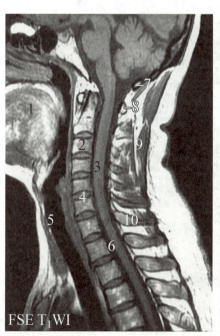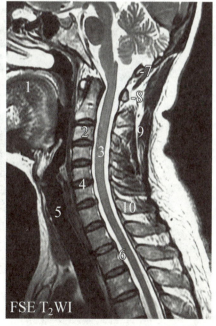

1. 舌；2. 第3颈椎椎体；3. 脊髓；4. 第5、6颈椎间盘；5. 气管；6. 蛛网膜下隙；7. 枕骨大孔后唇；8. 寰椎后弓；9. 头半棘肌；10. 颈椎棘突。

图 6-3-2　颈椎正中的矢状层面 MRI 图像

第四节　脊柱区的横断层

一、脊柱颈段的横断层

1. 寰枕关节的横断层面　该层面主要显示寰枕关节。该关节由枕髁与寰椎上关节面构成。齿突在 CT 上呈高密度影，MRI 为低信号。CT 和 MRI 上脊髓的形态结构、硬脊膜囊能够较好地显示（图 6-4-1）。

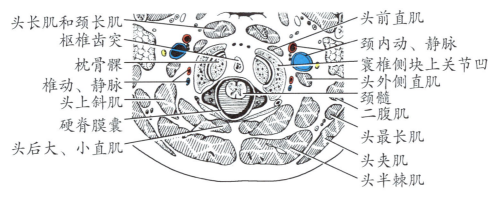

头长肌和颈长肌　　头前直肌
枢椎齿突　　颈内动、静脉
枕骨髁　　寰椎侧块上关节凹
椎动、静脉　　头外侧直肌
头上斜肌　　颈髓
硬脊膜囊　　二腹肌
头后大、小直肌　　头最长肌
　　头夹肌
　　头半棘肌

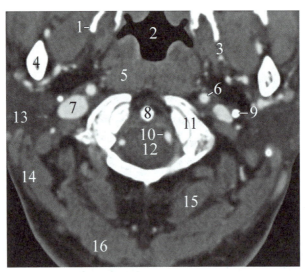

1.翼突外侧板；2.咽腔；3.翼内、外肌；4.下颌颈；5.头长肌和颈长肌；6.颈内动脉；7.颈内静脉；8.齿突；9.颈外动脉；10.椎动脉；11.寰枕关节；12.颈髓；13.腮腺；14.胸锁乳突肌；15.头后大直肌；16 头半棘肌。

图 6-4-1　寰枕关节的横断层面及 CT 图像

2. 寰枢关节的横断层面 该层面显示寰枢关节。寰椎呈环状,没有椎体和棘突,主要由前、后弓及2个侧块组成。齿突居中,两侧为寰椎侧块,齿突外侧缘与两寰椎侧块内缘间的距离应等长,否则应考虑病变所致(图6-4-2)。

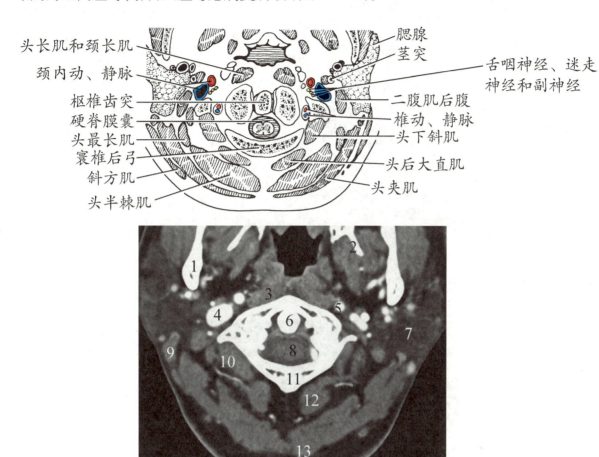

1. 下颌支；2. 翼突外侧板；3. 头长肌和颈长肌；4. 颈内静脉；5. 颈内动脉；6. 齿突；7. 腮腺；8. 颈髓；9. 胸锁乳突肌；10. 头下斜肌；11. 寰椎后弓；12. 头后大直肌；13. 头半棘肌。

图 6-4-2 寰枢关节的横断层面及 CT 图像

3. 颈椎椎弓根的横断层面 该层面椎管为完整骨性环。可见椎弓根、椎弓板、棘突、横突等结构(图6-4-3)。

4. 颈椎椎体下部的横断层面 该层面椎管为不完整的骨性环。椎管的前壁为椎体,后壁为椎弓板。该层面是观察椎体形态结构的最佳层面(图6-4-4)。

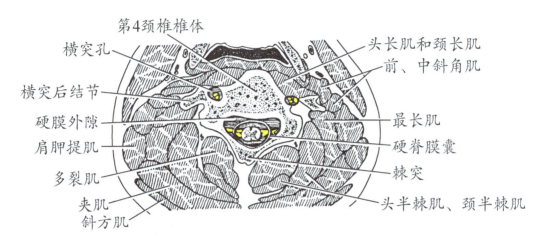

第4颈椎椎体

横突孔
横突后结节
硬膜外隙
肩胛提肌
多裂肌
夹肌
斜方肌

头长肌和颈长肌
前、中斜角肌
最长肌
硬脊膜囊
棘突
头半棘肌、颈半棘肌

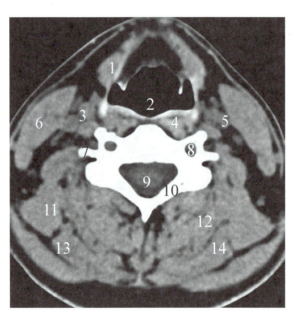

1.甲状舌骨肌；2.咽腔；3.颈内动脉；4.颈长肌和咽下缩肌；5.颈内静脉；6.胸锁乳突肌；7.横突；8.横突孔；9.颈髓；10.椎弓板；11.肩胛提肌；12.头半棘肌；13.斜方肌；14.夹肌。

图6-4-3 颈椎椎弓根的横断层面及CT图像

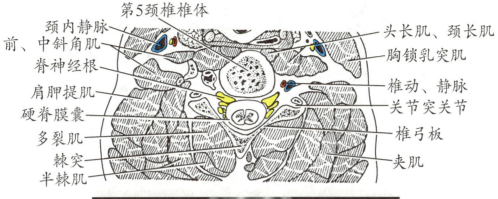

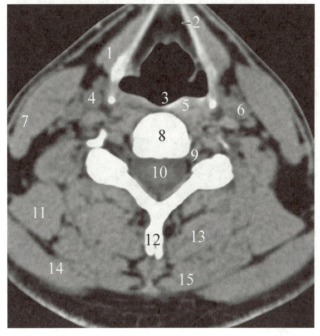

1. 甲状舌骨肌；2. 甲状软骨板；3. 咽腔；4. 颈内动脉；5. 颈长肌和咽下缩肌；6. 颈内静脉；7. 胸锁乳突肌；8. 椎体；9. 椎间孔；10. 颈髓；11. 肩胛提肌；12. 棘突；13. 头半棘肌；14. 斜方肌；15. 夹肌。

图 6-4-4　颈椎椎体下部的横断层面及 CT 图像

5. 颈椎间盘的横断层面　该层面主要显示椎间盘和椎间孔下部。第 3~7 颈椎的椎体钩与唇缘相接,形成钩椎关节。钩椎关节的后外侧部构成椎间孔下部的前壁。随着年龄增长,椎体钩出现骨质增生,可压迫脊神经和脊柱血管。颈椎的椎体钩、横突和关节突三者构成一个复合体,是颈椎的关键部位,其任何组成部位病变,均可引起相应的神经或 / 和血管压迫症状 (图 6-4-5)。

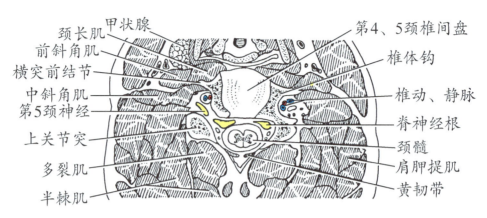

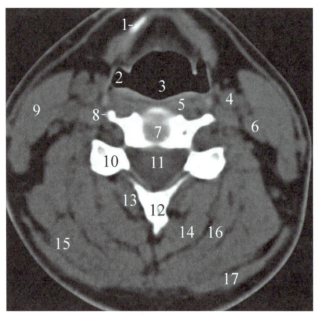

1.甲状软骨板；2.梨状隐窝；3.咽腔；4.颈内动脉；5.头长肌和颈长肌；6.颈内静脉；7.颈椎间盘；8.横突；9.胸锁乳突肌；10.椎间关节；11.颈髓；12.棘突；13.多裂肌；14.颈半棘肌；15.头夹肌；16.头半棘肌；17.斜方肌。

图 6-4-5 颈椎间盘的横断层面及 CT 图像

二、脊柱胸段的横断层

1. 胸椎椎弓根的横断层面　该层面上，胸椎椎体呈心形，第 5~8 胸椎椎体有胸主动脉的压迫。椎体后外侧和横突末端与肋骨构成肋椎关节，除第 1、11 和 12 肋以外，其余肋头均与相邻两个椎体连接，组成肋头关节（图 6-4-6）。

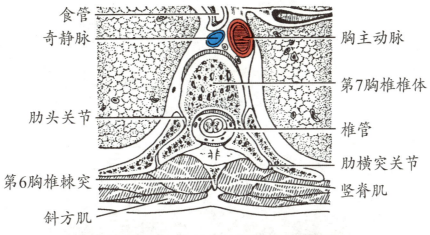

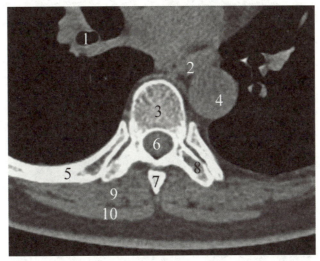

1.右肺下叶支气管；2.食管；3.第7胸椎椎体；4.胸主动脉；5.第7肋骨；6.胸髓；7.棘突；8.横突；9.竖脊肌；10.斜方肌。

图 6-4-6　胸椎椎弓根的横断层面及 CT 图像

2. 胸椎椎体下部的横断层面　其前界为椎体,后界为椎弓板、关节突关节和附于椎弓板和关节突关节内侧的黄韧带。椎管内结构和脊柱周围肌与椎弓根层面基本相同（图 6-4-7）。

3. 胸椎间盘的横断层面　由于脊柱胸段的生理性弯曲存在,该层面有时可见上、下位椎骨的椎体、椎间盘以及上、下两个棘突的断面。其结构基本同经胸椎椎弓根和胸椎椎体下部的层面（图 6-4-8）。

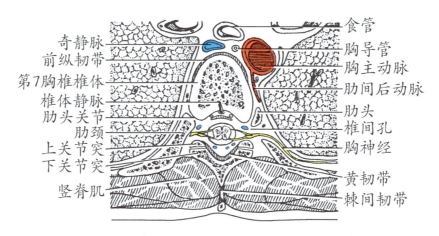

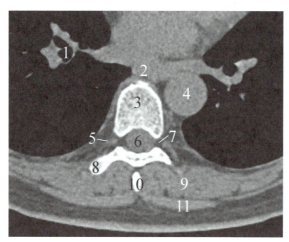

1.右肺下叶支气管；2.食管；3.第7胸椎椎体；4.胸主动脉；
5.第7胸神经根；6.胸髓；7.椎间孔；8.横突；9.竖脊肌；
10.棘突；11.斜方肌。

图 6-4-7　胸椎椎体下部的横断层面及 CT 图像

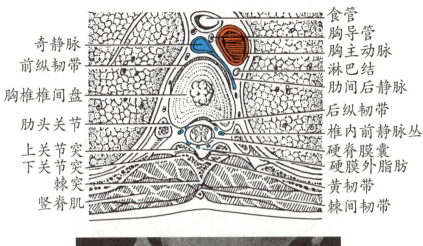

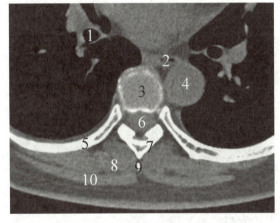

奇静脉
前纵韧带
胸椎椎间盘
肋头关节
上关节突
下关节突
棘突
竖脊肌

食管
胸导管
胸主动脉
淋巴结
肋间后静脉
后纵韧带
椎内前静脉丛
硬脊膜囊
硬膜外脂肪
黄韧带
棘间韧带

1. 右肺下叶支气管；2. 食管；3. 胸椎间盘；4. 胸主动脉；5. 第 7 肋骨；6. 胸髓；7. 椎弓板；8. 竖脊肌；9. 棘突；10. 斜方肌。

图 6-4-8　胸椎间盘的横断层面及 CT 图像

三、脊柱腰段的横断层

1. 腰椎椎弓根的横断层面　椎管为完整性骨环，其形状各异。该层面棘突从椎弓板中线后伸，其上有竖脊肌、横突棘肌、棘间肌，棘间韧带和棘上韧带等附着（图 6-4-9）。

2. 腰椎椎体下部的横断层面　该层面显示椎间孔上部。自上而下的腰神经根逐渐增粗，这可能是较低部位腰椎或椎间盘病变易出现神经根卡压的原因之一。椎管为不完整性骨环，椎管内、外结构与经椎弓根的层面基本相同（图 6-4-10）。

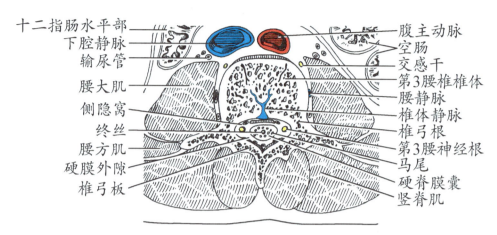

十二指肠水平部 —— 腹主动脉
下腔静脉 —— 空肠
输尿管 —— 交感干
腰大肌 —— 第3腰椎椎体
侧隐窝 —— 腰静脉
终丝 —— 椎体静脉
腰方肌 —— 椎弓根
硬膜外隙 —— 第3腰神经根
椎弓板 —— 马尾
　—— 硬脊膜囊
　—— 竖脊肌

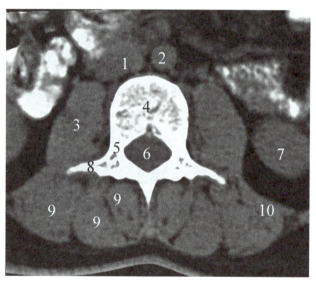

1.下腔静脉；2.腹主动脉；3.腰大肌；4.椎体；5.椎弓根；
6.马尾；7.左肾下极；8.横突；9.竖脊肌；10.腰方肌。

图 6-4-9　腰椎椎弓根的横断层面及 CT 图像

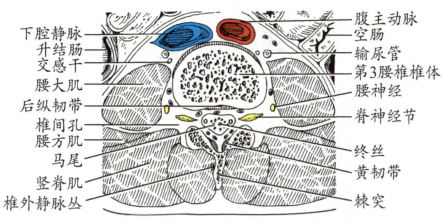

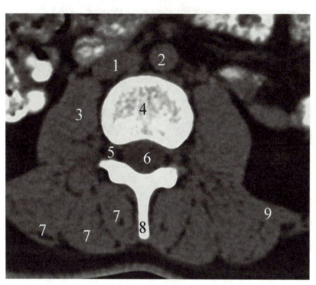

1. 下腔静脉；2. 腹主动脉；3. 腰大肌；4. 椎体；5. 第3腰神经根；6. 马尾；7. 竖脊肌；8. 棘突；9. 腰方肌。

图 6-4-10　腰椎椎体下部的横断层面及 CT 图像

3. 腰椎间盘的横断层面　椎间盘呈肾形,因椎间盘前厚后薄,因而常使上面的软骨板或上位椎体的后部出现于椎间盘层面。第5腰椎与第1骶椎之间的椎间盘与其他椎间盘的CT图像表现不同,腰骶间椎间盘正常时后缘也可平直或轻微膨出,临床诊断时应与椎间盘突出症相鉴别(图6-4-11)。

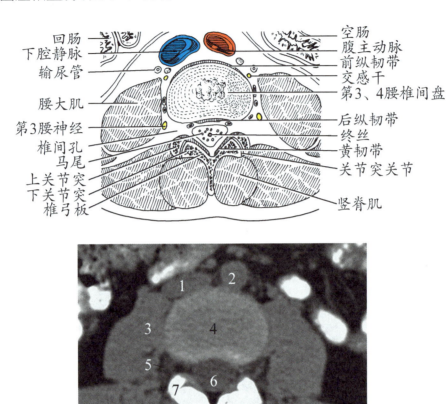

1. 下腔静脉；2. 腹主动脉；3. 腰大肌；4. 第3、4腰椎间盘；5. 第3腰神经根；6. 马尾；7. 第3、4腰椎间椎间关节；8. 竖脊肌；9. 棘突；10. 腰方肌。

图6-4-11　腰椎间盘的横断层面及CT图像

四、脊柱骶尾段的横断层

1. 第1骶椎椎体的横断层面　骶骨的岬为骶骨底前缘的突出部分,经岬层面为骶骨的最高层面。骶髂关节间隙宽为2~4mm,CT显示呈低密度影(图6-4-12)。

2. 第2骶椎椎体的横断层面　该层面平第2骶椎椎体,较第1骶椎明显减小。椎体后方可见三角形的骶管,内有硬脊膜囊,外侧为第3骶神经,侧隐窝内有第2骶神经(图6-4-13)。

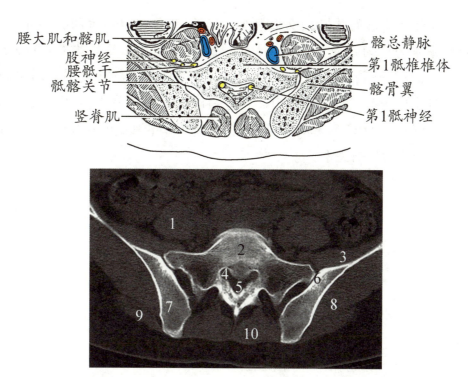

腰大肌和髂肌 股神经 腰骶干 骶髂关节 竖脊肌

髂总静脉 第1骶椎椎体 髂骨翼 第1骶神经

1. 腰大肌；2. 第1骶椎椎体；3. 髂肌；4. 第1骶神经根；5. 骶管；
6. 骶髂关节；7. 髂骨；8. 臀中肌；9. 臀大肌；10. 竖脊肌。

图 6-4-12　第 1 骶椎椎体的横断层面及 CT 图像

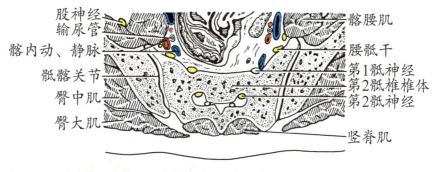

股神经 输尿管 髂内动、静脉 骶髂关节 臀中肌 臀大肌

髂腰肌 腰骶干 第1骶神经 第2骶椎椎体 第2骶神经 竖脊肌

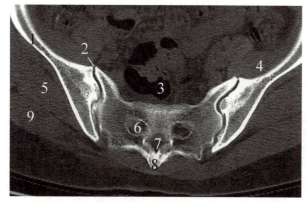

1. 髂骨；2. 骶髂关节；3. 直肠；4. 髂肌；5. 臀中肌；6. 骶孔；7. 骶管；8. 骶正中嵴；9. 臀大肌。

图 6-4-13　第 2 骶椎椎体的横断层面及 CT 图像

　　脊柱区断层的学习应以椎骨及其连结、椎管、脊髓、椎间孔和脊神经等结构的断层为学习的重点,这些结构的影像学观察主要依靠 CT 和 MRI。用 CT 扫描脊髓结构观察其 CT 图像时,应先了解是平扫还是对比增强扫描,然后再对图像进行仔细观察;MRI 在脊髓断面应用较为成熟,亦显出它的优越性。了解 CT、MRI 的基本影像表现,以此可立体地了解脊柱区各结构的形态和各结构间的解剖关系。

(刘　静　吴宣忠)

 思考题

1. 脊柱区标志性结构及其意义有哪些?
2. 在横断层中椎管的形态是如何变化的?
3. 在横断层中如何识别椎体和椎间盘?

第七章 | 四　肢

07 章 数字资源

学习目标

1. 掌握　肩关节、肘关节、膝关节、髋关节的断层表现。
2. 熟悉　腕关节、腕管、踝关节的断层表现。
3. 了解　四肢的境界和分部；四肢的标志性结构。
4. 学会识别四肢断层标本上各结构的形态、位置及毗邻关系。
5. 能够识别四肢的正常 CT、MRI 等断层图像。

案例导入

病人女性，32 岁，扭伤致左膝关节疼痛，活动受限 12d。MRI 示左膝内侧半月板撕裂。

1. 何为半月板？
2. 在横断层上，半月板的 CT、MRI 影像断层表现有哪些？

第一节　概　　述

一、四肢的境界与分区

上肢借肩部与颈部、胸部和脊柱区相连。上肢以锁骨上缘外侧 1/3 段和肩峰至第 7 颈椎棘突的连线与颈部分界，以三角肌的前缘、后缘上份和腋前襞、腋后襞下缘中点的连线与胸部、背部分界。按部位分为肩、臂、肘、前臂、腕和手部。

下肢前方以腹股沟与腹部分界，后外侧以髂嵴与腰、骶尾部相邻，内侧与会阴相连。

按部位分为髋、股、膝、小腿和踝足部。

二、四肢的标志性结构

1. 肩峰　为肩部最高的骨性标志，其向后内侧延续于肩胛冈，向前内侧与锁骨相连。

2. 喙突　居锁骨外侧 1/3 段下方的锁骨下窝内，向深部可扪及。

3. 肱骨内上髁和肱骨外上髁　为肘部两侧最突出的骨点，外上髁的下方可扪及桡骨头。

4. 鹰嘴　为尺骨上端的滑车切迹向后上方的突起，居肘关节的后部。

5. 桡骨茎突和尺骨茎突　分别为桡、尺骨下端向下的突起，桡骨茎突低于尺骨茎突约 1cm。

6. 股骨大转子　股骨颈与股骨体连接处上外方的隆起，位于同侧髂前上棘与坐骨结节连线的中点处。

7. 股骨内侧髁和股骨外侧髁　位于膝部，为股骨下端的两个膨大。

8. 胫骨粗隆　胫骨上端前面的隆起，位于髌骨下方 3 横指处。

9. 内踝和外踝　分别为位于踝关节内、外侧的骨性突起。

三、四肢结构的配布特点

四肢以骨、关节和骨骼肌为主，上、下肢均可分为近侧份（臂和大腿）、中份（前臂和小腿）和远侧份肢端（手和足）。其特点是以骨、关节为轴心，形成层层包绕的鞘状结构。上肢与下肢相比，上肢骨关节相对细小，关节囊薄而松弛，周围骨骼肌数目多、肌肉较小而细长；下肢关节较上肢粗大、复杂，关节囊厚而坚韧，骨骼肌发达但数目较上肢少，肌间腔隙较大。

四肢的非关节区均以长骨为轴心，周围配布诸多与骨的长轴一致的长肌，不同功能的骨骼肌借助骨、肌间隔和筋膜形成的骨筋膜鞘分群配布，四肢的血管、神经和淋巴管等则行于肌肉或肌群之间的筋膜鞘或肌间隔内。

第二节　四肢的应用解剖

一、上肢的应用解剖

（一）肩部

1. 肩关节　由肱骨头和肩胛骨的关节盂构成，两关节面均覆盖一层软骨。关节囊附着于关节盂周缘和肱骨解剖颈,下壁薄而松弛,肩关节脱位常发生于关节的下方（图7-2-1、图7-2-2）。

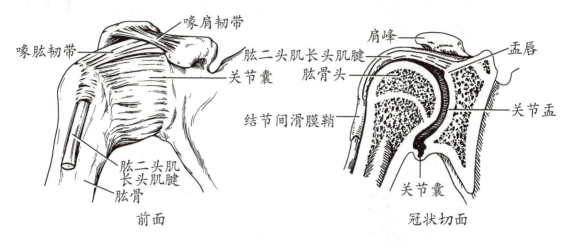

图 7-2-1　肩关节

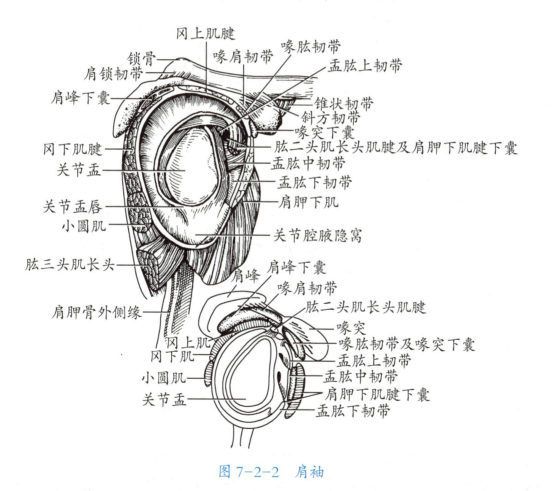

图 7-2-2　肩袖

2. 肩袖　又称为肌腱袖,由止于肱骨大、小结节的冈上肌、冈下肌、小圆肌和肩胛下肌的肌腱彼此连成腱板,包绕肩关节的上、后和前方,并与关节囊相结合形成,对肩关节起稳固作用。当肩关节扭伤或脱位时,可导致肩袖撕裂或肱骨大结节骨折等（见图7-2-2）。

3. 腋区　位于肩关节下方,臂与胸上部之间。当上肢外展时,此区呈底在下,顶向上的四棱锥形腔隙,称为腋窝,是颈、胸部与上肢之间血管、神经等的通路。

（二）肘部

1. 肘关节　由肱骨下端和桡、尺骨上端构成。包括肱尺关节、肱桡关节和桡尺近侧关节,3个关节共同包裹于一个关节囊内。肘关节的主要韧带有桡侧副韧带、尺侧副韧带和桡骨环状韧带（图7-2-3）。

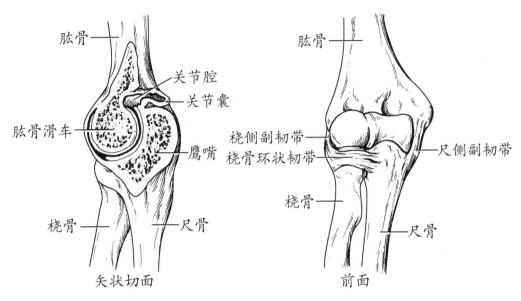

图 7-2-3　肘关节

2. 肘后区　指通过肱骨内、外上髁冠状面以后的部分。
3. 肘窝　为肘前区尖端朝向远侧的三角形凹陷。

（三）腕部

桡腕关节又称为腕关节,由桡骨的腕关节面和尺骨头下方的关节盘形成关节窝,舟骨、月骨和三角骨的近侧关节面形成关节头而构成。

二、下肢的应用解剖

（一）髋部

髋部是指以髋关节为中心的局部区域,髋关节周围被髋肌和大腿肌的起始部包裹。

1. 髋关节　位于髋部的中央,由髋臼和股骨头构成。周缘附有髋臼唇。髋臼中央凹陷为髋臼窝,内被脂肪组织填充。股骨头呈半圆形,其关节面约为圆球的2/3,几乎全部纳入髋臼内（图7-2-4）。

髋关节囊呈圆筒状,厚而坚韧,周围被众多强大的韧带增强。囊内有髋臼横韧带、股骨头韧带和轮匝带,囊外有前上方的髂股韧带、内下方的耻股韧带和后方的坐股韧带（图7-2-5）。

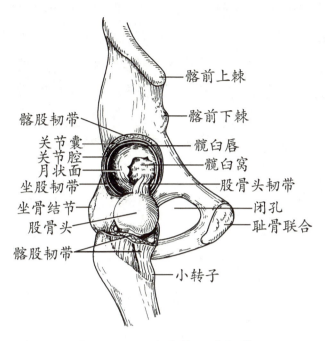

图 7-2-4　髋关节及其韧带

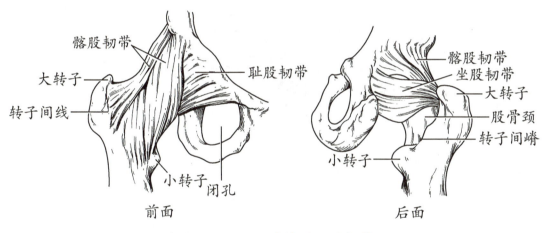

前面　　　　　　　　　　　后面

图 7-2-5　髋关节周围的韧带

2. 髋关节周围的重要血管和神经　主要有股静脉、股动脉和股神经。

（二）膝部

膝部是指以膝关节为中心的区域，上起自髌底近侧2横指平面，下至胫骨粗隆水平。膝部的前份为膝关节，后份为腘窝。

1. 膝关节　由股骨的下端、胫骨的上端和髌骨构成。膝关节由3个关节组成：股骨内、外侧髁与半月板上面之间的关节，胫骨内、外侧髁与半月板下面之间的关节，及股骨髌面与髌骨的关节面之间的髌股关节。股骨的下端为内、外侧髁，两髁后部之间为髁间窝，为膝关节屈伸运动的滑车；胫骨的上端又称为胫骨平台，由胫骨内、外侧髁构成，与股骨内、外侧髁相对，两髁的中间为髁间隆起。膝关节囊壁薄而松弛，但较坚韧，周围大部分被韧带和肌腱等增强。

（1）半月板：为半月形的纤维软骨板，介于胫骨和股骨相对的关节面之间，分为内侧半月板和外侧半月板。内侧半月板大而薄，前窄后宽，开口较大，外缘与关节囊纤维层和胫侧副韧带相结合。外侧半月板近似"戒环"，开口较小，其中部宽，前、后角较窄，其外缘与腓侧副韧带之间隔以腘肌腱。内、外侧半月板借前、后角韧带分别附着于髁间隆起的前、后方（图7-2-6）。

（2）韧带：膝关节的韧带形成韧带网，限制并制导关节的运动，增强关节稳定性，较为重要的韧带有：

1）交叉韧带：分为前、后交叉韧带。膝关节矢状断层影像常取平行于前交叉韧带的方位为标准平面（图7-2-6）。

2）侧副韧带：位于膝关节的内、外侧，包括胫侧副韧带和腓侧副韧带（图7-2-6、图7-2-7）。

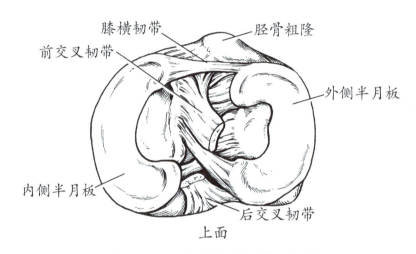

图 7-2-6　膝关节内韧带和软骨

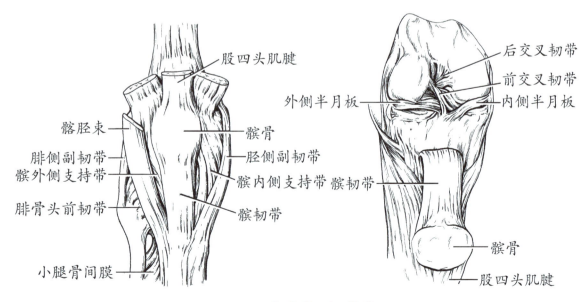

图 7-2-7　膝关节的韧带前面观

3）髌韧带：上端起自髌骨下缘及后面下部，向下止于胫骨粗隆（见图7-2-6、图7-2-7）。

4）髌支持带：位于髌骨和髌韧带的两侧，分为髌内、外侧支持带（见图7-2-7）。

上述韧带为膝关节断层影像学检查的重要观察指标。

（3）滑膜囊：膝关节承载负荷大，运动多，滑膜囊丰富。髌上囊为膝部最大的滑膜囊，与关节腔相通（图7-2-8）。

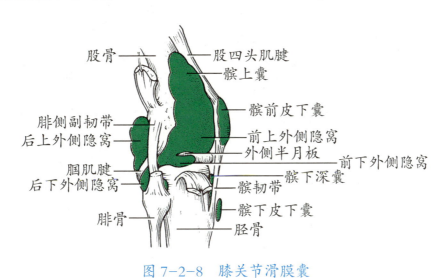

图 7-2-8　膝关节滑膜囊

（4）脂肪垫和滑膜襞：脂肪垫为膝关节囊滑膜层与纤维层之间的脂肪组织，充填多余空间，最主要的是髌下脂体。

2. 腘窝　为膝关节后方的菱形窝（图7-2-9）。

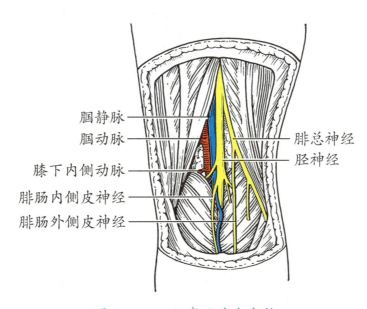

图 7-2-9　腘窝及其内容物

（三）踝部

踝部上界平内、外踝基底的环线，下界平内、外踝尖的连线。主要结构为踝关节，其前、后方有肌腱、血管和神经等通行。

1. 距小腿关节　又称为踝关节，由胫、腓骨下端和距骨滑车构成。胫骨下关节面和内、外踝构成踝穴，距骨滑车构成关节头。其关节囊前后薄弱，内、外侧被强大的韧带加强（图7-2-10）。

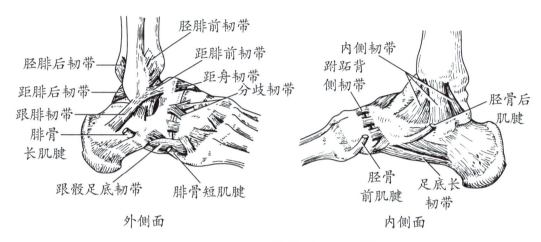

图 7-2-10　踝关节周围的韧带

2. 踝管　为踝关节内侧的纤维骨性隧道。位于内踝后下方的屈肌支持带、内踝、跟骨、距骨和三角韧带等之间。是小腿后部深层肌肉的肌腱、血管和神经至足底的通道（图7-2-11）。

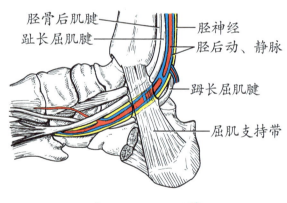

图 7-2-11　踝管

　知识拓展

分 裂 髌 骨

分裂髌骨是髌骨的常见变异，分二分髌骨、三分髌骨等类型，以二分髌骨为主，又称为髌骨双分裂，是青少年阶段髌骨发育异常，出现1个或多个副骨化中心，最常见于髌骨外侧髁上1/4、外1/4，且常呈双侧对称发生，而发生在中部的、分左右或上下贯通的少见，个别在骨发育成熟后仍不与主骨融合。根据副骨化核所在部位不同而分为 3 型。Ⅰ型：骨化核位于髌骨下极；Ⅱ型：位于髌骨外侧；Ⅲ型：位于外上角；其中Ⅲ型最多见，占 75%。

第三节　四肢结构的解剖断层特点及其影像断层表现

一、四肢的解剖断层特点

（一）四肢关节区的解剖断层特点

1. 四肢关节影像断层的常用方位　四肢关节的特点是肢体各部彼此连接处的关节较粗大，韧带等辅助装置较多，结构复杂，断层的层面较多；而肢端部位关节相对较小且复杂。为更好地观察和对关节形成整体概念，在以横断层面为基本方位的基础上，针对不同的关节选用不同的最佳显示方位。上肢的肩关节常采用冠状层面，肘关节采用冠状层面及矢状层面，手关节采用冠状层面；下肢的髋关节常采用冠状层面，膝关节常采用冠状层面及矢状层面，足关节常采用斜冠状层面及矢状层面的方法显示。四肢关节的横断层面为其基本方位，是 CT 图像的常规显示方法，但不易直观观察关节的构成及关节腔，MRI 在各关节的最佳方位上能够整体显示关节及其软骨、韧带和关节囊等。

2. 四肢关节的解剖断层特点　肩关节、髋关节均为球窝关节，在基本方位的横断层面和最佳方位的冠状层面上，均可同时显示圆形的关节头和半月形的关节窝。肘关节、膝关节在最佳方位的冠状层面上，肘关节可同时显示肱尺、肱桡和桡尺近侧关节；膝关节可显示髌骨或股骨、胫骨及其构成的关节，适宜观察关节两侧的内、外侧副韧带，内、外侧半月板呈楔形常同时出现，前、后交叉韧带分别呈椭圆形位于髁间窝与胫骨之间，内、外侧半月板与前、后交叉韧带可同时出现在一个层面上。腕关节、踝关节相似，在腕关节最佳方位的冠状层面上，桡骨、尺骨下方的关节盘和手舟骨、月骨、三角骨可同时出现；在踝关节最佳方位的斜冠状层面上，胫骨、腓骨和距骨 3 块骨可同时出现。

（二）四肢非关节区的横断层解剖特点

在四肢非关节区的横断层面上，均形成以骨为中心的鞘状结构，由浅入深依次为皮肤、浅筋膜、深筋膜、骨骼肌和骨。上肢臂部和前臂部的肌肉分为前、后群；前臂部横断层中心结构有肱骨、尺骨和桡骨，彼此之间有前臂骨间膜相连。下肢股部的肌肉分为前、后、内侧群；小腿部的肌肉分为前、后、外侧群；骨部横断层中心结构是股骨、胫骨和腓骨，彼此之间有小腿骨间膜相连。

二、四肢的影像断层表现

四肢结构主要包括四肢管状骨、关节软骨、肌腹、肌腱、韧带和血管等结构。成人长骨分为骨干和骨骺,儿童长骨因为骺软骨的存在,分为骨干、干骺端和骨骺。长骨间的关节由相邻的骨骺、关节软骨和关节囊构成。关节囊的滑膜层和关节面共同围成的封闭腔隙为关节腔,腔内有少量滑液。构成关节的骨之间有许多韧带固定关节,部分关节还有关节盘或关节唇,以适应关节的活动功能,如肩关节的盂唇、膝关节的半月板等。

(一)CT图像表现

四肢关节的CT图像多需要骨窗和软组织窗两种方式观察,通常将骨骼肌组织的密度作为等密度。脂肪组织,表现为低密度影;骨皮质呈明显高密度,骨髓腔充满骨髓,富含脂肪呈现明显低密度;骨端、干骺端的骨松质部分可见高密度的骨小梁和低密度的小梁间隙(图7-3-1)。

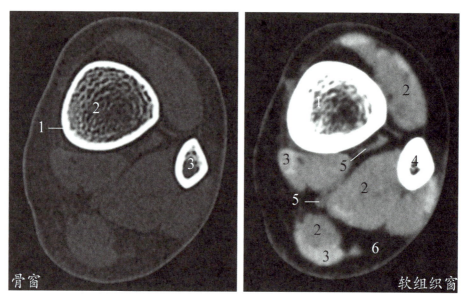

骨窗:1.骨皮质;2.骨小梁和小梁间隙;3.骨髓腔。
软组织窗:1.胫骨;2.肌腹;3.肌腱;4.腓骨;5.血管束;6.脂肪组织。

图7-3-1　小腿下段横断层面CT图像

儿童期人体骨皮质相对较薄,干骺端和骨骺主要为骨松质结构。软骨与骨骼肌等密度,由于骺软骨和髋骨Y字形软骨呈不平整的薄片状,在横轴断面上易混有不同程度的骨质成分(图7-3-2),冠状或矢状面重建图像上可清楚显示(图7-3-3)。

(二)MRI图像表现

临床上四肢MRI检查通常使用T_1WI和脂肪抑制T_2WI作为疾病诊断的常规扫描序列。如果将肌肉组织作为等信号,比肌肉组织富含水分的结构在T_1WI上呈低信号,在T_2WI上呈高信号。骨皮质因氢质子稀少,故T_1WI、T_2WI和PDWI均为无信号。邻近的肌腱、韧带中氢质子的含量也较低,均表现为低信号。骨髓、皮下、肌间结缔组织内的脂肪组织在T_1WI和T_2WI均为高信号。

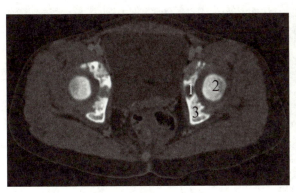
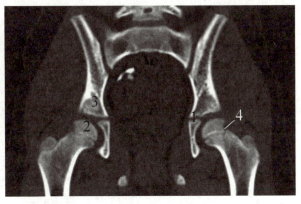

1.Y形软骨；2.股骨头；3.髂骨。　　　　1.Y形软骨；2.股骨头；3.髂骨；4.骺软骨。

图 7-3-2　儿童期人体髋关节横断　　　图 7-3-3　儿童期人体髋关节经 Y 字形
　　　　层面 CT 图像　　　　　　　　　　软骨板冠状层面 CT 重建图像

　　MRI 特别适于显示关节的各种结构,在 T_1WI、T_2WI 和 PDWI 上,骨性关节面表现为清晰的线状低信号；关节软骨呈中等或略高信号,表面光滑；骨髓和皮下脂肪组织均为高信号；关节内纤维软骨（关节盘、关节唇）、韧带、关节囊均为低信号；关节滑液在 T_2WI 上为明显的高信号,其他序列不易显示（图 7-3-4）

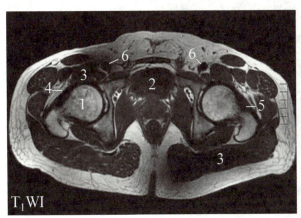
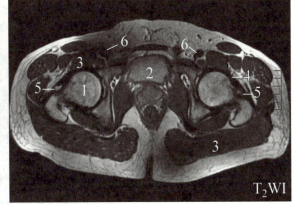

1.骨质；2.膀胱；3.肌；4.韧带；5.关节腔滑液；6.股动脉。

图 7-3-4　髋关节横断层面的 MRI 图像

第四节　上肢的断层

　　在上肢的断层中,重点介绍上肢的冠状断层。

一、肩部的断层

　　1. 肩关节前份的冠状层面　肱骨头和锁骨之间可见喙突。肱骨头外侧有肱骨大结节,后者内下方为结节间沟,附近有肱二头肌长头肌腱及三角肌;肱骨头上方可见喙肱韧带,内侧可见肩胛下肌及其肌腱,下方由外侧向内侧依次可见三角肌、胸大肌、肱二头肌和喙肱肌。锁骨下方有锁骨下肌附着。在该冠状层面上,腋窝内充填有脂肪组织,腋淋巴结清晰可见(图7-4-1)。

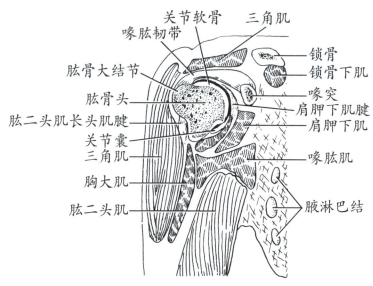

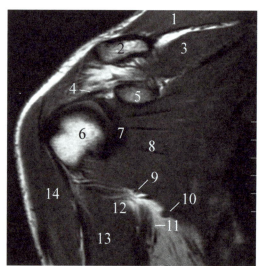

1. 斜方肌; 2. 锁骨; 3. 冈上肌; 4. 喙肱韧带; 5. 喙突; 6. 肱骨头; 7. 肩胛下肌腱;
8. 肩胛下肌; 9. 旋肱后动脉; 10. 肩胛下动脉; 11. 腋动、静脉; 12. 肱二头肌短头
和喙肱肌; 13. 肱二头肌长头; 14. 三角肌。

图 7-4-1　肩关节前份的冠状层面及 MRI 图像

　　2. 肩关节中份的冠状层面　此层面肱骨头与内侧的关节盂相对,关节盂上、下缘有关节唇附着;肩关节囊的肱骨端在关节上方向外侧附着于肱骨解剖颈,下方附着于外科颈;肩关节囊的肩胛骨端附着于关节唇。肱骨头外侧有肱骨大结节,三角肌仍位于肱骨大结节外侧。肱骨头上方有冈上肌;冈上肌上方可见肩锁关节。肩关节内侧可见肩胛下肌,其下方为背阔肌;腋窝基本消失(图7-4-2)。

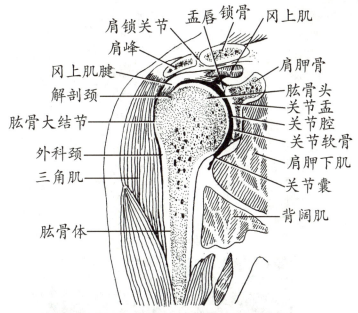

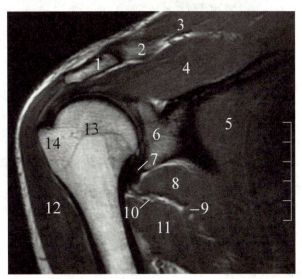

1.肩峰；2.锁骨；3.斜方肌；4.冈上肌；5.肩胛下肌；6.关节盂；7.关节囊；8.大圆肌；9.肩胛下动脉；10.旋肱后动脉；11.背阔肌；12.三角肌；13.肱骨头；14.肱骨大结节。

图 7-4-2　肩关节中份的冠状层面及 MRI 图像

　　3. 肩关节后份的冠状层面　肱骨头与关节盂相对,关节盂上、下缘有关节唇附着。肱骨头外侧的肱骨大结节上有冈上肌腱附着;小圆肌附着于肱骨大结节下部。在该层面上,三角肌位于肱骨大结节外。肱骨头上方可见冈上肌;冈上肌的上方可见肩锁关节。肩关节内侧可见肩胛下肌,肩胛下肌下方为背阔肌,腋窝消失(图 7-4-3)。

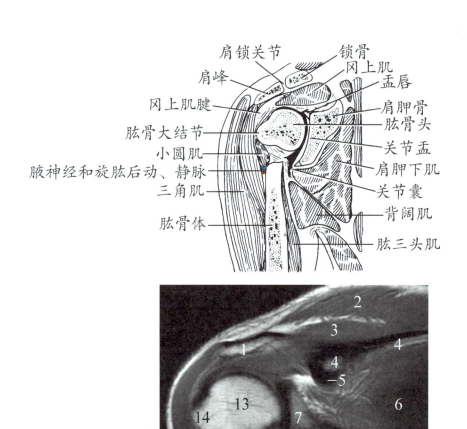

1.肩峰；2.斜方肌；3.冈上肌；4.肩胛冈；5.肩胛切迹；6.冈下肌；7.关节盂；8.小圆肌；9.大圆肌；10.背阔肌；11.肱三头肌；12.三角肌；13.肱骨头；14.肱骨大结节。

图 7-4-3　肩关节后份的冠状层面及 MRI 图像

二、肘部的断层

肱骨内、外上髁的冠状层面：层面的中央为肘关节，由肱桡关节、肱尺关节以及桡尺近侧关节构成。肱骨滑车上方可见鹰嘴，尺侧有内上髁；尺骨鹰嘴的桡侧、肱骨小头上方的突起为肱骨外上髁（图 7-4-4 ）。

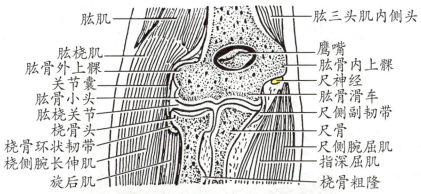

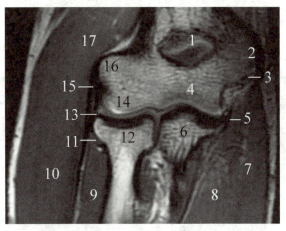

1. 鹰嘴；2. 肱骨内上髁；3. 尺神经；4. 肱骨滑车；5. 尺侧副韧
带；6. 尺骨；7. 尺侧腕屈肌；8. 指深屈肌；9. 旋后肌；10. 桡侧
腕长伸肌；11. 桡骨环状韧带；12. 桡骨头；13. 肱桡关节；14. 肱
骨小头；15. 关节囊；16. 肱骨外上髁；17. 肱桡肌。

图 7-4-4 肱骨内、外上髁的冠状层面及 MRI 图像

三、手部的断层

　　1. 远侧列腕骨的横断层面　该层面经远侧列诸腕骨,由桡侧向尺侧依次为大多角
骨、小多角骨、头状骨和钩骨(图 7-4-5)。

　　2. 腕骨、掌骨和指骨的冠状层面　腕骨、掌骨和指骨依次由近侧向远侧排列。由桡
侧向尺侧,近侧列腕骨依次为手舟骨、月骨和三角骨,远侧列依次为大多角骨、小多角骨、
头状骨和钩骨。相邻腕骨之间形成腕骨间关节,且有韧带相连。近侧列的 3 块腕骨与桡
骨下端及尺骨头远侧的关节盘构成桡腕关节。远侧列腕骨与掌骨底构成腕掌关节,掌骨

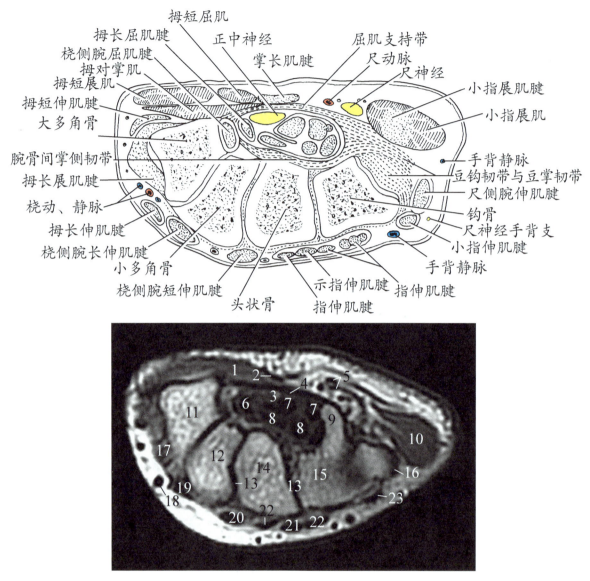

拇短屈肌　　　　　　　　拇长屈肌腱　　正中神经　　　　屈肌支持带
桡侧腕屈肌腱　　　　　　掌长肌腱　　　　　尺动脉
拇对掌肌　　　　　　　　　　　　　　　　　尺神经
拇短展肌　　　　　　　　　　　　　　　　　　　　　　小指展肌腱
拇短伸肌腱　　　　　　　　　　　　　　　　　　　　　小指展肌
大多角骨
腕骨间掌侧韧带　　　　　　　　　　　　　　　　　　手背静脉
拇长展肌腱　　　　　　　　　　　　　　　　　　　　豆钩韧带与豆掌韧带
桡动、静脉　　　　　　　　　　　　　　　　　　　　尺侧腕伸肌腱
拇长伸肌腱　　　　　　　　　　　　　　　　　　　　钩骨
桡侧腕长伸肌腱　　　　　　　　　　　　　　　　　　尺神经手背支
小多角骨　　　　　　　　　　　　　　　　　　　　　小指伸肌腱
桡侧腕短伸肌腱　　　　　　　　　　　　　　　手背静脉
头状骨　　　　示指伸肌腱　指伸肌腱
指伸肌腱

1.拇短屈肌；2.掌长肌腱；3.正中神经；4.屈肌支持带；5.尺动、静脉；6.拇长屈肌腱；7.指浅屈肌腱；8.指深屈肌腱；9.钩骨钩；10.小指展肌；11.大多角骨；12.小多角骨；13.腕骨间韧带；14.头状骨；15.钩骨；16.尺侧腕伸肌腱；17.桡动、静脉；18.手背静脉；19.桡侧腕长伸肌腱；20.桡侧腕短伸肌腱；21.示指伸肌腱；22.指伸肌腱；23.小指伸肌腱。

图 7-4-5　远侧列腕的横断层面及 MRI 图像

底之间形成掌骨间关节。该层面可见骨间掌侧肌、骨间背侧肌、拇收肌。掌骨头与近节指骨底构成掌指关节,近节、中节和远节指骨彼此之间借指骨间关节相连。指浅、深屈肌肌腱位于指骨的掌面(图 7-4-6)。

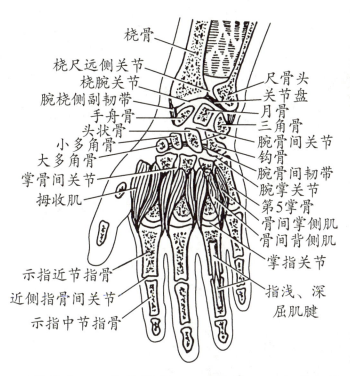
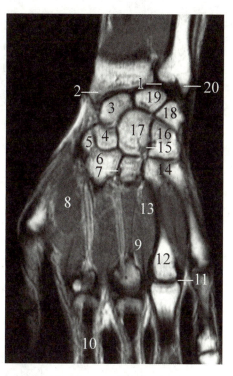

桡骨
桡尺远侧关节
桡腕关节
腕桡侧副韧带
手舟骨
头状骨
小多角骨
大多角骨
掌骨间关节
拇收肌
示指近节指骨
近侧指骨间关节
示指中节指骨

尺骨头
关节盘
月骨
三角骨
腕骨间关节
钩骨
腕骨间韧带
腕掌关节
第5掌骨
骨间掌侧肌
骨间背侧肌
掌指关节
指浅、深
屈肌腱

1.关节盘；2.桡骨茎突；3.手舟骨；4.小多角骨；5.大多角骨；6.第2掌骨底；7.掌骨底骨间韧带；8.拇收肌；9.第3骨间背侧肌；10.示指近节指骨；11.掌指关节；12.掌骨头；13.第2骨间掌侧肌；14.掌骨间关节；15.腕骨间韧带；16.钩骨；17.头状骨；18.三角骨；19.月骨；20.尺骨茎突。

图 7-4-6 腕骨、掌骨和指骨的冠状层面及 MRI 图像

第五节 下肢的断层

在下肢的断层中,以冠状断层为重点。

一、髋部的断层

1. 髋关节前份的冠状层面 层面经股骨头前份、耻骨上支和耻骨联合。层面借斜行的髋骨分为内上和外下 2 部分。内上部为髂窝和盆腔,外下部为股部上份。髋关节位于层面的中心,由股骨头、髋臼缘前份和髋臼唇构成。股骨头的大部分被关节囊包裹,关节囊的外侧份有致密而肥厚的髂股韧带加强,内下方较为薄弱,髋关节脱位常发生于此处。髋骨的内上方有髂肌和腰大肌。髋关节的外侧有臀中、小肌;下方有髂腰肌和大腿前、内侧肌群(图 7-5-1)。

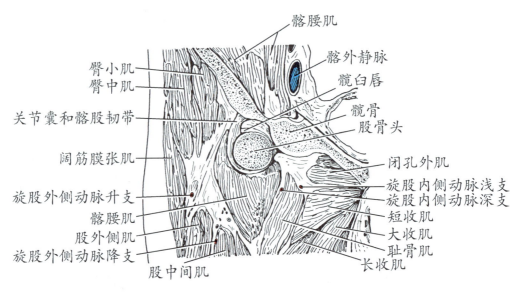

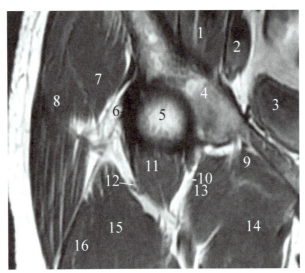

1. 腰大肌；2. 髂外静脉；3. 膀胱；4. 髂骨；5. 股骨头；6. 关节囊及髂股韧带；7. 臀小肌；8. 臀中肌；9. 闭孔外肌；10. 旋股内侧动脉；11. 髂腰肌；12. 旋股外侧动脉；13. 耻骨肌；14. 短收肌；15. 股中间肌；16. 股外侧肌。

图 7-5-1 髋关节前份的冠状层面及 MRI 图像

　　2. 髋臼窝中央的冠状层面　层面经髋臼窝底的中央、髋臼切迹和股骨颈前份。股骨头向外下的缩细部分为股骨颈。髋臼有关节软骨附着，罩在股骨头上方；下份由髋臼窝和髋臼切迹构成，位于股骨头内侧，缺少关节软骨。髋臼窝与股骨头之间有脂肪组织和股骨头韧带，后者向下连于髋臼横韧带。髋臼外上连接髂骨翼，内下为闭孔和耻骨下支或坐骨下支（图 7-5-2）。

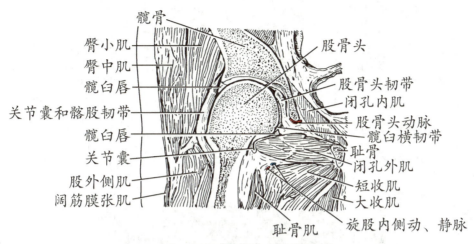

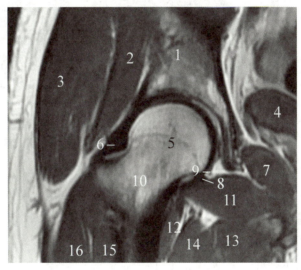

1. 髋骨；2. 臀小肌；3. 臀中肌；4. 膀胱；5. 股骨头；6. 关节囊及髂股韧带；7. 闭孔内肌；8. 髋臼唇；9. 髋臼横韧带；10. 股骨颈；11. 闭孔外肌；12. 髂腰肌；13. 短收肌；14. 耻骨肌；15. 股中间肌；16. 股外侧肌。

图 7-5-2　髋臼窝中央的冠状层面及 MRI 图像

3. 髋关节后份的冠状层面　层面经股骨头、股骨颈的后份、大转子和小转子。层面中髋骨由髂骨和坐骨构成。髋臼几乎完全包裹股骨头，其上、下端有髋臼唇。股骨头朝向内上方。股骨头外下方可见股骨颈，外侧端为转子窝，与小转子相连。股骨颈的上、下方均可见闭孔外肌及其肌腱紧贴关节囊，上方的肌腱附着于转子窝，关节周围其他结构与中份层面相似（图 7-5-3）。

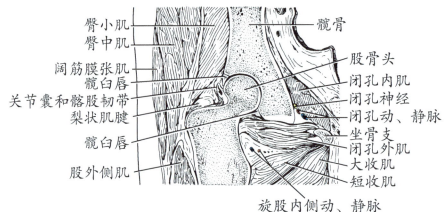

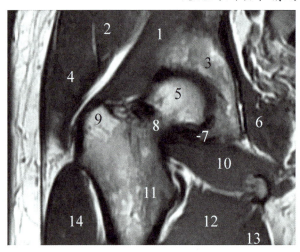

1.臀小肌；2.臀中肌；3.髋骨；4.臀大肌；5.股骨头；6.闭孔内肌；7.坐股韧带；8.股骨颈；9.大转子；10.闭孔外肌；11.小转子；12.短收肌；13.大收肌；14.股外侧肌。

图7-5-3　髋关节后份的冠状层面及MRI图像

二、膝部的断层

膝关节的冠状断面以其侧面的正中线为基线,向前后间隔10mm做连续切面,均为前面观。

1.髌骨的冠状层面　髌骨近似圆形,位于层面中部,其上缘周围的腔隙为关节腔,上方有髌上囊和股四头肌腱,髌骨的下方为髌下脂体,其下方为髌韧带,后者向下附于胫骨粗隆。髌骨、髌下脂体和髌韧带的内、外侧为纵行的髌内、外侧支持带(图7-5-4)。

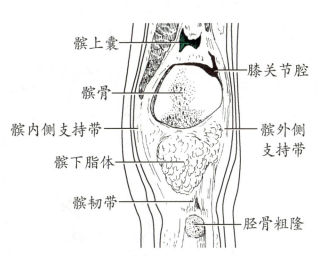
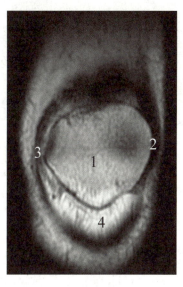

1. 髌骨；2. 髌外侧支持带；3. 髌内侧支持带；4. 髌下脂体。

图 7-5-4　髌骨的冠状层面及 MRI 图像（左侧）

2. 股骨髌面的冠状层面　层面主要显示股骨内、外侧髁和胫骨内侧髁的前份。股骨下端似哑铃形,两侧的膨大分别为股骨内、外侧髁,中间狭细部分为髌面,股骨两侧的腔隙为关节腔,髌面上方有髌上囊。胫骨显示内侧髁,与股骨之间充填有富含髌下脂体的翼状襞。股骨上方为股四头肌,胫骨内侧髁的外下方有胫骨前肌（图 7-5-5）。

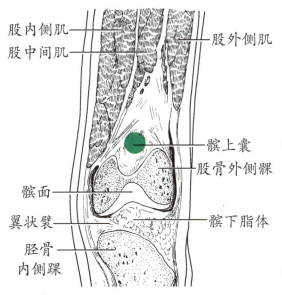
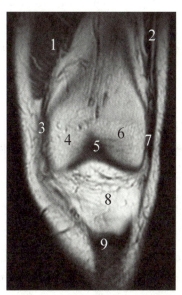

1. 股内侧肌；2. 股外侧肌；3. 髌内侧支持带；4. 股骨内侧髁；
5. 髌面；6. 股骨外侧髁；7. 髂胫束；8. 髌下脂体；9. 胫骨粗隆。

图 7-5-5　股骨髌面的冠状层面及 MRI 图像（左侧）

3. 外侧半月板前缘的冠状层面　层面经股骨内、外侧髁前 1/5。股骨的内、外侧髁和胫骨的内、外侧髁粗大，彼此相对。两骨的内侧髁关节面之间可见楔形的内侧半月板断面；两骨的外侧髁关节面之间有膝横韧带、外侧半月板和翼状襞。上方有股四头肌，胫骨内侧髁下方有大腿肌的肌腱，胫骨外侧髁的下外侧为小腿前肌群（图 7-5-6）。

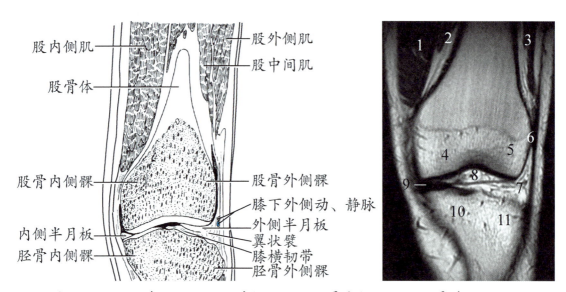

1. 股内侧肌；2. 股中间肌；3. 股外侧肌；4. 股骨内侧髁；5. 股骨外侧髁；6. 髂胫束；7. 髌下脂体（翼状襞）；8. 髌下脂体（髌下滑膜襞）；9. 内侧半月板；10. 胫骨内侧髁；11. 胫骨外侧髁。

图 7-5-6　外侧半月板前缘的冠状层面及 MRI 图像（左侧）

4. 髁间隆起前缘的冠状层面　层面经过前交叉韧带的胫骨起点处。该层面与上一层面相似，股骨内、外侧髁与胫骨内、外侧髁相对，其间的关节腔内可见内、外侧半月板。肌肉结构与上一层面相似（图 7-5-7）。

5. 髁间隆起的冠状层面　层面经股骨髁间窝前份和胫骨髁间隆起。胫骨的内、外侧髁之间为髁间隆起。股骨的内、外侧髁之间为髁间窝，窝内可见前、后交叉韧带。前交叉韧带位于外侧；后交叉韧带位于内侧。股骨与胫骨关节面之间见内、外侧半月板呈楔形嵌入关节面之间。关节囊外侧可见膝下外侧动、静脉。膝关节周围结构显示，其结构与上一层面大体相似（图 7-5-8）。

6. 髁间隆起后缘的冠状层面　层面经股骨髁间窝中份，股骨内、外侧髁之间为髁间窝，髁间窝内侧份有后交叉韧带，外侧份有前交叉韧带。该层面亦可见内、外侧半月板。膝关节周围结构显示，上方的股骨与大腿肌之间为腘窝。关节的下方，胫骨外侧髁的下方可见胫腓关节（图 7-5-9）。

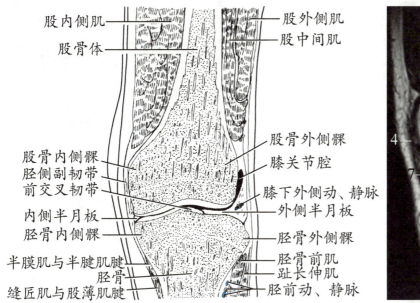
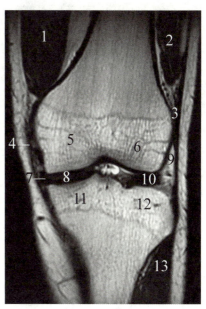

股内侧肌 —— 股骨体

股外侧肌 —— 股中间肌

股骨内侧髁 —— 胫侧副韧带 —— 前交叉韧带

股骨外侧髁 —— 膝关节腔 —— 膝下外侧动、静脉

内侧半月板 —— 胫骨内侧髁

外侧半月板 —— 胫骨外侧髁

半膜肌与半腱肌腱 —— 胫骨 —— 缝匠肌与股薄肌腱

胫骨前肌 —— 趾长伸肌 —— 胫前动、静脉

1. 股内侧肌；2. 股外侧肌；3. 髂胫束；4. 髌内侧支持带；5. 股骨内侧髁；6. 股骨外侧髁；7. 内侧半月板；8. 关节软骨；9. 髌下脂体（翼状襞）；10. 外侧半月板；11. 胫骨内侧髁；12. 胫骨外侧髁；13. 胫骨前肌。

图 7-5-7　髁间隆起前缘的冠状层面及 MRI 图像（左侧）

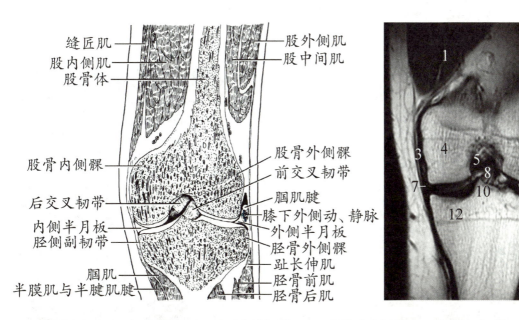

缝匠肌 —— 股内侧肌 —— 股骨体

股外侧肌 —— 股中间肌

股骨内侧髁 —— 后交叉韧带 —— 内侧半月板 —— 胫侧副韧带 —— 腘肌 —— 半膜肌与半腱肌腱

股骨外侧髁 —— 前交叉韧带 —— 腘肌腱 —— 膝下外侧动、静脉 —— 外侧半月板 —— 胫骨外侧髁 —— 趾长伸肌 —— 胫骨前肌 —— 胫骨后肌

1. 股内侧肌；2. 股外侧肌；3. 胫侧副韧带；4. 股骨内侧髁；5. 后交叉韧带；6. 股骨外侧髁；7. 内侧半月板；8. 前交叉韧带；9. 关节软骨；10. 髁间隆起；11. 外侧半月板；12. 胫骨内侧髁；13. 胫骨外侧髁；14. 胫骨前肌。

图 7-5-8　髁间隆起的冠状层面及 MRI 图像（左侧）

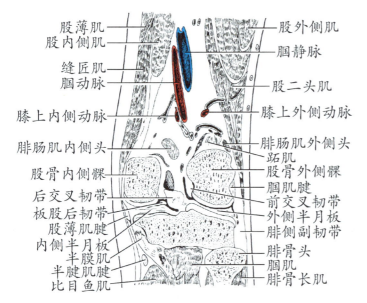
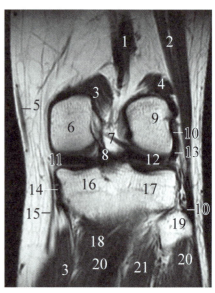

左图标注（自上而下、左右）：
股薄肌　　　　　　　股外侧肌
股内侧肌　　　　　　腘静脉
缝匠肌
腘动脉　　　　　　　股二头肌
膝上内侧动脉　　　　膝上外侧动脉
腓肠肌内侧头　　　　腓肠肌外侧头
　　　　　　　　　　跖肌
股骨内侧髁　　　　　股骨外侧髁
后交叉韧带　　　　　腘肌腱
板股后韧带　　　　　前交叉韧带
股薄肌腱　　　　　　外侧半月板
内侧半月板　　　　　腓侧副韧带
半膜肌　　　　　　　腓骨头
半腱肌腱　　　　　　腘肌
比目鱼肌　　　　　　腓骨长肌

1.腘动、静脉；2.股二头肌；3.腓肠肌内侧头；4.跖肌；5.大隐静脉；6.股骨内侧髁；7.板股后韧带；8.后交叉韧带；9.股骨外侧髁；10.腓侧副韧带；11.内侧半月板；12.外侧半月板；13.腘肌腱；14.胫侧副韧带；15.缝匠肌腱；16.胫骨内侧髁；17.胫骨外侧髁；18.腘肌；19.腓骨头；20.比目鱼肌；21.胫骨后肌。

图 7-5-9　髁间隆起后缘的冠状层面及 MRI 图像（左侧）

7. 股骨内、外侧髁后缘的冠状层面　层面经髁间窝后份,股骨内、外侧髁明显缩小。股骨内、外侧髁上方主要为腘窝上部及大腿肌。腘窝内可见纵行的腘血管和膝上外侧血管等。胫骨外侧髁下方可见腓骨头及其内侧的胫后血管（图 7-5-10）。

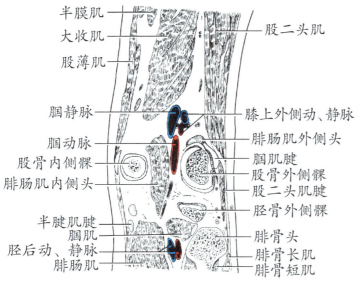
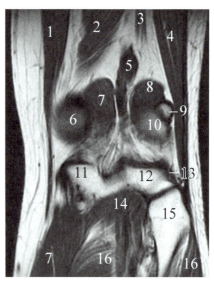

左图标注（自上而下、左右）：
半膜肌　　　　　　　股二头肌
大收肌
股薄肌
腘静脉　　　　　　　膝上外侧动、静脉
腘动脉　　　　　　　腓肠肌外侧头
股骨内侧髁　　　　　腘肌腱
腓肠肌内侧头　　　　股骨外侧髁
　　　　　　　　　　股二头肌腱
　　　　　　　　　　胫骨外侧髁
半腱肌腱
腘肌
胫后动、静脉　　　　腓骨头
腓肠肌　　　　　　　腓骨长肌
　　　　　　　　　　腓骨短肌

1.缝匠肌；2.半膜肌；3.坐骨神经；4.股二头肌；5.腘动、静脉；6.股骨内侧髁；7.腓肠肌内侧头；8.跖肌；9.小豆骨；10.股骨外侧髁；11.胫骨内侧髁；12.胫骨外侧髁；13.腘肌腱；14.腘肌；15.腓骨头；16.比目鱼肌。

图 7-5-10　股骨内、外侧髁后缘的冠状层面及 MRI 图像（左侧）

三、踝足部的断层

足部的斜状断层：经第1跖趾关节上缘的斜断层面经内踝尖上方0.5cm与第1跖趾关节最凸点做连线，该线段向外侧做与地平面呈30°夹角的断面。层面以跗跖关节和跗横关节为界，将足部自前向后分为3部分，即前足、中足和后足。

前足位于跗跖关节前方，包括跖骨区和趾骨区2部分。

中足介于跗跖关节和跗横关节之间，包括足舟骨、骰骨和3块楔骨。3块楔骨的后面与足舟骨构成楔舟关节。

后足位于跗横关节的后方，包括距骨和跟骨（图7-5-11）。

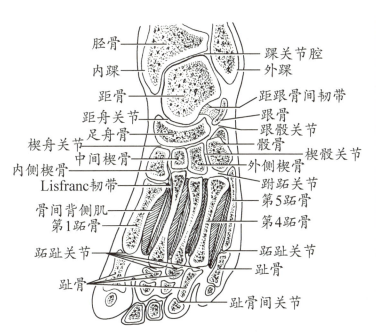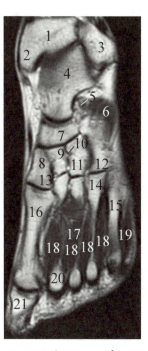

1.胫骨；2.内踝；3.外踝；4.距骨；5.距跟骨间韧带；6.趾短伸肌；7.舟骨；8.内侧楔骨；9.中间楔骨；10.楔骨间韧带；11.外侧楔骨；12.骰骨；13.Lisfranc韧带；14.跖骨底；15.第5跖骨；16.第1跖骨；17.骨间足底肌；18.骨间背侧肌；19.小趾展肌；20.跖骨头；21.姆趾近节趾骨。

图7-5-11　第1跖趾关节上缘的斜断层面及MRI图像

本章小结　四肢结构的断层学习应先熟悉各关节的构成、形态特点，在此基础上观察并掌握断层的变化规律。CT和MRI能在不同程度上反映这些结构的影像表现。不同检查、不同断面也有其长处和不足，在学习过程中应对CT、MRI及各结构最佳显示方位有足够的了解，以此可充分掌握四肢结构的断层影像学表现。

（刘　静　吴宣忠）

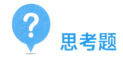
思考题

1. 四肢标志性结构及其意义有哪些?
2. 四肢关节影像断层的常用方位有哪些?
3. 肘关节的组成结构有哪些?

附　录

教学大纲（参考）

一、课程性质

影像断层解剖是中等卫生学校职业教育影像技术专业一门重要的专业选修课程。本课程是以习近平新时代中国特色社会主义思想为指导思想，坚持立德树人为教育教学的首要任务，认真贯彻人民至上的服务理念，做到医病、医身、医心的根本任务。本课程主要内容包括头部、颈部、胸部、腹部、盆部、脊柱区和四肢的解剖断层和影像断层。本课程担负的任务是用断层的方法认识人体，包括人体主要结构的形态、位置、毗邻及其变化规律；正确识别正常的 CT、MRI 等图像；为学习影像技术和影像诊断等课程奠定基础。

二、课程目标

通过本课程的学习，学生能够达到下列要求：

（一）素质目标

1. 具有科学思维、科学创新的能力。

2. 具有爱岗敬业、乐于奉献、团结协作、关心病人等良好的职业道德。

3. 具有不断进取、不断拓展知识和技术的能力。

（二）专业知识和技能目标

1. 具备影像断层解剖常用的知识。

2. 具有用断层技术认识人体的能力。

3. 具有正确识别 CT、MRI 等图像的能力。

三、学时安排

教学内容	学时		
	理论	实践	合计
绪论	2	0	2
头部	12	6	18
颈部	2	2	4
胸部	8	4	12
腹部	8	4	12

教学内容	学时		
	理论	实践	合计
盆部与会阴	4	2	6
脊柱区	4	2	6
四肢	8	4	12
合计	48	24	72

四、主要教学内容和要求

单元	教学内容	教学目标			教学活动参考	参考学时	
		知识目标	技能目标	素质目标		理论	实践
绪论	1. 影像断层解剖的定义和特点 2. 影像断层解剖常用术语 3. 影像断层解剖的研究方法 4. 学习影像断层解剖的方法	掌握 掌握 熟悉 了解	会	能	理论讲授、演示教学	2	
一、头部	（一）概述 1. 头部的境界和分区 2. 标志性结构 3. 头部结构的配布特点 4. 头部影像断层解剖的常用基线	了解	会	能	理论讲授、教学录像、讨论教学、演示教学、启发教学、PBL 教学、技能实践、临床见习	12	6
	（二）脑的应用解剖 1. 端脑 2. 间脑和小脑 3. 脑干 4. 脑室	熟悉					
	（三）脑膜和脑池的应用解剖 1. 脑膜及硬脑膜窦 2. 蛛网膜下隙及脑池	熟悉					
	（四）脑血管的应用解剖 1. 脑血管的特点 2. 脑的动脉 3. 脑的静脉	熟悉					
	（五）蝶鞍区的应用解剖 1. 蝶鞍区的概念 2. 蝶鞍区的组成	熟悉					

单元	教学内容	教学目标			教学活动参考	参考学时	
		知识目标	技能目标	素质目标		理论	实践
一、头部	（六）面部的应用解剖 1. 眶区 2. 鼻腔和鼻旁窦 3. 口腔 4. 面侧区 5. 面部间隙	熟悉					
	（七）头部结构的解剖断层特点及其影像断层表现 1. 头部结构的解剖断层特点 2. 头部结构的影像断层表现	熟悉					
	（八）头部的横断层 1. 中央旁小叶上份层面 2. 中央旁小叶中份层面 3. 中央旁小叶下份层面 4. 半卵圆中心层面 5. 顶枕沟上份层面 6. 顶枕沟下份层面 7. 室间孔层面 8. 下丘脑层面 9. 视交叉层面 10. 小脑中脚层面 11. 内耳道层面 12. 外耳道层面 13. 寰枕关节层面 14. 寰枢正中关节层面 15. 枢椎椎体上份层面 16. 枢椎椎体下份层面 17. 第3颈椎椎体层面 18. 第3、4颈椎间盘层面	熟悉					
	（九）蝶鞍区的断层 1. 垂体中部的冠状断层 2. 蝶鞍区正中矢状断层 3. 垂体中部的横断层	掌握					

单元	教学内容	教学目标			教学活动参考	参考学时	
		知识目标	技能目标	素质目标		理论	实践
二、颈部	（一）概述 1. 颈部的境界与分区 2. 颈部的标志性结构 3. 颈部结构的配布特点	了解	会	能	理论讲授、教学录像、讨论教学、演示教学、技能实践	2	2
	（二）颈部的应用解剖 1. 颈筋膜及筋膜间隙 2. 咽 3. 喉 4. 甲状腺 5. 颈根部 6. 颈部淋巴结	熟悉					
	（三）颈部结构的解剖断层特点及其影像断层表现 1. 颈部结构的解剖断层特点 2. 颈部结构的影像断层表现	掌握					
	（四）颈部的横断层 1. 舌骨大角层面 2. 甲状软骨上缘层面 3. 甲状软骨中份层面 4. 甲状软骨下缘层面 5. 环状软骨层面 6. 环状软骨下缘层面	掌握					
三、胸部	（一）概述 1. 境界与分区 2. 标志性结构 3. 胸部结构的配布特点	了解	会	能	理论讲授、演示教学、教学录像、讨论教学、技能实践、临床见习	8	4
	（二）纵隔的应用解剖 1. 纵隔的概念 2. 纵隔的分区 3. 纵隔内的主要结构 4. 纵隔的间隙及其内容物	熟悉					

单元	教学内容	教学目标			教学活动参考	参考学时	
		知识目标	技能目标	素质目标		理论	实践
三、胸部	（三）肺的应用解剖 1. 肺的外形和支气管肺段 2. 肺内管道系统	掌握					
	（四）纵隔淋巴结的应用解剖 1. 纵隔淋巴结的解剖分群 2. 纵隔淋巴结的分区 3. 纵隔淋巴结的横断层表现	了解					
	（五）胸膜的应用解剖 1. 胸膜 2. 胸膜腔及胸膜隐窝	熟悉					
	（六）胸部结构的解剖断层特点及其影像断层表现 1. 胸部结构的解剖断层特点 2. 胸部结构的影像断层表现	掌握					
	（七）胸部的横断层 1. 隆椎椎体层面 2. 第1胸椎椎体层面 3. 肺尖层面 4. 第2胸椎椎体层面 5. 颈静脉切迹层面 6. 胸肋结合上缘层面 7. 主动脉弓层面 8. 主-肺动脉窗层面 9. 气管杈层面 10. 肺动脉杈层面 11. 左肺上叶支气管层面 12. 主动脉窦层面 13. 左、右下肺静脉层面 14. 心脏水平长轴层面 15. 左心室流出道层面 16. 膈肌腔静脉孔层面 17. 膈肌食管裂孔层面	掌握					

单元	教学内容	教学目标			教学活动参考	参考学时	
		知识目标	技能目标	素质目标		理论	实践
四、腹部	（一）概述 1. 腹部的境界 2. 腹部的标志性结构	了解			理论讲授、教学录像、讨论教学、演示教学、启发教学、PBL教学、技能实践、临床见习	8	4
	（二）腹部的应用解剖 1. 肝 2. 胰和肝外胆道 3. 脾 4. 肾和肾上腺 5. 腹膜 6. 腹膜后间隙和门腔间隙	熟悉					
	（三）腹部结构的解剖断层特点及其影像断层表现 1. 肝的解剖断层特点和影像断层表现 2. 胰的解剖断层特点和影像断层表现 3. 肝外胆道的解剖断层特点和影像断层表现 4. 肾的解剖断层特点和影像断层表现 5. 肾上腺的解剖断层特点和影像断层表现 6. 脾的解剖断层特点和影像断层表现	熟悉	会	能			
	（四）腹部的横断层 1. 第二肝门层面 2. 剑突层面 3. 右肾上腺层面 4. 肝门静脉左、右支层面 5. 第一肝门下层面 6. 十二指肠空肠曲层面 7. 肾门层面 8. 十二指肠水平部上份层面 9. 十二指肠水平部下份层面	掌握					

单元	教学内容	教学目标			教学活动参考	参考学时	
		知识目标	技能目标	素质目标		理论	实践
四、腹部	10. 肠系膜下动脉起始处层面 11. 左、右髂总动脉起始处层面 12. 左、右髂总静脉汇合处层面 13. 第5腰椎椎体中上份层面 14. 第5腰椎椎体下份层面 15. 腰、骶椎间盘层面						
五、盆部与会阴	（一）概述 1. 境界 2. 标志性结构 3. 横断层中盆部和会阴结构的配布特点	了解	会	能	理论讲授、教学录像、讨论教学、演示教学、启发教学、PBL教学、技能实践、临床见习	4	2
	（二）盆部与会阴的应用解剖 1. 盆壁 2. 盆腔脏器 3. 会阴	熟悉					
	（三）盆部与会阴结构的解剖断层特点及其影像断层表现 1. 盆部与会阴的解剖断层特点 2. 盆部与会阴的影像断层表现	熟悉					
	（四）盆部与会阴的横断层 1. 女性盆部与会阴的横断层 2. 男性盆部与会阴的横断层	掌握					
六、脊柱区	（一）概述 1. 脊柱区境界与区分 2. 脊柱区的标志性结构 3. 脊柱区结构的配布特点	了解	会	能	理论讲授、教学录像、讨论教学、演示教学、启发教学、PBL教学、技能实践、临床见习	4	2
	（二）脊柱区的应用解剖 1. 脊柱 2. 椎管及内容物 3. 脊柱静脉 4. 椎旁软组织	熟悉					
	（三）脊柱区结构的解剖断层特点及其影像断层表现 1. 脊柱区结构的解剖断层特点 2. 脊柱区结构的影像断层表现	熟悉					

单元	教学内容	教学目标			教学活动参考	参考学时	
		知识目标	技能目标	素质目标		理论	实践
六、脊柱区	（四）脊柱区的横断层 1. 脊柱颈段的横断层 2. 脊柱胸段的横断层 3. 脊柱腰段的横断层 4. 脊柱骶尾段的横断层	掌握					
七、四肢	（一）概述 1. 境界与分部 2. 标志性结构 3. 四肢结构的配布特点	了解	会	能	理论讲授、教学录像、讨论教学、演示教学、启发教学、PBL教学、技能实践、临床见习	8	4
	（二）四肢的应用解剖 1. 上肢的应用解剖 2. 下肢的应用解剖	熟悉					
	（三）四肢结构的解剖断层特点及其影像断层表现 1. 四肢的解剖断层特点 2. 四肢的影像断层表现	熟悉					
	（四）上肢的断层 1. 肩部的断层 2. 肘部的断层 3. 手部的断层	掌握					
	（五）下肢的断层 1. 髋部的断层 2. 膝部的断层 3. 踝足部的断层	掌握					

五、说明

（一）教学安排

本课程标准主要供中等卫生职业教育影像技术专业教学使用,第二学期开设,总学时为 72 学时,其中理论学时为 48 学时,实践教学为 24 学时。

（二）教学要求

1. 本课程对知识部分教学目标分为掌握、熟悉、了解 3 个层次。掌握:指对基本知识、基本理论有较深刻的认识,并能综合、灵活地运用所学的知识解决实际问题。熟悉:指能够领会概念、原理的基本含义,解释现象。了解:指对基本知识、基本理论能有一定的认识,能够记忆所学的知识要点。

2. 本课程重点突出以岗位胜任力为导向的教学理念,技能目标分为熟练掌握和学会 2 个层次。熟练掌握:指能独立、规范地解决实践技能问题,完成实践技能操作。学会:指在教师的指导下能初步实施实践技能操作。

（三）教学建议

1. 本课程的思想依据：坚持人民至上的服务理念，全面提升学生的政治素质和专业素质。紧贴农村医学岗位工作任务的要求，强化理论实践一体化，突出"做中学、学中做"的职业教育特色，根据培养目标、教学内容、学生的学习特点以及执业资格考试要求，提倡项目教学、案例教学、任务教学等方法，利用校内外实训基地，将学生的自主学习、合作学习和教师引导教学等教学组织形式有机结合。

2. 教学过程中，可通过测验、观察记录、技能考核和理论考试等多种形式对学生的职业素养、专业知识和技能进行综合考评。应体现评价主体的多元化，评价过程的多元化，评价方式的多元化。评价内容不仅关注学生对知识的理解和技能的掌握，更要关注学生的知识在临床实践中的运用与解决实际问题的能力水平，重视职业素质的形成。

参 考 文 献

［1］吴宣忠 . 影像断层解剖［M］. 北京：人民卫生出版社，2017.

［2］王振宇，徐文坚 . 人体断层影像解剖学［M］. 4 版 . 北京：人民卫生出版社，2018.

［3］吴宣忠，迟玉芹 . 解剖学与组织胚胎学基础［M］. 北京：人民卫生出版社，2018.

［4］刘树伟 . 断层解剖学［M］. 3 版 . 北京：高等教育出版社，2017.

［5］丁文龙，刘学政 . 系统解剖学［M］. 9 版 . 北京：人民卫生出版社，2018.

［6］崔慧先，李瑞锡 . 局部解剖学［M］. 9 版 . 北京：人民卫生出版社，2018.